U0236843

中药临方炮制

黄秋云　李玲慧　潘鸿贞　主编

海峡出版发行集团
福建科学技术出版社

图书在版编目（CIP）数据

中药临方炮制 / 黄秋云, 李玲慧, 潘鸿贞主编. —福州：
福建科学技术出版社, 2022.1
ISBN 978-7-5335-6577-0

Ⅰ. ①中… Ⅱ. ①黄… ②李… ③潘… Ⅲ. ①中药炮
制学 Ⅳ. ①R283

中国版本图书馆CIP数据核字（2021）第259694号

书　　名　中药临方炮制
主　　编　黄秋云　李玲慧　潘鸿贞
出版发行　福建科学技术出版社
社　　址　福州市东水路76号（邮编350001）
网　　址　www.fjstp.com
经　　销　福建新华发行（集团）有限责任公司
印　　刷　福建新华联合印务集团有限公司
开　　本　889毫米×1194毫米　1 / 16
印　　张　22.5
插　　页　4
图　　文　360码
版　　次　2022年1月第1版
印　　次　2022年1月第1次印刷
书　　号　ISBN 978-7-5335-6577-0
定　　价　268.00元
书中如有印装质量问题，可直接向本社调换

临方炮制闽先行

病准方对药更灵

福建省中医药管理局局长

张新春

编委名单

主　编：黄秋云　李玲慧　潘鸿贞

副主编：李　丹　林　娟　陈武生

编　委：（按姓氏笔画顺序）

杨正宁　陈　钟　林　菁

郑燕枝　高　琳　高成健

黄汉明

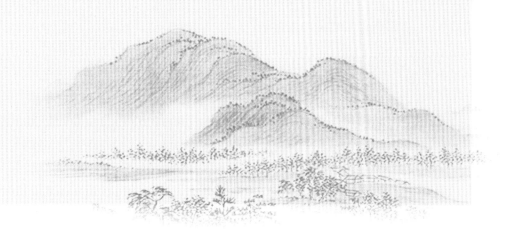

主编简介

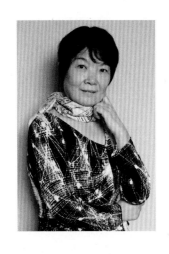

黄秋云

主任药师，第四批全国老中医药专家学术经验继承工作指导老师，全国名老中医药专家传承工作室建设项目专家，福建中医药大学硕士研究生导师，福州市优秀人才，国家中医药文化科普巡讲团专家，中华中医药学会药膳分会第一届、第二届副主任委员，福建省中医药学会药膳分会主任委员，省市三个重点专科学术带头人。主编十余部中医药专著，参编多部中医药专著。福州市非物质文化遗产项目"八珍药膳""中药临方炮制"传承人，区级非物质文化遗产项目"中药炮制技术"传承人。

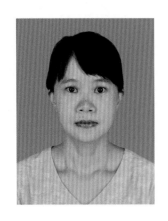

李玲慧

主管中药师，硕士研究生，福建省中医药学会中药炮制分会委员，福建省中医药学会中医膏方分会委员。师承于第四批全国名老中医药专家学术经验继承工作指导老师黄秋云，主持市级科研课题2项，参与多项市级课题研究。《闽山膳养撷英》副主编，在省级以上期刊以第一作者发表论文多篇。

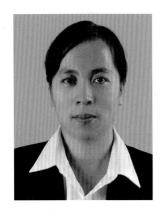

潘鸿贞

主任中药师，福建省中医药学会中医膏方分会常务委员，福建省中医药学会炮制分会常务委员，福建省中医药学会药膳分会常务委员，福建省中医药学会中药分会委员，第四批全国名老中医药专家学术经验继承工作指导老师黄秋云学术继承人。发表论文十余篇，《左海药膳探骊》《闽山膳养撷英》副主编。

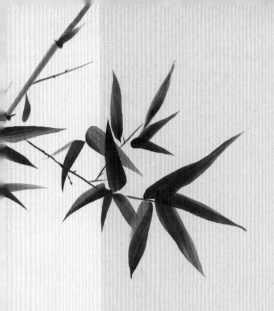

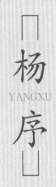

杨序

YANGXU

　　炮制，泛指中药的加工制作；临方，即中医的临病处方。中医诊疗疾病乃辨证论治，即依证定法、凭法处方，方含君、臣、佐、使。临方炮制，即是据药物性能和治疗的需要，按医嘱临时对方中一些中药进行炮制操作，使之纯净、易效、宜证和减反，以更好地发挥药物在配伍中的作用。中药临方炮制是中医药学的特点和优势，务须认真传承、应用，并进一步进行科学的研究，使之与现代科学相结合，以促进中医药学的发展，更好地为人民健康服务。

　　黄秋云主任中药师，曾任福州市中医院院长，一直以来关注中药的发展。她重视中药学的传承，十分支持福建省中医药学会传承研究分会的组建，以便让退休的中医师、中药师等传承经验、交流学术、讨论发展。她近期编撰的《中药临方炮制》一书，全面介绍了中药临方炮制的概况、特点、作用和意义，详细叙述了中药的炮制方法、作用、功效和研究，还介绍了福建省的中药临方炮制特色等，为提高中药疗效、传承和发展中药炮制学做出了贡献。

　　该书适宜中医药相关从业人员、西学中医药人员、中医院校师生参考。我先读获益，写了小序。望中药临方炮制之花，在中药应用园地中开得更加鲜艳。

杨春波

辛丑年春于福州

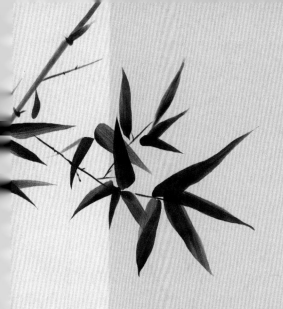

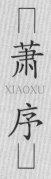

　　中药炮制技艺是祖国医学宝库中的琼瑶、琅玕，而临方炮制可谓王冠上的明珠。炮制乃一门匠心独运的传统技术，历史悠久，技艺精湛，特色鲜明，提高炮制质量，有助临床用药安全，提高疗效，意义重大。宋代《太平圣惠方》论述中药炮制，云："炮制失其体性，筛罗粗恶，分剂差殊，虽有疗疾之名，永无必愈之效，是以医者必须殷勤注意。"清代《修事指南》曰："炮制不明，药性不确，则汤方无准，而病症不验也。"谆谆告诫了炮制与药性、医疗的密切关系。前贤有用药如用兵之说，医者若临证遣药真赝莫辨，修事之轨全乖，欲以攻病，譬如克敌制胜，非但责效于不练之卒，甚至祸起反戈之兵，而众生岂可以重逾千金之躯，听其尝试，孰不可忍也。患者求医，医者遣药，药依炮制，炮制遵法，乃提高药品质量之肯綮，方能体现中医辨证论治之原则。临方炮制则是在医生开具处方后，根据治疗需要，要求医院或药肆调剂人员将新鲜中药或中药饮片进行加工炮制的操作。易言之，此系对中药饮片等进行再加工的过程。根据《中华人民共和国中医药法》，国家鼓励中药临方炮制工作的开展，保证了临床用药的安全性和有效性。中药临方炮制最符合中医传统用药原则，是常规炮制的补充，也是提高临床疗效的重要一环。笔者于此颇有体会，现略述如下，以就正于方家。

　　秦汉以前医生诊病，所用药材，多是"㕮咀"，即常用咬碎、捣碎、切碎等，以便煎汤。汉代医圣张仲景著《伤寒杂病论》，重视药材炮制，如附子有生、熟之分，姜有生、干之异。此后，随着临床用药发展，炮制理论、经验、技术日臻丰富完善。雷敩著《雷公炮炙论》，总结前贤经验，系统介绍了炮制操作技术。此后，炮制专著代有发扬。

福州乃历史名城，八闽首府，物华天宝，人杰地灵，闽派中医，历史悠久，独具特色。福州药肆多是前店后坊，前店设掌柜司，接待八方顾客；后堂设研槽司、丸散司；加工设四刀司，分工明确，各司其职，负责药材炮制（包括临方炮制）和炼制丸、散、丹、膏等。学徒学艺五年，满师时须掌握药材的加工切制和炒、炮、炙、煨等技艺，以及丸、散、丹、膏、酒、锭、霜、曲、胶等制作。诸多药店均标榜"遵古炮制""道地药材"，信誓旦旦曰"修合无人见，存心有天知"，耿耿此心，天日可表。回春药店的家训是"许可赚大钱，不许卖假药"；华来药店以"华产夺天工配制君臣保全国粹，来源求地道搜罗草木济世民生"来自勉。由于药业的重视与执着研究，闽药炮制凸显特色的饮片和加工品种，切片类的如白芍蜻蜓翅片、当归全头锥片、甘草刀切斜片、川连五爪薄片、元胡醋渍飞片、木通斗笠圆片，讲究刀法及厚薄、形状；炮制类的如紫苏子、诃子制霜，陈皮酒醋盐拌炒，薏苡仁蒸熟用砂炒炮开花，熟地用酒、人乳渍透九蒸九晒并拌以砂仁粉，淡豆豉发酵后配上五叶饮吸汁七次而成，山楂、甘草、地榆、侧柏叶武火炒焦炭，丹参、白芍拌鳖血等。此均系福州数代药工遵循依法炮制、依方炮制的原则，精益求精、日积月累的实践经验总结，彰显地方特色。福州国药行业，百工技艺，商贾云集，乃东南药材之总汇，且有海纳百川之精神，汲取省外药业流派经验。如民国时期的福州"四省（闽、浙、粤、平）药店"，汲取众长，礼聘广东潘务庵药店丸散师、浙江胡庆余堂制药师、上海徐重道煎药司的弟子等，汲取外省先进制药技艺，取长补短。正是这种不辞土壤、不择细流，故能成其大的闽派襟怀，令闽派炮制技艺蒸蒸日上。

中药与中医互相依存、互相促进，闽派中医能别树一帜，没有闽派炮制，没有地土方药，将成"无米之炊"，疗效必然式微，只有高质量的饮片，上乘的炮制技艺，方能游刃自如，随手奏效，诸多名医有切肤之感，爰举要如下。

清乾隆年间，浙江嘉兴周廷扬在福建漳州充幕僚，公余精研岐黄。适朝廷大臣蔡新之母患病，里医束手无策。蔡新告假返家侍奉，且延请御医调治，亦未见起色。蔡令州县征聘良医，府道荐用周廷扬诊治，经其审慎察病处方，但进药亦罔效。周廷扬再三研讨，认为处方遣药对证何以无地树功，遂亲自察验药物，发现凡处方开具应该炮制的药物大多用生药，因而悟及不炮制势必影响疗效。遂亲自依法炮制，煎药进送，蔡母服后霍然而愈。后周廷扬在漳州开设同善堂药局，蔡新赠一匾曰"心稽造化"。

曩昔福建省名中医、桂枝里陈氏儿科流派第六代传人陈桐雨先生曾治一头痛患儿，年甫七龄，巅顶头痛欲破，发作时必欲将头顶墙壁，号喊声戾。询其所因，始由疝气，误为寒疝，曾叠进参、芪、术、升、柴、陈皮等味，补中益气，升阳举陷，致肝胆之火随药上冲于巅顶，以足厥阴肝脉绕阴器，上巅顶故也。吾师投龙胆泻肝汤去当归，加酒大黄，连服数剂，头痛告愈，加以酒制大黄者，能先升后降，泻至高之邪热也。

中医诊病强调辨证论治，遣药必须依法炮制，丝丝入扣是遣药的最高境界，恰中病情，才能将药效发挥得淋漓尽致。目前，中药炮制多机械化操作，大批量生产，统一进货，缺乏个性化、多样化，有的药性难以有效保存，有的缺乏地方特色炮制技术，临方炮制迫切性凸显。例如，时下药房进的竹茹多为干品，如果患儿胃火较炽，口臭苔黄，则需鲜品。禾本科植物青秆竹或大头典竹等，取其新鲜茎，去青，将略带绿色的中间层刮成丝条，捆扎成束，生用。呕吐者，加姜汁；烦吵者，以少许盐搓；咯血、鼻衄者，以秋石丹拌之；胸闷太息者，可加砂仁匀之……此类临方炮制，如今之难，夫复何求？再如黄连，清热燥湿，泻火解毒；止血宜炒炭，清上焦火热宜酒炙，清胃和胃止呕宜姜汁炙，疏肝和胃止呕宜吴茱萸汁炙，清头目之火则酒制，清大肠、下焦之热则盐水制，泻肝胆实火宜猪胆汁炙……

遗憾的是，近四十年临方炮制已成绝响，各级医院、医药商店，何曾有临方炮制室。随着一代代老药工退休，中医多无通过临方炮制以冀个性化用药的奢望，"临方炮制"几成濒临消失的"中药术语"。幸尚有有识之士恪尽职守，力挽坠绪。黄秋云主任药师乃难得的匡持者，她是第四批全国老中医药专家学术经验继承工作指导老师、全国名老中医药专家传承工作室建设项目专家、福建中医药大学硕士研究生导师、中国医药物资协会国医馆发展委员会特聘专家、国家中医药文化科普巡讲团专家、福州市第二批优秀人才；出任中华中医药学会药膳分会第一届和第二届副主任委员、福建省中医药学会药膳分会主任委员、福建省中医药学会中药分会副主任委员。主编《左海药膳探骊》《榕峤医谭——福州历代中医特色研究》《闽山膳养撷英》等著作，曾获中华中医药学会优秀著作奖三等奖四项，获厅级科技成果奖两项，尚主持并完成多项市厅级科研项目。研究开发的"八珍药膳"获评福州市非物质文化遗产，是饮誉海内外的国药翘楚。值得称道的是，她曾担任福州市中医院院长十年之久，为中医药事业辛勤耕耘，中药炮制（包括临方炮制）、药膳等成就斐然，尤其是2014年福州市中医院经国家中医药管理局遴选获批成为"国家中医药优势特色教育培训基地（中药）"，为闽省独家，此乃黄秋云院长率其门人多年努力的成果。鉴于临方炮制濒于消亡，必须亟力抢救、传承和发扬，黄秋云院长率门弟子进行福州市中药临方炮制技艺与作用的研究，并申报科研课题，惜诸多专家对临方炮制甚为生疏，故仅列入院内课题。由于该技艺已淡出药业四十多年，谙于此道的老药工均已退休，时下相关文献如凤毛麟角，欲从事炮制绝活中的细活研究谈何容易，幸黄秋云先生有愈挫愈勇的风骨，海纳百川的气魄，虚怀若谷的胸襟，锲而不舍的追求，治丝理棼的耐心，她率门弟子从故家旧籍搜遗撷佚，寻访四方健在的老药工并虚心请益，汲取建昌帮、闽南、三明等地绝学秘术，师徒齐心，其利断金。其弟子李玲慧系主管中药师，博览群书，遐稽往册，泛览沉酣，又怀铅提椠，人海寻觅，遍访高手，集思广益，参以己意，助力甚多。潘鸿贞系主任中药师，系黄秋云先生入室弟子，经先生多年耳提面命，且自身勤思博学，卓有成就。

经多年肆力笔耕，今告竣《中药临方炮制》一书，是书洋洋数十万字，分上下二篇。上篇分五章，第一章系中药临方炮制概述，第二章阐述中药临方炮制的方法与辅料，第三章介绍中药临方炮制的基本要求，第四章介绍福建省中药临方炮制的特色，第五章阐述中药临方炮制的现状与建议。上篇突出中药临方炮制的特点、意义和重要性，寄情于文，启悟后学，千呼万唤，复苏是术，一代鸿猷，千秋功业。下篇论述中药临方炮制，分为根及根茎类、果实和种子类、皮类、茎木类、全草类、叶类、花类、树脂类、动物类和其他类中药等十类，具体介绍每味中药的来源、古法炮制、药典炮制方法、临方炮制品种与方法、饮片性状、性味归经、功能主治、炮制作用、炮制特色、临方炮制研究等，横亘古今，既有古法炮制，又有权威药典炮制方法，浓墨重彩的部分是作者对临方炮制的经验总结。此外，还介绍了现代炮制研究，本书有助于增强临床疗效，传承本地及省外特色炮制技术。如陈皮，有盐陈皮、制陈皮、祠内陈之别；瓜蒌子，有炒瓜蒌子、蜜瓜蒌子、瓜蒌子霜之异；泽泻列麸炒泽泻、盐泽泻、土炒泽泻等品，以供医生临证辨证遣药。

黄秋云先生大著，字字辛勤，句句茹苦，造福来兹，功在当今，泽被后世。赞曰：

> 杏林蔼春意，橘井流泉香。
>
> 雷教不可见，黄师术精专。
>
> 实践出真知，积学有经验。
>
> 临方炮制术，活人泽永延。

黄秋云先生大作告竣，将付梨枣，余以为如此精淳经验，唯有笔载书传，方能得以推广应用，光大发扬。余袜线之才，难称高哲之知音，权作新作出版之嚆引。

是为序。

全国名老中医药专家传承工作室指导老师

福建省名中医　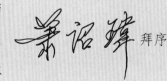　拜序

福建省文史研究馆馆员

辛丑端月人日

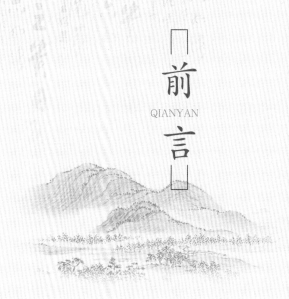

前言
QIANYAN

中药临方炮制基于中医临床辨证论治的需要，直接影响中医药临床疗效的发挥，是中医药事业发展不可或缺的一部分。如今，临方炮制却成了一个濒临失传的技术，着实令人感慨万千。在此，笔者用文字记录几段历程，作为《中药临方炮制》引言。

离岗老药工，回忆当年临方炮制。那时该老药工从学校毕业，去医院报到第一天，老师傅就带着他熟悉中药炮制室，只见炮制室内摆放着切药刀具、浸泡池、柴火灶、大大小小的簸箕、瓦片、各种木桶、蒸笼等，药师们来回穿梭着，老中医和药师一起探讨炮制技艺……然而，这些场面他已经几十年没有见到了。

市场经济杠杆，把临方炮制"清扫出局"。20世纪80年代以来，中药临方炮制受到市场经济杠杆的无情冲击，医疗机构中药房和中药店没有配备临方炮制人员、相关的设备，没有临方炮制场所，无法根据医嘱进行临方炮制。许多中医药人员忽视中药临方炮制的重要性，甚至不知道有"中药临方炮制"一说，市场经济杠杆最终把中药临方炮制"清扫出局"。在没有临方炮制的年代里，老中医不再奢望个性化炮制用药，年轻中医师习惯药房有什么药就用什么药，中药人员没有临方炮制技能……现在的局面是，临床没有临方炮制的需求，药房没有临方炮制的动力。临方炮制是否已成为一段历史？

申报课题，开启临方炮制研究历程。2006年，由于"临方炮制"沉寂多年，在福州市中医院科研课题申报会上，药学部申报的课题"福州市中药临方炮制技艺与作用的研究"没有被列入省市级课题上报范围，仅入围院内科研项目。这激起我们对临方炮制"无可奈何花落去"的感慨，唤起了我们挽救临方炮制技术的紧迫感！团队成员本着积极挽救临方炮制技术的态度，传承和发扬中医药传统特色技术的决心，开启了对中药临方炮制的深入挖掘和研究，认真地完成了课题科研。

申报非遗项目，力挽濒临失传的临方炮制技术。福州市中医院团队成员从2012年开始申报"中药临方炮制"非物质文化遗产项目，从历史、文化、社会等不同角度阐述中药临方炮制的重要价值；从法律角度、传承意义、技艺特征、临床疗效等方面描述临方炮制的主要特征；重申中药炮制是中医药学中的"绝活"，中药临方炮制是"绝活中的细活"，呼吁中医药工作者和管理者将中药临方炮制通过师徒传承、教学传承等方式进行有效传承，力挽临方炮制技艺的失传。通过不懈努力，"中药临方炮制"于2015年入选第四批福州市非物质文化遗产名录，开启了任重道远的传承发扬之路。

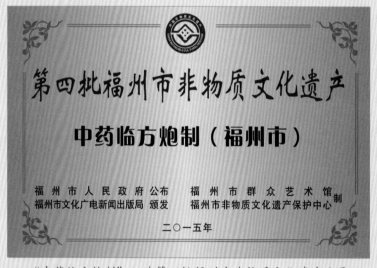

"中药临方炮制"入选第四批福州市非物质文化遗产名录

课程教学传播，在全国形成一定影响力。福州市中医院作为"国家中医药优势特色教育培训基地（中药）"，从2015年开始面向全国中药特色技术传承人才开班，至2020年已开设13期培训班，每期都设置全国名老中医药传承工作室专家（中药专业）黄秋云导师的临方炮制课程。

由于当时全国基地中唯有福建基地开设了该课程，因而备受欢迎。不少学员学成回到原单位后便着手开展临方炮制工作，临方炮制的"星星之火"向全国"燎原"，我们欣喜地看到中医医疗机构的临方炮制室陆续开设起来。

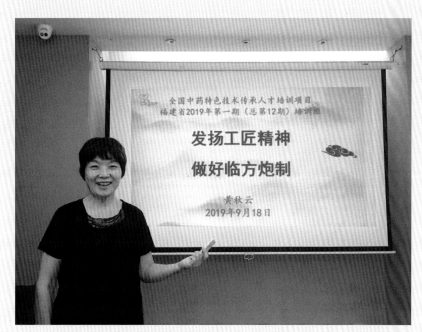

黄秋云主任在全国中药特色技术人才培训项目培训班上授课

坚持实践，在传承中求创新。近年来，福州市中医院中药团队坚持开展中药临方炮制实践活动，如开展全省中药临方炮制调研活动；举办中药临方炮制继续教育讲座，普及中药临方炮制知识技能，培养中药专业人才；开设临方炮制室，满足临床医师个性化的中药炮制要求。我们还开展了临方炮制创新工作，将一些中药制成茶饮、中药零食等，不仅具有口感好、疗效佳、携带方便的特点，而且有助于提高患者的依从性，满足养生保健的需求。

名老中医一席话，增添信心与力量。"中医和中药，是唇齿相依的关系。医离开了药，就是无米之炊；用药如用兵，药不经炮制，譬如克敌制胜，非但责效于不练之卒，甚至贻害甚大。对此，医生有深切体会，所以呼吁中药炮制应得以重视，地方特色亦应传承发扬。"这是福建省名老中医萧诏玮主任的肺腑之言。中药炮制得到如此肯定，我们中药人还有什么理由不重视中药炮制工作呢？

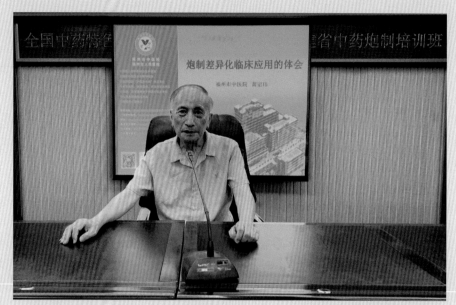

萧诏玮主任在全国中药特色技术人才培训项目培训班上授课

在中药临方炮制兴衰起伏的历史过程中，一代代老中医药人员陆续离岗，作为承上启下的一代中药人，福州市中医院团队成员努力挽回中药临方炮制濒临失传的局面，积极开展中药临方炮制实践工作，不断传承黄秋云主任中药临方炮制学术思想与实践经验，整理并编撰《中药临方炮制》。希望此书能给广大中药相关从业人员和中医药爱好者带来一些启发，共同为中药临方炮制工作戮力奋进，继承与发展祖国传统医药，推动中医药事业发扬光大，更好地为人民健康谋福祉。

由于编写时间仓促，水平有限，不妥之处诚请诸位读者提出宝贵意见和建议，以便后续修订和提高。

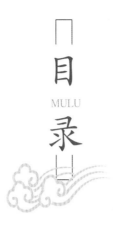

上篇　总论

下篇　中药临方炮制

第六章　根及根茎类中药 ……………………………………………… 48

第七章　果实和种子类中药 …………………………………………… 156

第八章　皮类中药 ·········· 249

第九章　茎木类中药 ·········· 261

第十章　全草类中药 ·········· 273

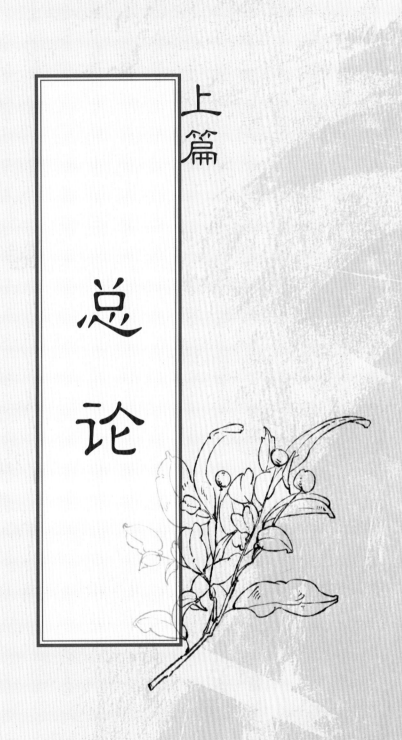

上篇

总论

第一章
中药临方炮制概述

第一节　漫谈中药临方炮制

中药临方炮制是一项特殊的炮制工艺，体现了中医用药个性化的特点。本章节，用简单明了的语言，漫谈中药临方炮制，普及有关临方炮制的基本知识，使读者更好地理解中药临方炮制的历史文化。

一、临方炮制又称小炒

中药饮片的临方炮制，是指医师开具处方时，根据药物性能和治疗需要，要求医疗机构中药房和经营机构中药店（以下简称"中药房"）的调剂人员，按照医嘱要求临时对生品中药饮片进行炮制操作的过程，简称"临方炮制"。

以前的中药房承担着"常规炮制"和"临方炮制"两种炮制工作。常规炮制为保证药材质量的第一关，即第一手购进原药材，并对药材进行净制和基本的加工炮制，以满足基本调剂需求。而中药临方炮制的规模比常规炮制小，以炒法、炙法、拌法为主，所以又称为"小炒"。

二、前店后堂的中药炮制是以前中药房一道独特的风景线

20世纪80年代以前，中药炮制室是中药房设置的最基本要求，其规模比中药调剂室大，火麻仁、砂仁等用时捣碎品种和贵细药材均"药材上柜、饮片入药"，旨在调剂前让消费者鉴定药材真伪，明确商品等级、来源产地等，待对比"性价比"后，再行临方炮制。

"前店后堂"是中药房的基本模式。群众可以在"前店后堂"观看中药炮制的"表演"，如建昌帮的白芍、黄柏，漳州的九蒸熟地黄，福州的四制香附、砂烫金银花等。"白芍飞上天，陈皮一条线，蜻蜓翅白芍片，五爪平黄连片，茯苓卷……"都是一道道独特的风景线。通过观

察前店后堂，百姓可知晓哪家中药质量好，哪家中药炮制全，从而选择其信赖的中药房购药，这也足以说明了临方炮制在中医药发展历史过程中的重要地位。

三、临床备药须质好药全

长期以来，中药销售行业竞争非常激烈，只有质量优良、品种齐全、价格公道、服务态度好才能招揽客人。因为中药不同于其他商品，药师必须不折不扣地按医师处方的脚注进行调配和临方炮制，不可缺少任何一味饮片，所以中药房除了配齐常用药材，还需备好少用药材，即"冷背药材"，哪怕一年只用一两次或一次都没用，也需精心备着，做到质好药全。浙江宁波至今还保留着冷背药材行，福州的瑞来春堂自开店以来就一直都备有两百多种冷背药材。

四、中医处方脚注中藏着世代传承的珍宝

20世纪80年代前，中医师开方时，都会提出临方炮制的要求，几乎每张处方都标注"先煎""后入""炒香捣碎"等。别看这小小的脚注，却藏着开方中医师的世代"真传"，如萧诏玮主任的"玫瑰搓竹茹""田螺捣车前草"，传承了陈氏儿科200多年的绝活；王玲主任要求用"砂烫法"炮制金银花炭和菊花炭，烫至表面由黄色转到焦黄、花瓣呈焦褐色，这也是孙氏妇科200多年来对花类炮制独特又严格的要求；"紫草油用茶油浸泡一周以上，再文火慢熬"是邓氏肛肠科流传了百年以上的特效药；邓正明主任独特的"三角瓶砒霜升华"法是对邓氏肛肠科中药炮制法真正意义上的"守正创新"。

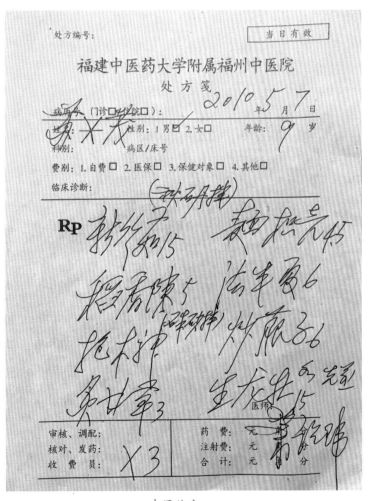

中医处方

五、中药临方炮制显"神功"

中医师根据辨证论治原则，按照病情和药物性味决定理、法、方、药，又根据不同的病情提出特殊的炮制要求。

福州市中医院国家级专家郑孙谋主任医师，认为严谨的炮制不仅可以减少药物的不良反应或消除毒性，更重要的是提高疗效。他用盐知母、盐黄柏，加黄连、肉桂，共入心肾二经，水火既济，养心滋肾，以治疗心肾不交、心火上炎之失眠，屡见奇效。此方关键是知母、黄柏需盐炒，否则不显效。郑孙谋主任非常注重传统中药炮制，简单的药通过炮制在他手上显示了不简单的疗效，又因其处方"简单、效验、价廉"，被福州百姓尊称为"活菩萨"。

上海伤寒专家张聋聋老医师处方脚注"鲜地黄打豆豉"，将豆豉与鲜地黄于石臼中同打均匀，采用表里药物同用，达表里中和之效，治疗表热轻、里热重的高热症，效果显著。

小儿科名医徐丽医师和徐小洲医师采用"麻黄打生地黄"，将麻黄与生地黄放入石臼同打均匀，取一温一寒之性，以达表里相和、温寒并进之效，对表尚有寒、里热炽甚之证，如小儿痧痘症，疗效确切。

福州闽清骨伤科黄声富医师的"乳香炒丝瓜络"，取辛温的乳香与甘平的丝瓜络同炒，增强通经络、舒筋活血的功效，用在骨伤科屡见奇效。

六、为何临方炮制停滞了近 40 年

20 世纪 80 年代，受到市场经济杠杆的驱动，中医药产生不了经济效益。在一些人看来临方炮制不但没有经济效益，而且浪费人力物力。当时规定药品集中由饮片厂炮制，中药房一律停止临方炮制，哪怕临床有救命之急，也没人敢冒"违法"之嫌。漫漫 40 年，从中医药教学到临床，无人提及临方炮制。

第二节　中药临方炮制的特点

中药临方炮制是医疗与药学工作的契合点,必须医知药情,药为医用,肯綮适宜,相得益彰。其历史悠久、涉猎广博,既有系统的理论,又有传统的工艺;既要恪守药政法规,又要实施科学管理。主要有以下特点。

一、满足临床个性化用药需要

常规炮制是指在通过国家 GMP 验收的生产车间,按照国家标准和炮制规范对药材进行批量加工炮制,具有生产规模大、炮制品种单一等特点。大规模的常规炮制往往不能满足临床个性化用药的需要,而临方炮制则有效地弥补了这一缺陷。中药临方炮制是根据医嘱临时将新鲜草药、中药材、中药饮片进行炮制加工的过程,具有批量小、操作灵活、品种多样、无需包装等特点。

二、凸显中医传统用药特色

中药临方炮制作为影响中药质量的关键方法,具有适应中医辨证施治要求,体现个体化给药特色,确保中医临床疗效等特点。现阶段炮制工作存在一些乱象,如有些中药房为了避免工作烦琐,加快配方速度,直接购进已粉碎好的子类中药饮片或提前将子类中药饮片大量粉碎,却不知"用时捣碎"的重要性。"用时捣碎"是临方炮制的主要方法之一,需注意两点:一是要掌握"细而不粉"的程度,捣碎后的饮片应呈颗粒状,避免捣碎后含细粉过多,造成煎煮时糊化而影响有效成分的析出;二是做到现捣现用,保证不走油、够新鲜。同时强调中药临方炮制的饮片剂量系指炮制后所得成品的重量,而不能按处方剂量称取中药材或饮片后再进行临方炮制;凡用"炒、炙"等方法制得的成品,应冷却后称量,并分药到剂。

第三节　中药临方炮制的作用

基于中药炮制的基础理论，中药临方炮制作用不仅仅是纯净药物、改变药性、减轻毒性等，更大的意义是延伸和补充中药炮制的基础理论，以利于临床个性化、多样化给药，保障特殊种类中药的药性保存，满足中药饮片鉴定和储存要求等。中药炮制的几大作用在本章节不予重复，只论述几点中药临方炮制独特的作用。

一、提供个性化和多样化给药选择

根据临床需要，一种药材可以炮制成多种饮片品种，如甘草饮片有"生甘草""蜜炙甘草"；麻黄饮片有"生麻黄""蜜炙麻黄""麻黄绒""蜜炙麻黄绒"等。

中药材炮制成中药饮片的过程中，受到温度、辅料的介入及水解流失等影响，由"生"变"熟"，中药毒性成分或药效成分发生量和质的变化，可改善不良气味，加或减甚至反转原有的升降浮沉或归经特性，使中药产生新的疗效和适应证，扩大适用范围。

中医诊疗注重整体观念，在辨证论治、因病施治、随方组药时，根据不同疾病需要，应用不同饮片以达到不同的临床疗效。如升麻，临床应用有生用、炒黄、炒焦、麦麸炒、酒炙、蜜炙等；柏子仁有生用和炒用之别，生用有养心安神、润肠通便之功，炒用可除去滑泻之弊。

同种中药经过不同的炮制方法，治疗作用就有所偏，符合中医辨证施治、随方组药的原则，为临床用药提供了多样化选择。如吴鞠通的白虎汤，用于治太阴温病，甘草需生用；而张仲景的白虎汤，治疗伤寒传经热邪，甘草则炙用。

二、有利于特殊种类中药的药性保存

有些中药饮片只有临用时处理才能更好地保存药效。如富含蛋白质和氨基酸的海马、桑螵蛸等，打碎后贮藏易吸水发生霉变；鲜芦根、鲜苇茎等新鲜中药材，须另包冰箱存放，用前去除杂质，截切成小段或厚片，洗净后煎服；需要榨汁的新鲜药材，则是临用前再加工炮制才有利于保存药材的药性。

"逢子必炒、逢子必捣"，子类中药的香味是治疗疾病的关键，临用前"炒"可使香气最佳，临用前"捣"可保证药材新鲜度。苦杏仁、桃仁、郁李仁、火麻仁等中药材打碎后，易发生泛油、粘连等现象；豆蔻、砂仁等打碎后没有及时使用，其有效成分易挥发散失；酸枣仁打碎后，黄酮类成分易发生光化学反应，增加贮存的难度。采用机械粉碎中药饮片，会产生大量细粉末，煎煮时易粘糊锅底，而通过手工操作，则粗细适中，及时使用可保存药性，增强疗效。

三、有利于中药饮片的储存

有些中药饮片为了保存原特征以满足鉴定的要求，不能直接从厂家购进打碎品，如火麻仁、酸枣仁等。一些用量不大的酒炙、醋炙、盐炙、蜜炙等中药饮片在贮藏和保管上存在难度，应临用前再加工。因为酒和醋易挥发，盐炙易潮解，蜜炙品易虫蛀变质，如果大批量生产，可能因为使用时间长、储存不当等发生变质或失效，因此通过中药临方炮制的方法，既可利于储存、保证饮片质量，又可满足临床用药的需求。

四、满足中药饮片在方剂配伍中的需求

国医大师杨春波说："同一种中药可以通过临方炮制，使其更好地在方剂配伍中发挥君、臣、佐、使的作用。"中医医生在诊病组方时，必先思考用哪种炮制品才能充分发挥辨证论治的优势。

各类方剂中使用甘草的次数较多，如《伤寒论》所载110多首方剂中有70首有甘草，《脾胃论》64首方剂中含有甘草的有37首。下面以甘草为例，说明同一味中药在不同处方中君、臣、佐、使的不同地位。

君药：炙甘草汤、甘麦大枣汤中，甘草居于君位，均使用炙甘草。甘草通过蜜炙，增其甘味，顾护中气，在炙甘草汤中凸显补中气之虚之功；甘麦大枣汤中的炙甘草，取蜂蜜益气润燥，蜜炙后的甘草性温而不燥，主治脏燥。

臣药：补中益气汤、阿胶鸡子黄汤中，甘草居于臣位，均为炙甘草。补中益气汤中炙甘草辅助君药补中益气，用量较大；阿胶鸡子黄汤中甘草与生地黄、白芍共用酸甘化阴，柔肝息风，对兼证起到治疗作用，其用量较小。

佐药：在方剂中，甘草较多居于佐药。如小柴胡汤，甘草益气调中，鼓舞胃气，助少阳枢转之力，又能补脾胃以杜绝少阳之邪，居于佐助位；四逆汤，甘草以制约附子、干姜暴散之性，助姜附缓慢释放药性，且缓解附子之毒性，居于佐制位；麻黄汤，甘草既能扶助麻桂发汗祛邪，又能缓和麻桂辛散峻烈之性，居于反佐位，用量较小。

使药：甘草有中和之性，具调和诸药之功、解百药毒之实，所以使用次数最多，在历代方药著作中当推第一，故有"国老"之美誉。如桂枝汤，甘草益气和中，调和诸药，为使药，可炒用。

甘草的常用品种有生甘草、炒甘草、炙甘草。早期，一些老中医还使用甘草梢用于病情严重的患者。甘草梢即甘草的细根，前辈认为其质轻，更能凸显效力。

在不同处方中应用甘草何种炮制品，发挥何种作用，医家们意见不一致。炙甘草汤中炙甘

草，有的认为是君药，有的认为是臣药。《伤寒论》中炙甘草有些人认为是蜜甘草，有些人认为是炒甘草（即炒黄的甘草）。笔者调研了临床实际应用情况，临床大部分使用的是蜜甘草，而炒甘草很少使用。但笔者认为应重视炒甘草的作用，因为甘草炒后可去其寒凉之性，无碍胃、留湿之患，补中焦脾土而不伤胃，甘缓不滞，能令胃气自降，尤其在以甘草为主药的方剂中，量较大且服用疗程较长的情况下，如果用蜜炙甘草，需考虑是否滋腻碍胃而影响身体吸收。

"诊病组方必须护脾胃，汤药入口不得伤胃气"。在国医大师杨春波的处方中，炙甘草的使用频率较生甘草高，其增加甘味，缓和药性，性温而不燥，与脾喜甘、喜温、喜补、喜升、喜燥之特性正好相吻合。但杨老又考虑到炙甘草的滋腻之性，所以炙甘草用量较小，一般使用3~4.5g，使其处在"佐使"之位。重视临方炮制，使每一种药物在方剂配伍中恰到好处地发挥君、臣、佐、使的作用，这也是国医大师杨春波的一大用药准则。

第四节 中药临方炮制的意义

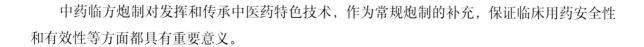

中药临方炮制对发挥和传承中医药特色技术，作为常规炮制的补充，保证临床用药安全性和有效性等方面都具有重要意义。

一、传承和发扬中医药特色技术

中医讲究因人、因时、因地制宜，不同的地域、气候、历史、人文环境等因素，造就了中药炮制技术流派众多，技艺纷呈。福建省地方特色中药炮制技术主要有以建昌帮为代表的中药炮制技术、闽南地区中药炮制技术、福州地区中药炮制技术等。

不同地区，医生用药习惯不同，同种中药饮片的炮制方法也不同，如中药煨法有面粉煨法、纸煨法、直接煨法、滑石粉煨法、草木灰煨法、糠煨法等。通过开展中药临方炮制可实现保护地方特色炮制技术的目的。

同一中药饮片，不同炮制品种，其功效也不同，所以临床讲究差异化炮制。如当归，生用可补血调经、润肠通便。通过净选法得到当归头、当归身、当归尾，分别用于止血、补血、破血；通过加辅料炒，制成酒当归、土炒当归、当归炭等炮制品，酒当归可增强活血补血调经的作用，土炒当归既能补血又不致滑肠，当归炭以止血和血为主。一味当归经过临方炮制用于不同证候的患者，便是特色治疗方法。又如枸杞子，生用滋肾阴、益精血；炒枸杞子可减少滋腻性；菟丝子炒枸杞子，借菟丝子助阳之力，使枸杞子既可填精益髓，又可益肾壮阳，用于阳气衰、阴虚精滑等证。脾胃专家唐江山主任认为，黑芝麻种子有致泻作用，脾虚大便溏泻者必须炒熟才能使用。诸如这些炮制品使用数量不多，不易保存，必须现制现用，没有临方炮制，特色治疗就无从谈起。

中药临方炮制是传统炮制技术不可或缺的一部分，从中药炮制技术的传承和长远发展考虑，应加大对中药临方炮制的研究。许多验方和经方需要经特殊炮制后才可发挥疗效，而这些特色炮制应由经过培训的药师对炮制流程层层把关，才能保证炮制质量。因此，医院中药房要充分认识中药临方炮制的重要性和必要性，加强中药调配人员的业务知识学习，增强临方炮制技能训练，从服务患者、提高临床用药安全有效的角度，根据医嘱进行临方炮制，把临方炮制作为保存发挥和传承中医药特色技术的一项工作做好、做细、做精。

二、有力地补充了常规炮制工作

中医临床用药讲究辨证论治，因病施治，随方加减，个性化给药等。但是，中药饮片公司提供的炮制品种有限，难以满足临床需要。如黄连，一般只能购买到生黄连，但临床上需使用酒黄连、姜黄连、萸黄连等。因为酒黄连借酒力引药上行，缓其寒性，善清头目之火，多用于肝火偏旺、目赤肿痛；姜汁制黄连能缓和黄连过于苦寒之性，并增强其止呕作用，善清胃热呕吐；吴茱萸制黄连，抑制其苦寒之性，使黄连寒而不滞，以清气分湿热，散肝胆郁火，多用于肝气犯胃、呕吐吞酸等。所以，通过临方炮制能够弥补常规中药饮片炮制品种缺乏的问题。

此外，临床用量较少的品种也需临方炮制。如果依靠饮片厂生产，势必与批量化、机械化、电气化的规模不适应，还会受到包装规格、批发销售数量等因素的影响。如果没有临方炮制，可能出现该炮的不炮，该制的不制，以生代熟，以此替彼，以致"病准、方对、药不对"；或者按包装批量进货，使用时间遥遥无期，轻则报废造成浪费，重则药效损失。因此，常规炮制并不能完全满足临床用药需求的，只能通过临方炮制来补充。

三、保证了临床用药的安全性和有效性

中药临方炮制是中药临床药学工作内容之一，是积极探索和研究中药临床疗效的重要途径，有利于促进合理和安全用药。中医师对处方中的饮片提出炮制要求，中药师如法炮制，既可确保中药饮片的质量，又无需长期储存养护，可以实现资源的合理利用。在中药调剂过程中，每一个环节都做到精耕细作，既能保证用药安全，又能提高疗效，彰显特色。

中药临方炮制与安全用药的关系：在中医临床用药中，有些药物在处方中是主药，常常疗效好但有偏性，为了恰到好处地发挥药效，必须对其特性采用相应的方法进行加工炮制，扬长避短。如表寒兼有里热炽甚之证，用发散风寒药和清解里热药，配方上难以兼顾表里，通过临方炮制用麻黄与生地黄互打，温寒并进，各自药性趋于缓和，此时取温、寒二药的药性，以表里相和。诸如此类方法，在无损或少损固有药效的前提下，抑制其偏性，用药有效又安全。此外，通过净选、切制、捣碾，使药物形体、性能、质地及五味等能够恰到好处，更好地发挥临床上的治疗效果。

中药临方炮制与疗效的关系：徐洄溪曾经很客观地总结说，"凡药之用，或取其气，或取其味……或取其所生之时，或取其所成之地，各以其所偏胜而即资之疗疾，故能补偏救弊，调和脏腑。深求其理，可自得之。"中医的疗效贯穿在四诊、辨证、立法、用药等各个环节，以药物的偏性来纠正疾病所表现出来的阴阳偏盛偏衰，通过中药临方炮制可调整药性，发挥其所长，提高药效。

种子类、部分果实类，通过炒黄、炒爆等，或增加香气，或改变药性，或去除臭气，或易于捣碎，或松缓质地，均提高了临床疗效。在调剂前通过净制、捣碾、切制，通过改变药物外

形，有的解决了药物的先溶、后溶、易溶、难溶等问题，有的增加了浸提的体表面积，保证了煎剂的临床药效。苦寒药物易伤脾胃，采用清炒法、加固体辅料炒、用液体辅料炙，可制其苦寒的偏性，改善其妨碍脾胃及升温的作用。如大黄，生者泻下力猛，蒸制后使之缓泻或不泻，阳明证用承气汤之大黄，须以酒洗；邪热在上用大黄，宜以酒炒；妇女经带用大黄，则须炒炭；活血化瘀用大黄，多以醋炒；老幼、虚人用大黄，必经多蒸多晒。

第二章
中药临方炮制的方法与辅料

第一节 《伤寒论》的中药临方炮制方法

中药的处方脚注是指医师开具处方时在某味药的上角或下角处所加的简要要求，其作用是简明地指示调剂人员对该味饮片采取的处理方法，脚注的内容一般包括炮制法、煎煮法、服药法等。

中药炮制是我国一项传统的药物加工技术，它有着悠久的历史。我国现存最早的医方书《五十二病方》就记载着炮、炙、燔、煅、熬、渍等多种炮制方法，《黄帝内经》也出现"治半夏"的记载。《伤寒论》全书 113 方，用药 84 味，60% 的方中都加了"脚注"，通过这些"脚注"内容，可以看到张仲景详尽地说明了每一味中药的炮制方法，所以我们研究中药临方炮制，必须熟悉掌握《伤寒论》中中药炮制的相关内容。

一、炙法

《说文》曰："抗火炙肉也。"《说文·内则》注曰："以物贯之，而举于火上以炙之也。"可见炙法就是以火制药之法。《伤寒论》中炙法分干炒法和姜炙法。

1. 干炒法

干炒法指药物在烧热的锅中不加辅料直接炒至焦黄。《伤寒论》中用干炒法的药物主要是甘草，炒后的作用有以下 7 个。

（1）温脾益气。炙甘草可增强温补作用，如理中汤，方中炙甘草协同参、术温中补脾。

（2）甘温通阳。伤寒若因心之气血阴阳虚衰，而见"脉结代，心动悸"时，用炙甘草汤。方中以炙甘草为君，配参、枣补脾，以化生气血，协桂枝通心阳而通利血脉。

（3）甘缓消痞。若因屡经误下，而中虚成痞者，当用甘草泻心汤治疗。方中以炙甘草为君，配参、枣以行甘缓调中之用，共奏辛开苦降甘调之功。

（4）甘缓止痛。少阳病位在胆，胆木横逆必伐脾土，故论中云"伤寒阳脉涩，阴脉弦，法当腹中急痛"，仲景选用小建中汤补土抑木，以炙甘草配芍药，酸甘以化阴，配饴糖，甘温补中，共行甘缓温中止痛之用。

（5）甘缓平冲。水属阴，其性易动，若因心脾阳虚，镇水无权，每见水气上冲，而见"心下逆满，气上冲胸"等症，治用苓桂术甘汤。方中以炙甘草配桂枝，温阳降逆，以平降水逆之势。

（6）顾护胃气。比如麻黄汤中的炙甘草可牵制麻黄、桂枝，防止发汗太过伤及胃气。

（7）调和药性。如麻黄汤中炙甘草，其既能助麻、杏之宣降，又能缓麻、桂之峻烈。又如其在理中汤中以其甘缓之性制约干姜之温燥。

2. 姜炙法

姜炙法指用生姜汁搅拌药物后入炒的方法。主要是为了消除某些药物的不良作用，如厚朴气味苦温，峻烈，生用对咽喉有较强的刺激作用，必姜炙后才能缓和其峻烈之性，消除其刺激性，因此古人谓厚朴若"不以姜制，则棘人喉舌"。

二、浸法

福建中医药大学张喜奎教授总结了《伤寒论》中有三种浸法。

1. 酒浸法

系使用酒浸泡药物的方法。《伤寒论》凡取大黄活血破瘀者，均以酒浸后入煎，酒味辛香升散，酒制后，则可增大黄活血化瘀的作用。另外，因大黄性味苦寒，生用有苦寒败胃之弊，酒制后，以酒温烈之性，制约其苦寒之偏，故《医方集解》曰："大黄苦寒峻猛，能下燥结而去瘀热，加以酒晒，则性稍缓和。"

2. 醋浸法

醋古称"苦酒"，其性味酸涩苦温，入肝经血分，有解毒杀虫、祛瘀止痛之功。伤寒病至厥阴，其位在肝，肝体阴用阳，故治当以养血柔肝。乌梅丸是厥阴病的主方，方中以性味酸涩之乌梅为君，以醋浸后更益其酸味，如此制后，不仅能引诸药入肝，更有生津养阴、调肝补肝之功。此外，厥阴病常因脏寒蛔扰，而见蛔厥之证，古人认为"蛔得酸则静"。乌梅醋制更有安蛔、降蛔、杀蛔的功用。

3. 水浸法

对一些有毒或性味峻烈之药，采用清水浸泡后入药，如杏仁、麻黄等浸泡后或能减除其毒性，或能缓和其性味过偏。

三、炮制

《说文》曰："炮，毛炙肉也。"《说文·内则》注曰："炮者，以涂烧之为名。"故炮制法，就是把药物埋在灰火中，"炮"到焦黑的一种药物加工法。《伤寒论》使用炮法的主要有附子、干姜。姜、附均为大辛大热之品，故有温中散寒，回阳救逆之功，然而凡药无有不偏，偏则利害相连，姜、附之辛热，多有伤阴化燥之弊，故姜、附用于温中散寒，多炮制后入药，这样既可缓和其辛温烈之性，又可减低附子的毒性。

四、熬法

《说文》曰："熬，干煎也。"故《伤寒论》中之熬法，即今之炒法。其作用主要有以下几个方面。

1. 降低某些药物的毒性

如白散中巴豆，为大辛大热有毒之品，泻力峻猛，虽能攻逐痰湿水饮之凝结，但必经炮制后方可入药，故方后注云："巴豆去皮心，熬黑，研如脂。"如此制后，可减其毒性，以缓和其泻下之力，免除伤正留邪之弊。

2. 矫正某些药物的不良气味

如水蛭，乃为咸寒有毒之品，有较强的逐瘀破积之功，但因有毒且气味腥秽，必炒后入煎。

3. 醒脾和胃

某些药经炒后气味芳香，能增其醒脾和胃之功，如猪肤汤之白粉，则炒后入药。

五、烊消法

烊，《玉篇》谓"炙也"，即将药物置于锅中，小炒后冲服。如阿胶性味甘平，有滋阴养血之功，但因阿胶为血肉有情之品，且质地胶黏，有滋腻伤胃之弊，因此，取阿胶烊消，一则制其黏腻之性，再则便于冲服。

六、蒸法

《伤寒论》使用此法的药物只有乌梅。如乌梅丸方后注云："以苦酒渍乌梅一宿，去核，蒸之五斗米下。"如此制后，使乌梅得米饮以增保胃气之用，且便于捣泥成丸。

七、洗法

为了去除某种药物腥秽不沽之气，张仲景常使用洗法炮制。

1. 清水洗法

如《伤寒论》中蜀漆，性味辛苦寒，有涤痰散火之功，但因其性味腥秽有毒，故"洗去腥"

而后入药，以避免药后败胃之弊。

2. 酒洗法

如《伤寒论》中大黄，常用酒洗法制取，因酒能"宣导百药"，故可增大黄推陈致新、宣通肠胃气机。

八、研末法

为了更有效地发挥某些药物的作用，张仲景常使用研末冲服的方法。如大陷胸汤，方中甘遂虽有泻水逐饮之功，但因其难溶于水，故作汤剂煎服，效力较差，必取甘遂研末冲服，便可提高疗效。

九、哎咀法

《说文》曰："咀，含味也。"《说文·内则》注曰："哎即哺字，古哎哺通用。"《康熙字典》曰："哎咀，修药也。"因此，哎咀法就是将药物切碎的方法。《伤寒论》中桂枝汤、调胃承气汤方后皆注云"哎咀"，意即药物打碎后再行煎煮。

十、修剪法

在《伤寒论》中对许多药物进行修剪，诸如桃仁、杏仁去皮尖及双仁；厚朴、桂枝及大黄、猪苓、附子等去皮，麦冬去心，乌梅去核，虻虫去翅足等。其作用有以下几个方面。

（1）提高疗效。如古用桂枝，多为粗枝，外皮常有粗糙的木栓层，其栓皮含挥发油甚微，若不去除，则往往影响桂枝解肌发汗之功用。

（2）减少毒性及副作用。《伤寒论》中，凡使用桃仁、杏仁者，均强调去皮尖，据《本草纲目》所云："双仁者有毒，故去也。"另外，古人认为，某些药物其心可致烦，故仲景指出麦冬去心后入药。清代《修事指南》也谓："去心者免烦。"但据临床所见，麦冬连心使用，并非能致人心烦，故此说现已斧正。

张喜奎教授为福建省伤寒论经方的大家，我们听过很多专家讲《伤寒论》，唯有张喜奎老师很认真地讲到中药炮制，他说："仲景十分重视药物的炮制，在《伤寒论》中，所用药品虽不多，但大多数药物均根据需要，严格注明炮制方法。这些炮制方法，不仅总结了汉代以前药物炮制法的经验，而且也为后代炮制学的发展奠定了基础，是研究仲景学术思想不可忽视的一个重要内容，更是我们澄源正本研究临方炮制的捷径。"

第二节　中药临方炮制的辅料

中药临方炮制辅料是指在炮制过程中应用一切附加物料的总称。炮制辅料的作用主要有两点：一是具有中间传热体作用，二是发挥药性的协同或拮抗作用。常用的辅料分为两大类：液体辅料和固体辅料。液体辅料主要包括酒、醋、盐水、生姜汁、蜂蜜、甘草汁、黑豆汁、米泔水等。固体辅料主要包括稻米、麦麸、白矾、豆腐、土、蛤粉、河砂、滑石粉等。

一、液体辅料

1. 酒

酒主要有黄酒和白酒。黄酒多用于炙药，白酒多用于浸药。酒性大热，味甘、辛，具有活血通络，祛风散寒，矫味矫臭的作用。酒作为辅料，可采用多种炮制方法，如酒制大黄有酒洗大黄、酒浸大黄、酒炒大黄、酒煮大黄、酒蒸大黄等。

2. 醋

醋常用米醋，性味酸、苦温，具有引药入肝，理气止血，行水消肿，解毒，散瘀止痛，矫味矫臭等作用。如乳香、三棱经醋炙可增强活血散瘀止痛作用；柴胡、香附醋炙增强疏肝止痛作用。

3. 蜂蜜

蜂蜜生用性凉滋润，熟用性温补中。通常使用炼蜜，具有增强药物疗效，缓和药性，矫味矫臭，解毒等作用。如百部、款冬花蜜炙可增强润肺止咳的作用；麻黄蜜炙缓和辛散之性，增强润肺止咳的作用。

4. 食盐水

食盐性味咸、寒，盐炙后可引药入肾，具有强筋骨，软坚散结，清热凉血，解毒，防腐，矫味等作用。如杜仲、巴戟天盐炙增强补肝肾作用；知母、黄柏盐炙增强滋阴降火作用。

5. 生姜汁

生姜性味辛、温，具有发表散寒，温中止呕，解毒的作用。如黄连、竹茹姜炙增强止呕作用；半夏、天南星姜制降低毒性，增强化痰作用。

6. 甘草汁

甘草性味甘、平，具有补脾益气，清热解毒，祛痰止咳，缓急止痛的作用。如远志经甘草汁制后能缓和药性，降低毒性。

7. 黑豆汁

黑豆性味甘、平，具有活血利水，祛风解毒，滋补肝肾的作用。如何首乌经黑豆汁制后能增强药物的疗效，降低毒副作用。

8. 米泔水

米泔水具有吸附油脂，益气除烦，止渴，解毒的作用。如苍术、白术经米泔水漂后，可除去部分油脂，降低药物辛燥之性，增强补脾和中的作用。

二、固体辅料

1. 稻米

稻米性味甘、平，具有补中益气，健脾和胃，除烦止渴，止泻痢的作用。如米炒党参、米浆蒸党参、米饭蒸大黄、米饭蒸女贞子、米饭蒸荷叶等。

2. 麦麸

麦麸性味甘、淡，具有吸附油脂，缓和燥性，增强疗效等作用。如麸炒山药、麸煨肉豆蔻。

3. 白矾

白矾性味酸、寒，具有解毒杀虫，燥湿止痒，祛除风痰等作用。如白矾制半夏、天南星等。

4. 豆腐

豆腐具有沉淀与吸附作用，与药物共制后可降低毒性，去除污物等作用。如豆腐煮藤黄、豆腐煮珍珠。

5. 土

常用的有灶心土、黄土、红土、赤石脂等。如白术、山药土炒后可协同增强补脾止泻作用。

6. 蛤粉

蛤粉性味咸、寒，具有清热利湿，化痰软坚的作用。如蛤粉炒阿胶。

7. 河砂

河砂作为中间传热体，具有温度高、传热快、受热均匀等作用。砂炒后可使坚硬的药物质地松脆，以便粉碎和利于煎出有效成分，提高疗效。

8. 滑石粉

滑石粉性味甘、寒，具有清热利尿的作用。如滑石粉炒刺猬皮、滑石粉炒水蛭等。

第三节　中药临方炮制的常用方法

中药临方炮制的品种比常规炮制的少，炮制方法也比常规炮制的少。本章节介绍常用的临方炮制方法，如净制、炒法、炙法、拌法、捣碾、蒸制、两药同制、鲜品切制或榨汁等，其中炒法分为炒黄、炒焦、炒炭、麸炒、米炒、土炒、砂炒、蛤粉炒、滑石粉炒，炙法分为酒炙、盐炙、醋炙、蜜炙、姜汁炙、油炙等；而临方炮制中较少用的炮制方法如翻晒、发芽、发酵等则不列述。

一、净制

净制是临方炮制中非常重要的一道工序，目的是保证所配处方中药的质量。有的用水洗法去掉泥土类杂质，如一些根茎类中药；有的用剪切法分离药用和非药用部分或不同的药用部分，如麻黄；有的用炒法去除对人体有刺激的部分，如炒苍耳子去刺、炒蔓荆子去膜等。

二、炒法

临方炮制中的炒法是指有些中药炮制品贮存不够，或者不常用品种，因病情需要，将生品进行炒后用于调剂的方法。主要有以下几种方法。

（一）清炒

1. 炒黄

将净饮片置热锅内，用文火炒至表面呈黄色或较原色略深，或膨胀鼓起，种皮破裂，并透出固有气味时，取出，放凉。

2. 炒焦

将净饮片置热锅内，用中火炒至表面呈焦黄色或焦褐色，断面颜色加深，并透出焦香气味时，取出，放凉。

3. 炒炭

将净饮片置热锅内，用武火炒至药物表面呈焦黑色，内部呈焦黄色或焦褐色时，喷淋清水少许，熄灭火星，取出，晾干。

注意事项：炒炭时注意火候，需"存性"，防止灰化。

（二）加辅料炒

1. 麸炒

用武火将锅烧热，撒入定量麦麸或蜜制麦麸，待冒烟时，放入净饮片快速均匀翻动，炒至饮片呈黄色或深黄色，麦麸呈焦黑时，取出，筛去麦麸，放凉。

注意事项：锅要先预热，取少量麦麸投锅预试，以"麸下烟起"为度；麦麸均匀撒布热锅内，待起烟投药；一般用中火，火力需均匀；炒后迅速出锅，以免造成炮制品发黑、火斑过重等现象。

2. 米炒

将粳米洗净，置锅内，用文火炒至冒热气或米贴附锅底，放入净饮片，拌炒至表面呈黄色或微焦，取出，筛去米。

注意事项：炮制昆虫类药物时，一般观察米的色泽，炒至米变焦黄色或焦褐色为度；炮制植物类药物时，观察药物色泽变化，以炒至黄色为度。

3. 土炒

将灶心土粉置锅内，用中火炒至滑利，放入净饮片，拌炒至表面呈黄色或微焦，取出，筛去灶心土粉。

注意事项：土需炒至滑利状态时再投入药物；炒制同种药物时，土可连续使用，待土色变深时，更换新土。

4. 砂炒

将洁净河砂置炒制容器内，用武火加热至滑利状态时，投入待炮制品，不断翻动，炒至表面鼓起、酥脆或至规定的程度时，取出，筛去河砂，放凉。

注意事项：用过的河沙可反复使用，但炒过毒性药物的砂不可再炒其他药物；反复使用油砂时，用前均需添加适量油拌炒后再用；砂炒一般用武火。

5. 蛤粉炒

将碾细过筛后的净蛤粉置锅内，用中火加热至翻动较滑利时，投入待炮制品，翻炒至鼓起或成珠、内部疏松、外表呈黄色时，迅速取出，筛去蛤粉，放凉。

注意事项：蛤粉炒阿胶时，胶块应大小分档，分别炒制；火力不宜过大，以防药物粘结、焦煳或烫僵。注意控制火力，温度过低不容易成球形，温度过高容易外皮焦黑、内有溏心；蛤粉炒制同种药物可连续使用，但颜色加深后应及时更换；炒制贵细药物时可先采取试投的方法，以便掌握火力，保证炒制品质量。

6. 滑石粉炒

将滑石粉置热锅内，用中火加热至灵活状态时投入药物，不断翻动，至药物质酥、鼓起或颜色加深时取出，筛去滑石粉，放凉。

注意事项：一般用中火，操作时可适当调节火力，防止药物生熟不均或焦化。

三、炙法

将净选或切制后的药物，加入一定量的液体辅料拌炒的炮制方法称炙法。根据所加辅料不同，分为酒炙、盐炙、醋炙、蜜炙、姜汁炙和油炙等。

1. 酒炙

取净饮片加定量黄酒拌匀，闷透，用文火炒至表面微具焦斑，取出，放凉。

注意事项：加酒拌匀闷润时，容器应加盖，以免酒迅速挥发；炒制时，火力不宜过大，应用文火。

2. 盐炙

用定量的食盐化水，与净饮片拌匀，稍闷，或将净饮片炒热，然后喷洒盐水，炒至表面微具焦斑，取出，放凉。

注意事项：水的用量应视药物的吸水情况而定，一般以食盐的 4~5 倍量为宜；含黏液质多的车前子、知母，需先将药物加热炒去部分水分，使药物质地变疏松，再喷洒盐水，以免粘锅，且利于盐水渗入；炒制时一般用文火。

3. 醋炙

取净饮片加定量米醋拌匀，闷透，置锅内，用文火炒至表面微具焦斑，取出，放凉。

注意事项：树脂类、动物粪便类药材必须先炒药后喷醋，炒好出锅要快，防熔化粘锅，摊晾时勤翻动，以免相互粘结成团块。

4. 蜜炙

将定量炼蜜加适量开水稀释后与净饮片拌匀，稍闷，置锅内用文火炒至规定程度；或将炼蜜倒入锅内，用文火加热，待沸起泡时，加水适量，再放入净饮片，拌炒至蜜汁均匀吸尽，以不粘手为度。

注意事项：炼蜜用开水稀释，加水量为炼蜜量的 1/3~1/2，以蜜汁能与药物拌匀而又无剩余的蜜液为宜，闷润适当时间，使蜜汁逐步渗入药内；蜜炙时，火力要小，以免焦化，炙的时间可稍长，尽量将水分除去避免发霉；蜜炙药物必须凉后密闭贮存，置阴凉处，以免吸潮发黏或发酵变质。

5. 姜汁炙

将定量鲜生姜加水适量捣烂，压榨取汁，与净饮片拌匀后，置锅内，用文火炒至表面微具焦斑时，取出，放凉。

注意事项：姜汁制备时加水量不宜过多，一般以最后所得姜汁与生姜的比例为 1：1 为宜；药物与姜汁需充分拌匀，闷润，待姜汁完全被吸尽后，再用文火炒干。

6. 油炙

指药物与一定量的食用油脂共同加热的方法。

四、拌法

拌法有拌衣（如朱砂水飞粉、青黛水飞粉）、药粉捣拌（如砂仁粉、苍术粉）、液体拌（如鳖血、猪心血）等。

1. 朱砂拌

将净饮片表面用水润湿后，加入定量的朱砂水飞粉拌匀，使之黏附于饮片上，以增强药物宁心安神的作用，如朱砂拌茯苓。

2. 青黛拌

将净饮片表面用水润湿后，加入定量的青黛水飞粉拌匀，使之黏附于饮片上，以增强药物清泄肝火的作用，如青黛拌灯心草。

3. 砂仁或苍术拌

将砂仁粉或苍术粉加入药物中，捣匀，再定量搓成适当的形状，以便于配方调剂，降低药物滋腻之性，如砂仁拌熟地黄、苍术拌熟地黄。

4. 鳖血拌

将净饮片与规定量鲜鳖血（先将鲜鳖血加入规定量黄酒）拌匀，吸尽，晾干，以增强退虚热作用，如鳖血拌柴胡、鳖血拌青蒿等。

5. 猪心血拌

拌法同鳖血拌，能引药入心，增强养血之功，如猪心血拌丹参。

五、捣碎

2020 年版《中华人民共和国药典》（以下简称《中国药典》）共收载用时捣碎（打碎、研碎、粉碎、砸碎、剪碎）类中药 88 种，常用的中药品种主要有以下几种。

植物类：山慈菇、五味子、醋五味子、牛蒡子、炒牛蒡子、白扁豆、炒白扁豆、益智仁、莱菔子、决明子、使君子、酸枣仁、砂仁、炒黑芝麻等。

动物类：醋龟甲、醋鳖甲、海马、海龙、鹿角霜、麝香。

矿物类：白矾、自然铜。

六、蒸晒制法

蒸晒制法指对中药一次或多次蒸汽蒸制晒干的方法，比如九蒸九晒熟地黄、黑豆制黄精、制陈皮、九蒸九晒何首乌等。因临方炮制重量较小，所以蒸制时应用武火以保持"圆汽"，从而保证炮制品质，如酒女贞子、醋乌梅、酒桑椹、姜天麻等。

七、两药同制

两药同制系指利用两种饮片的协同或拮抗作用，将其制成另一种饮片的方法。采用的方法有拌法、炒法、炙法、捣法等。两药同制有主药与辅药之分，如蒲黄炒阿胶中的蒲黄为辅药，阿胶为主药；吴茱萸制黄连，吴茱萸为辅药，黄连为主药。

八、鲜品切制或榨汁

鲜品切制或榨汁，如生姜切片、新鲜草药切段、石斛榨汁等。

第三章

中药临方炮制的基本要求

第一节 专业人才要求

中药炮制专业人才是发挥中药临方炮制作用的重要因素。中医院领导应注重中药专业技术人才梯队培养，重视队伍人员的专业稳定性，对中药专业技术人才进行有计划地培训，充分发挥专业作用，促进他们走出药房，走近临床医生，走到患者身边，做一个真正的临床中药师。建议实行"师带徒"带教模式，在继承中求创新，启动全方位的人才梯队培养行动等。

一、中药专业技术人才的基本要求

中药临方炮制工作人员，应具备以下条件：①具有中药专业技术职称；②具有中药炮制经验及接受专项培训的能力；③身体健康，无传染病、隐形传染病、精神病、皮肤病等。因为中药炮制是一个专业性很强的手艺活，需要脑力劳动与体力劳动巧妙结合，日常工作讲究"工要细、心要细"，所以从事该类工作的人员，必须热爱中药工作，具有中药情怀，同时还应具有善于动脑、不怕吃苦、耐心专注、一丝不苟、精益求精的"工匠精神"。

二、临床中药师的学术地位与作用

中药临方炮制人员应熟练掌握临方炮制中常用的净制、切制、捣碎、炒法、炙法、拌法等操作流程，特别注意处理每味临方炮制中药的不同细节，以确保临方炮制的质量。

中药临方炮制工作人员需善于与临床医生探讨临方炮制的相关事宜，参与临床中药处方的制定，分析临床各家各派用药的特殊性，收集特色的传统加工技艺及原理，总结实践操作经验和存在问题，形成一套独特的临方炮制学术见解。

中药临方炮制工作人员应做真正的执行者，以临方炮制为切入点，为患者提供全方位、高质量的中药学服务。以全程化的中药学服务为把手，向患者和群众宣传、普及、推广中药临方炮制知识，针对不同患者提供个性化的临方炮制产品等。

中药临方炮制工作人员应将《中国药典》《全国中药饮片炮制规范》及各省市中药饮片炮制规范三级标准，作为长期反复学习的内容。通过学习，制定临方炮制品种的工艺流程、操作规范、质量标准等，并对所有内容进行定期优化提升，同时开展相关课题研究。

三、"口传心授"的培养模式

"一切手工技艺，皆由口传心授"，这是中药炮制的传承精髓，也是中医药教育培养的一种模式。老药工在传授手艺的同时，也传递耐心、专注、坚持的精神。有条件的单位可聘请当地有炮制经验的老药工，进行手把手的传帮带，通过传统的"师带徒"模式，让传统的炮制技艺得以传承与发扬。

我们在积极做好老药工经验技术继承工作的同时，还需要研究临方炮制的创新与发展。在继承中求创新，引进现代设备和科学技术，使炮制质量更稳定，工艺更简便，污染更小，效率更高，形成具有时代特色的炮制体系。

第二节　工作场所与设施要求

《医院中药饮片管理规范》（国中医药发〔2007〕11号）第三十四条规定"医院进行临方炮制，应当具备与之相适应的条件和设施，严格遵照国家药品标准和省、自治区、直辖市药品监督管理部门制定的炮制规范炮制，并填写'饮片炮制加工及验收记录'，经医院质量检验合格后方可投入临床使用"；第十条规定"负责中药饮片临方炮制工作的，应当是具有三年以上炮制经验的中药学专业技术人员"等，以及2017年实施的《中医药法》第二十七条和第二十八条，都为各级医疗机构开展中药临方炮制工作提供了法律依据。

中药临方炮制工作室设置要求：①一般要求在中药调剂室附近，如果所配中药以代煎代送为主，也可设在煎药室附近。②按开展炮制项目的特点建设，布局合理，具备与所开展临方炮制品种相适应的场所、设施设备，使之符合炮制生产的工艺流程要求。③环境整洁，工作间周围无污染源，水、电、气供应良好，通风良好，有更衣室、盥洗设施及消防灭火设施。④炮制设备、仪器、仪表应有专业人员负责管理，定期保养维修，计量仪器必须经计量部门校正，并定期检查以及造册登记，建立档案。炮制设备使用前，要检查有关机件是否符合安全生产要求。⑤炮制所用辅料必须来源可靠，符合有关质量标准要求，按液体辅料和固体辅料分类有序排放存储，所有辅料都应有标签，并标注有效日期等。

第三节 基本制度要求

建立中药临方炮制工作室相关工作制度，对工作程序、关键技术环节、重大安全问题等作出明确规定，便于共同遵照执行，以确保炮制工作正常开展。

一、工作制度

通过工作制度的建立，使工作人员依法履行岗位职责。严格按炮制工艺要求操作，依法炮制；完善炮制生产过程的记录；定人定期保管和养护炮制设备及用具；加强炮制工作计划性，做到供应及时；完善加工炮制品领交手续；及时分析炮制过程出现的问题并报告科主任。

二、质量管理制度

严格检查炮制原料的质量，除去非药用部位及泥沙杂质后，才可进行加工。凡霉坏变质、混有杂质、品名不清和不符合药用质量要求的药材，一律不得使用。浸泡药材，应使用新鲜清洁水，并存放于水泥池、不锈钢容器或缸内，不得使用金属容器。浸泡时间和加水量，应注意季节性，经常检查以防发霉。处理药材应注意"少浸多润"，防止有效成分流失。各工序加工质量必须符合要求，合格者才可进入下一道工序。

炮制过程中，应注意以下事项：①严格掌握炮制质量（火候、成色）。②严禁口含喷洒液体。③切片时注意规格。④饮片晾晒注意清洁，不得放在地上，自然干燥可设置晒台。⑤含挥发油和易变质的药材，宜用阴干法或低温干燥法。⑥保持通风，做到防蝇、防虫、防鼠、防尘等。

炮制成品应建立留样观察制度，定时筛选，建立样品柜，为开展科研工作提供资料。

三、清洁卫生制度

工作人员在操作时应穿工作服、工作鞋，戴工作帽，保持个人清洁卫生。工作服不得穿离规定的生产区，不得穿工作服上厕所。车间内严禁吸烟和携带生活用具、食品、个人杂物等。

生产区不得堆集废料、废旧物品，对挑选的杂质和炮制后的废辅料应及时处理。池、缸内污水应及时清理，以防蚊蝇孳生。室内外环境应定期进行大扫除，保持清洁卫生。每次炮制结束，工作人员应及时清扫和整理使用过的设备、用具、场地，以防混药和污染。

四、安全生产制度

中药炮制室应配备防火器材。非工作人员不得随意进入操作场所。炮制炭类中药，应放置24h后，检查确定无复燃方可入库，并存放在不会燃烧的容器内。

炮制毒性中药饮片和刺激性中药饮片，操作人员必须穿戴防护用具，并使用专用工具，用后彻底清洗干净。从毒性中药饮片中挑出的杂质，浸泡过毒性中药的水均需妥善处理。

使用炮制设备前，需检查有关机件是否紧固，线路有否损坏。机器运转中，必须有专人操作，发现问题，及时停机处理。未经验查不准开机，未经试运转不准加工药材。器械设备使用后，及时切断电源。

炮制室其他规章制度，可根据医院的具体管理办法、有关规定或说明材料制定。

第四章
福建省中药临方炮制特色

第一节　福建中药临方炮制的兴与衰

福建历代中医药学家在对中药药性作用的认识及临床用药经验积累的基础上，形成了福建地方中药炮制特色。早期，福建省各流派炮制技艺在全省各地区之间互相渗透，交叉流传，都颇具特色。福建中药炮制流派大体可分为"福州帮""闽南帮""建昌帮"。另闽东地区广义是指福建东部地区，包括福州、宁德两市，现在还保留一些畲族用药特点，宁德地区的炮制与福州地区比较相近；闽西地区受"建昌帮"同化，还保留极少量客家用药的特点，如擂茶、藤茶、姜茶等。福建各地区的中药炮制，经过历史长河的洗礼，区县地域的几经变更，偶遇行政政策的制约，经历市场经济杠杆的调节，遭受过重医轻药的"待遇"，几起几落，浮沉兴衰。20世纪80年代，随着中药集中生产制度的执行，现代药材流通渠道的变化，同全国各地市一样，福建各地区临床使用的中药炮制品已大同小异，各流派的特色用药不复存在，福建中药炮制技艺的生存与发展前景受到严峻考验。

一、曾经的辉煌

20世纪80年代以前，中药加工炮制都在医疗机构和中药店的加工炮制室完成，每一位中药人员都要精通原药材加工和中药饮片炮制，详细记录炮制事项，包括数量、炮制方法、辅料、损耗等，并作为重要资料长期保存。

福建中药炮制传统工艺在全省各地区世代传承，福州流派的炮制技艺在福州五区八县、莆田、宁德流传，闽南流派的炮制技艺在厦、漳、泉流传，"建昌帮"的炮制技艺在南平、三明、龙岩等地区流传。当时中药炮制品种非常多，福州地区特色炮制品种有火烧硝石、四制香附、四制陈皮、淡豆豉、各种豆卷、炼丹术；"建昌帮"系列中药饮片拳头产品有煨附片、阴附片、阳附片、淡附片、姜半夏、明天麻、贺茯苓、童便制马钱、山药片、泡南星、醋郁金、炒内金、

炆熟地、酒白芍等；闽南地区特色炮制品种有九制熟地黄、砂炒白芍、土炒白术、泉州建曲、
菟丝子饼、蜜橘红、盐紫菀、柚子茶（后流传到台湾）等。

（一）福建炮制的辉煌史实

《太平御览》记载"闽中郡（指福建）在东晋（317~420年）时，以药材著名"。从汉代开始，
国外药材从福建进口，越来越繁盛，闽王王审知鼓励国际贸易的发展，对蕃舶进口，"尽去繁苛，
纵其交易"。在闽王年间，既有舶来品，又有道地药材，药材贸易达到一定规模，诸多药店应
运而生，在成就许多"大药业"的同时，也沉淀了不少感人的炮制史实。

1."国宝名药"片仔癀遵古炮制成就大业

明朝末年，一位宫廷御医隐居漳州，为救当地民众疾苦而悬壶济世，用宫廷绝密配方，精
选道地药材，用独特的工艺精制出片仔癀，在抗癌、护肝、保健等方面，功效显著，并随华
人的足迹声誉传遍全世界，被誉为"国宝名药"。漳州片仔癀药业股份有限公司常务总经理
黄进明，总结了片仔癀能够传承五百年的根本原因："源于世代传承精华，选材精良，匠心
精制，精益求精，以工匠精神做国家品质，将古老炮制方法与现代科技相融合，质无止境，
以创新意志铸长盛基业。"

2.建青黛特色炮制技艺堪称神奇

宋代马志在《开宝本草》中曰"青黛从波斯国来"，在《仙游县志》中记载建青黛因
质优"自宋代起就已出口埃及、波斯、日本、东南亚等国"。史书记载青黛从波斯来又以质
优出口波斯，"建青黛"历史留名。福建仙游青黛的加工炮制过程甚是神奇，从新鲜草药经
过发酵，到打出漂亮的淀花，经历了化学反应与物理反应、合成反应与分离反应、酸反应与碱
反应、静置沉淀与搅拌上浮的过程，可谓是囊括所有炮制方法于一体。

3.发酵炮制法产品受光绪皇帝加封并取名人之志

泉州老范志神曲始创于清雍正十一年（1733年）。当时泉州名医吴亦飞把一种建曲的原
始配方108味药改为82味药，经过多次发酵和晒干，文火烘烤，贮藏120天，直到散发清香
气味成药。以范仲淹"不为良相，当为良医"之志命名，光绪年间用它拯救了平复新疆回族
叛乱将士的中暑之急。此军情报之光绪皇帝，光绪帝龙颜大悦，亲自为老范志神曲加封"万
应"二字。千军万马，一饮万应，加之神曲历史悠久，世人便将其称为"老范志万应神曲"。
从此"神曲"驰名中外，其独特神奇的发酵炮制法更是名扬天下。

4.乾隆年间临方炮制史实流传全国

乾隆年间，朝廷大臣蔡新，福建漳浦人，是位孝子，在朝为官时，其母患病，许多医生看
过都没起效，蔡新请假回家看望，同时延请了御医为母亲诊治，也不见疗效，蔡新只好向社会
征聘良医。浙江嘉兴周廷杨应聘前往诊治，小心翼翼诊断，谨慎开出处方，蔡母服药后仍没有
起色。周廷杨再三研讨，认为处方遣药对证，没有错，可为什么疗效欠佳呢？检查药物，发现

有几种药物应该炮制但没有炮制。随后，周廷杨亲自配方、炮制、煎熬，蔡母服后霍然而愈。后来周廷杨在漳州开设"同善堂"药局，蔡新赠一匾额"心稽造化"。同善堂解放初合并到漳州片仔癀，不再经营，但朝廷大臣蔡新为母求医的故事、周廷杨认真临方炮制的史实一直流传至今，福州市中医院萧诏玮主任于 2009 年将其作为经典史实收载《榕峤医谭——福州历代中医特色》的"逸闻掌故"中，黄秋云主任多年来将其列入"临方炮制"教学内容中，向全国中药特色技术传承培养对象授课，使之在全国广为传颂。

（二）福建炮制尽显地方特色

1. "建昌帮"中药炮制深有影响

"建昌帮"中药炮制在福建影响力很大，追溯到抗日战争时期，江西南城的药商逃离战乱到相邻的福建山区经商谋生。路近价轻，江西药商确定了"以医药立业，走福建吃药饭"的谋生道路，入闽者不计其数。"建昌帮"以擅长"传统加工炮制，药材集散交易"著称，诸多原因给"建昌帮"在福建代代相传并不断渗透创造了条件。2014 年，我们在江西没有调研到全国名医传和医史著作中记载的南城药师，而福建健在的老药工有十多个，其中持有彭真签字的"老药工荣誉证书"的有吴火生和余春霖（现已去世）。余春霖的儿子余松生、余松柏，子承父业，成为福建家传"建昌帮"的代表，是福建省南平市"建昌帮中药炮制传统技艺（光泽）"非物质文化遗产项目的继承人。

2. 闽南中药炮制历史悠久

闽南中药炮制技术具有悠久的历史，尤以漳州地区的炮制技术为代表。据北宋漳州籍名医吴夲的《吴真人学术研究文集》记载，在吴夲一生行医施药中所用的方剂里，出现了大量的成药和中药炮制品，如炙黄芪、炒白术、酒白芍、蜜百合、灶心土、虎骨胶、黄金散、六味丸、化滞丸、四神散等。到了明清时期，漳州的制药和炮制技术日益走向成熟，出现了一大批有代表性的名医名药名店，如明代在漳州避难的御医制出的"片仔癀"，清代同善堂的周廷扬制出"乌鸡白凤丸"，清末漳老仁瑞药店名医吕玉书独创的"吕氏铜青"等。

闽南地处亚热带海洋性季风气候，常年湿盛，病多夹湿，以湿热为主，医生习用生品或清炒品，且方中多有健脾利水渗湿药如茯苓、薏苡仁、赤小豆、莲子、山药等。闽南炮制辅料独具特色，多为酒炙、蜜炙、醋炙、姜炙，也不乏有一些比较有特色的炮制法，比如白芍用红糖酒麦麸炒。《中国药典》记载白芍炮制品为酒炒白芍，而漳州白芍炮制品加入红糖、麦麸，旨在增强健脾祛湿、温中祛寒、补血的作用。此外，还有川乌、草乌，用童便和甘草水制的方法；胆南星用大黄、饴糖制法；四制陈皮用童便浸制法等。

二、停滞的岁月

20 世纪 80 年代初，中药执行集中生产制度，中药材流通范围和方式发生很大的变化。手工操作换成了设备流水操作，少量加工炮制变成批量生产，短期使用变成长期使用，品种繁多变成品种有限。由于加工炮制与临床应用脱节，卫生主管部门和学术团体不再举办各种中药加工炮制的学术活动，中药加工炮制成了无人问津的技艺。

三、春到擂战鼓

《中医药法》的颁布，给福建炮制工作带来春天般的生机，福建中药专业人员认真学习《中医药法》，不断认识中药炮制工作的重要性和必要性，先后申报市级炮制非遗项目4项，分别是中药临方炮制、光泽建昌帮中药炮制传承技艺、福建中药炮制、三明地区中药炮制。

福州市中医院于2015年开设中药临方炮制室，逐步规范临方炮制操作规程，完善中药炮制工作制度，聘请黄秋云主任中药师及资深老药工高成健、高琳等老师授课，将理论与实践相结合，开展系列临方炮制工作，制作多种临方炮制单味品种和药食两用系列药茶，如四制香附、麸炒山药、砂炮薏苡仁、蜜麸酒白芍、麸炒泽泻、金银花炭等。2017年医院作为主任委员单位牵头成立福建中医药学会中药炮制分会，每年积极开展中药炮制学术活动，传承和发扬中药炮制技术。

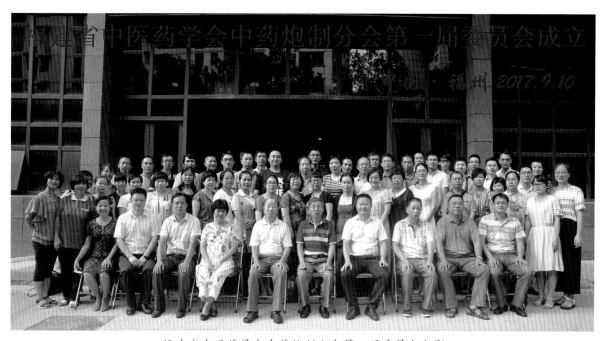

福建省中医药学会中药炮制分会第一届委员会合影

三明市中西医结合医院开设中药临方炮制室，针对个体辨证和临床需求，提供个体化临方加工炮制产品，如九蒸九制黑芝麻、枸杞子、黄精、熟地黄、何首乌、姜粉等，并申报市级非物质文化遗产项目"中药炮制技术"。在宋纬文、夏丽珍主任中药师的指导下，编撰出版了《三明名老药工炮制经验》等专著，为保护和发扬三明中药特色炮制技术奠定了基础。

宁德市中医院聘请中医世家马伯荣老药工担任中药临方炮制的指导老师，为六位中药学专业本科毕业生进行传承教学。

福建生物工程职业技术学院也组建了中药炮制传承团队，聘请老药工吴火生实地传承教学，调研全省中药炮制技术，收集中药炮制资料，建立老药工档案等。

此外，全省部分高校和企业也积极开展中药炮制相关课题研究，如以南药为主的中药资源的开发与精加工炮制研究、临方炮制研究、炮制品种临床疗效观察研究及中药炮制质量控制研究等，并出版多部中药炮制专著。据报道，福州某药业公司正着手研发和生产福州独特的中药炮制产品，并作为公司的核心竞争力产品。

第二节　福建中药炮制技法的特色

一、因时因地多蒸晒

蒸与晒是中药炮制的重要方法，福建气候自然温和，加工蒸与晒的中药炮制产品具有天时地利的优势。采用临方炮制的方式，结合九蒸九晒"与天地同参，与日月相应"的炮制原理，也利于养生保健功能产品的开发。目前，我们为了满足养生保健市场需求，重点研究一些复合炮制的产品，如大黄酒醋蒸、饭上蒸大黄、酒蒸女贞子、饭上蒸女贞子、饭上蒸荷叶，以及白术交替用米泔水浸和黄土拌后九蒸九晒，陈皮加蜂蜜蒸晒制成二蒸二晒陈皮等。

二、九蒸九晒有区别

目前，对九蒸九晒中药产品全国缺乏统一的标准。鉴于实际条件，我们借鉴同行研究成果和理论，指导实践，摸索总结，积累经验，以恰到好处地掌握九蒸九晒中药炮制技术，发扬中药炮制特色，传承中药历史文化。

中药采用蒸晒等方法可纠偏药材或增加药物成分，从而更好地发挥药物的功效。在实践过程中，总结积累了一些炮制标准及注意事项。如九蒸九晒熟地黄性味由苦变甘，由寒变温，加辅料黄酒炮制后达到"黑如漆，甜如饴，亮如油"；九蒸九晒何首乌"颜色乌黑，有光泽，呈角质状"，增强了补肝肾、益精血、润肠通便、祛风解毒等作用；九蒸九晒姜粉减少了辛辣味，性质更柔和；九蒸九晒黑豆蒸后无生豆味，味甜，外皮皱缩；九蒸九晒黑芝麻蒸后趁热搓洗使外壳易脱；九蒸九晒黄精"从里到外乌黑发亮，质地柔软，嚼之有黏性，味甘，薄片者光亮透明"；九蒸九晒枸杞子，可根据用途加桑叶或菊花等铺蒸，注意加热时间应短；九蒸九晒肉苁蓉，炮制时应多润，加热时间应短，日晒时间要长；肉苁蓉零食，则在制作九蒸九晒肉苁蓉最后一道工艺时，采用蜂蜜蒸以改善口感。

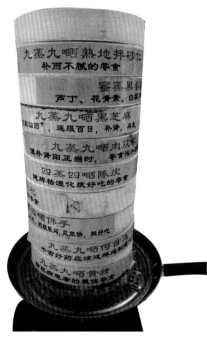

九蒸九晒的中药品种

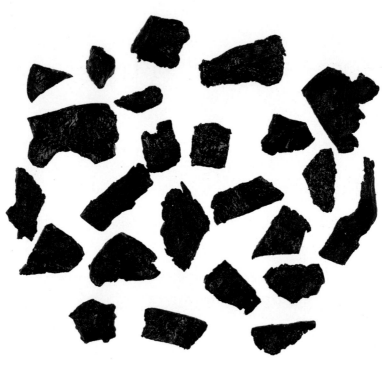

零食肉苁蓉

三、炮制工艺制零食

值得一提的是，我们应用九蒸九晒炮制技术制作的零食很受欢迎，如上文所提到的九蒸九晒黑豆、九蒸九晒黑芝麻、九蒸九晒枸杞子、九蒸九晒肉苁蓉等。

以黄秋云主任设计炮制方案并作为主要操作者发明的"一种适合糖尿病病人食用的黄精食品及其制备方法"已获得专利（专利证书号第3637277号）。该产品制作方法包含洗、浸、煮、拣、蒸、搓、切、捏等各种炮制手段，以九蒸九晒炮制工艺为基础，经过严格组方，选择新鲜黄精为主药，每次蒸煮过程中分别加入黄酒、黑豆和预先加工过的药食两用中药（葛根、黑芝麻、桑椹、火麻仁、枸杞子，预先加工时尽量保留中药的原生态）作为辅料，进行临方炮制，传承传统，讲究创新，方法考究，工艺独到，制成的黄精、黑豆等可供糖尿病人群保健食用。

四、炼丹炮药解沉疴

炼丹，自古以来充满了神秘色彩。福建省中医外科主任陈鳌石自幼学习中医，拥有扎实的中医内科理论，结合祖传中医外科，深入研究红升丹、白降丹等多种丹药的炼制方法，编著《炼丹术》一书，形成福建独家炮药技艺，弥补国内炼丹教材的空白。炼丹的全过程是炮制技术的组合，包含许多炮制原理，其中制药泥环节初看起来是简单的玩泥土活，实际上是非常讲究的，需严格的配方比例，才能起到密闭和化合的作用。炼丹采用升华、蒸馏等方法，也促进了制药学的发展。把丹剂用于治疗顽疮怪病，效果显著。炼丹术从某种意义上说是陈鳌石及其弟子们对葛洪炼丹术的传承与发扬。

五、香药炮制一脉传

中国香文化历史悠久，凝聚了几千年华夏文明的精髓。民国时期有何章松、虚云长老、何国琴、郑悟党、张孝齐等大师，中华人民共和国建立后有何石生、阮诗贡大师、妙玄长老、伯圆长老等。香药学在福建一脉"香"传，福州市香药疗法非遗传承人何宋卿遵循道家炼丹术秘传的技法制作香药得以真正传承。由福建松溪人李良松主编的《香药本草》，记载了福建许多香药的炮制方法。古法制作技艺传承人郭斌的福州茉莉花膏，福建中药材协会香药分会主任叶传财的栀子花精华油都保留着香药的炮制技术。香药炮制需取"阴阳平衡"法则，遵循五行属性，根据不同的炮制时间、容器用具、质地产地、品种香方，采用不同的炮制方法，如修制、蒸、煮、炒、炙、炮、焙、飞等。

福州市中医院是全国最早把香囊用于预防突发性传染病的医院，早在2003年"非典"期间，就推出大量香囊预防疫病，并且根据气候、传染病特点，在香药选用、质地选择、包药分量、单位面积使用香囊数等施以相应的特殊处理，讲究天、地、人的和谐统一，使其充分发挥香药的效能。

六、绿茶工艺制药茶

福建作为茶文化的发扬地，已有上千年的茶文化历史，笔者团队应用绿茶工艺制作药茶，赋予药茶以茶文化灵魂。制作出的草药茶有：桑叶茶、叶下珠茶、鬼针草茶、薄荷茶、车前草茶、迷迭香茶、松针茶、蒲公英茶、荷叶茶、龙葵茶等。

药茶制作过程中包含着炮制方法：采摘、洗净、晾干、切丝、杀青、揉捻、干燥、分装。①采摘，严格选用药茶的草药品种，在晴朗的天气采摘嫩绿色的鲜叶，保证做出来的药茶尽可能保留天然成分的特殊效果，如防衰老、防癌、抗癌、杀菌、消炎等。②洗净，新鲜草药在流水下快速洗净以去除生长过程中残留的粉尘。③晾干，洗净后立即摊开晾干，切制前叶片不得留有水迹。④切丝，有的草药叶片较大，为了让制好后的干药茶外形接近于绿茶叶，应把大片叶子均匀切成近似丝状，同时不留太多枝梗。⑤杀青，制茶的关键步骤，目的是杀灭各种氧化酶，防止发酵，以保留草药鲜叶的天然物质，保持药茶的绿色，注意应根据草药质地不同，试蒸后计算好杀青时间。⑥揉捻，杀青后把茶青稍放凉，顺时针揉捻，减少草药中鞣质和不良气味，提高香气，并使形状接近于茶叶。⑦干燥，揉捻后的茶叶抖摊在竹匾中，晾干或晒干或低温烘干。⑧分装，把得到的干茶换算成新鲜草药的比例，定量包装，使其像茶叶一样易于泡服。做出来的药茶应该具备的品质：干茶外形接近于茶叶，色泽接近绿茶，冲泡后的茶汤较多的保存鲜药的绿色主格调。

用传统绿茶技艺制作药茶需注意：芬香类药茶如薄荷茶、迷迭香茶只能阴干，如果烘焙，温度必须在50℃以下；需在适合的季节，针对适应人群，手工少量制作。

很荣幸，笔者团队在国医大师杨春波的鼓励下，制作的桑叶茶经国医大师、中国科学院院士陈可冀品鉴后得到充分认可。

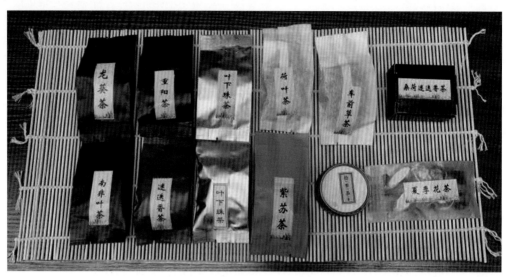

福州市中医院制作的药茶

七、炮制制作外治药

通过中药炮制的方法可以制作很多外治药物，如鸡蛋油。其制作方法：把鸡蛋黄捣碎，文火炒到黑，直至出油。鸡蛋油具有生肌长皮、消肿止痛、敛疮收口的作用。主要供美容科、皮肤科外用，用于各种皮肤损伤的外伤治疗，如烫伤、湿疹、疮疡、皮肤皲裂、口腔溃疡、阴道炎、龟头炎等。

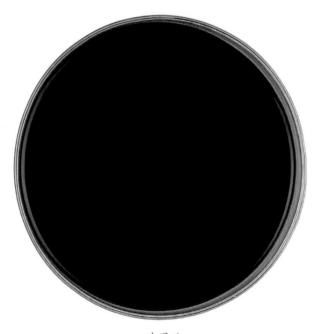

鸡蛋油

第三节　福州中药炮制独领风骚

一、福州中药临方炮制的辅料及特色

民国时期，福州药店都设有炮制作坊，药材行三大支柱华来、咸康、回春及广芝林、瑞来春等店均是前店后坊，讲究"遵古炮制，法度谨严"，重视药材质量，严格把好炮制关，同时把外省先进药技同本地传统技艺结合，加工的中药饮片质量上乘。所有药材均净选上柜，中药饮片制作精工细致，白芍要锉成蜻蜓翅片，甘草要切成短斜片，黄连要锉成五爪平片，茯苓要平刀切成卷片，不仅质量上乘，赏心悦目，且有效成分易煎出，增强疗效。

现挑选几种福州中药临方炮制辅料及特色品种予以介绍。

（一）蜜麸炒

福州所用辅料麦麸多为蜜炙麦麸，又称蜜麸。蜜麸的制法：取蜜液（熟蜜加适量的开水制成）徐徐加入麦麸中，揉匀，备用。以"手捏成团，抖之即散"为准。每100kg麦麸，用蜂蜜10~20kg。注意炮制所用的麦麸不应过细，如果麦麸过细，不但容易被烧焦，黏附于饮片上，影响外观，而且传热不均匀，用时应用灰筛筛去细粉，麦麸粒径以不低于2mm为宜。用蜜麸炮制，熏黄着色作用显著，所制的中药饮片色泽均匀。

代表品种主要有蜜麸炒白术、蜜麸炒山药、蜜麸炒泽泻、蜜麸炒枳壳等。

（二）盐水炙

《素问》宣明五气篇载："五味所禁，辛走气，气病无多食辛；咸走血，血病无多食咸；苦走骨，骨病无多食苦；甘走肉，肉病无多食甘；酸走筋，筋病无多食酸。是谓五禁，无令多食。""咸走血"，炒黑（焦）和炒炭可产生或增强止血作用，盐水炙在炒炭作用后，喷淋盐水，可引经走血，增强止血作用。

代表性的炮制品种主要有焦黄芩、艾叶炭、黑荆芥、焦白芍、焦白术、焦苍术、焦大黄、黄连炭、贯众炭、焦黄柏、侧柏炭、黑蒲黄、黑槐花、菊花炭、金银花炭、山楂炭、南楂炭、地榆炭、炮干姜、姜炭、白茅根炭、黑杜仲、黑栀子等。

福州盐炙方法主要具有以下特色：一是炒黑（焦）和炒炭时，炒品起锅前喷淋不同浓度的盐水，熄灭火星，摊凉；二是花类炭药，只用中火炒或砂烫至表面呈褐色即可。

（三）油砂炮

油砂是指用油制的二粗河砂。油砂的制法为：将经过筛的洁净的粗砂炒至充分干燥后，加入少量食用油拌炒，炒至无黑烟、砂粒色泽加深且均匀一致时，取出，放凉，备用。每100kg砂，用食用油1~2kg。油砂可防止砂黏附于饮片上而影响外观。

代表品种有砂炒薏苡仁、砂烫狗脊、砂炒杜仲等。

（四）四制法

四制即应用四种辅料（黄酒、醋、盐、姜汁）与药物拌炒或蒸制的方法。

代表品种有四制香附（炒制）、四制陈皮（炒制或蒸制）。

二、福州市中医院中药临方炮制工作

福州市中医院于2014年获批成为"国家中医药优势特色教育培训基地（中药）"，举办了十余期全国中药特色技术传承人才培训班。中药临方炮制获批成为福州市第四批非物质文化遗产项目，医院依靠"国家中医药优势特色教育培训基地"的建设，积极开展中药临方炮制非物质文化遗产保护工作，传承和发展福州市中药炮制特色技艺，在临床实践中也取得了一定的成效。

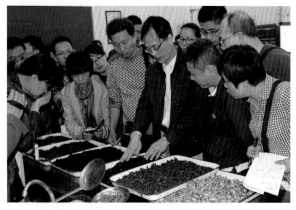
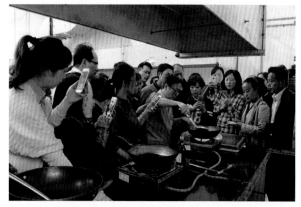

高琳主管中药师开展中药临方炮制培训　　　　高成健主管中药师开展中药临方炮制培训

（一）鲜品入药必行临方炮制

源于鲜药治病的中医传统用药经验，福州市中医院常备鲜竹茹、鲜芦根、鲜苇茎，同时还适时提供福州市常用的鲜草药，如鲜藿香、鲜薄荷、鲜佩兰、鲜车前草、鲜石斛、鲜金线莲等。这些鲜品中药有的埋入湿砂中，有的藏放在阴凉处的水缸里，有的放在铁皮箱中，调剂时取出洗净切片或绞、捣取汁，即制即用。

鲜品入药是福州市中医院的一大特色，著名的国家级专家郑孙谋主任用鲜竹茹配石菖蒲清热化痰开窍，治疗中风后遗症的痰涎呕恶，疗效确切，其中竹茹非鲜品不用。邓氏肛肠科的"透溶散"能够世代流传，离不开草药芙蓉叶清热消肿的画龙点睛作用。唐江山主任用旱莲草捣汁过滤，加蜜熬成膏，每次含药 30g，每日 2 次，用于一切出血证和肝肾阴虚证，还拓展应用于治疗冠状动脉粥样硬化性心脏病（冠心病）心绞痛属阴血亏虚者。东晋葛洪在《肘后备急方》记载的"青蒿一握，以水二升渍，绞取汁，尽服之"便是典型的鲜药临方炮制，启发了科学家屠呦呦，使之成为首位获得诺贝尔生理学或医学类奖的中国人。

（二）复方品种可行临方炮制

根据临床需求和药物性质采用多种临方炮制方法制作复方品种。如四季养生药茶中的陈皮，是将四制陈皮和蜜制陈皮的炮制工艺合二为一制作而成，炮制出的陈皮不仅颜色鲜艳，而且口感好，非常适合四季药茶的配方。

（三）应用不同皆可临方炮制

福州市中医院的临方炮制品种除了应用于临床内服处方外，还用于外敷（热敷或冷敷）、熏蒸、泡脚等外用的处方中。医院将临方炮制方法用于制作膏方、药膳和健康养生产品等，以保证产品的质量和特色。同时注重研究"福九味"的临方炮制，将黄精、重楼、金线莲、三叶青、铁皮石斛、灵芝等列入临方炮制的研究范畴。

（四）药膳制作应用临方炮制

福州市中医院长期以来扎实开展临床药膳工作，坚持把临方炮制贯穿药膳制作全过程。把制作药膳的食材视为中药饮片，把用于药膳烹饪的辅料作为中药炮制的辅料，把不同的药膳烹饪方法作为中药临方炮制的实践来加以研究。结合季节气候特点，推出五花茶，供春夏秋冬四季选用；根据风俗民情，将端午节午时茶、春节暖胃卤味包等用中医药理论予以分析，形成独特的临床药膳制作与应用的理论体系。

福州市中医院结合临床需要、四季保健需求、不同体质人群，应用临方炮制理论制作多种八珍药膳，有的包含中药饮片的各种炮制，如砂仁拌熟地、酒炒白芍、炒白术；有的包含各种烹饪方法，如用生姜焯肉、用酒先爆炒肉类再煲等；有的包含食材变化，如煲番鸭肉、鸡肉、猪蹄或猪肚。

福州市中医院注重"福九味"药膳配制的临方炮制研究，如用砂炮薏苡仁，发挥薏苡仁健脾祛湿的最佳效能；巴戟天配制药膳前用少量盐水喷洒炒过，使其温而不燥，久服不伤阴；茯苓入药膳前先粉碎，既可减少烹饪时间，又可节约药材；莲子根据不同人群采用带芯或去芯入膳；黄精炒、炖、零食皆有不同的炮制方法等。

另外还针对不同体质人群，对同一食物进行炮制以改变性味，如用干姜粉或肉桂粉或红枣粉自制酸奶，减少牛奶寒性对人体的伤害，扩大牛奶的食用人群。

第五章
中药临方炮制的现状与建议

第一节 中药临方炮制的现状

中药饮片实行批准文号管理以来，临方炮制经历停滞 40 年的历史。近几年，经过一些有志之士不断呼吁，中药临方炮制在中医药学术界逐渐被重视，特别是 2014 年国家确定了"全国中药特色技术传承人才培训项目"，来自全国各地中药行业的优秀人才，不遗余力地为临方炮制摇旗呐喊、搭建平台。时逢国务院颁布了《中医药法》，给中药临方炮制带来了机遇，但传统的临方炮制仍将面临着长期严峻的考验！现将临方炮制的现状分析如下。

一、中药炮制人员青黄不接

2016 年，我们在对当年年龄在 60 岁（含 60 岁）以上的福建老药工（即 20 世纪 80 年代初参加工作的人员）进行调研时发现，有的年岁较高者因长期脱离实践，中药炮制意识已经非常淡化；有的经过启发引导只依稀记得一些；有的答非所问；只有少部分同志还在做技艺传承工作。福建老药工中，只有 4 名拥有 1985 年国家中医药管理局颁发的彭真签字的"老药工荣誉证书"，其中第一批、第四批、第六批全国老中医药专家学术经验继承工作指导老师各一名。目前，不管是中药生产单位还是使用单位，随着一些老药工相继退休，技术人员青黄不接，严重影响了炮制质量的提高。

从事炮制工作的中青年中药专业人员逐渐减少，主要有以下几个原因：一是参加工作后，就没有机会参与中药炮制工作；二是中药炮制工作工资待遇低，社会、家庭及个人都比较轻视，对中药炮制的重要性认识不足；三是由于炮制工作条件差，劳动强度大，烟熏火燎，是项又累又脏的工作，专业人员均不愿从事。近几年，虽然中青年中药专业人员的学历不断提升，但受到以上各方面因素约束，能够并且愿意独当一面的几乎没有。许多特殊又可产生特效的传统炮制技术，随着老一辈中药专业人员的过世和老去，已经到了严重的技艺流失、后继无人的困境。

中药炮制生产单位的情况更不容乐观，从事炮制工作的人员，除了个别老药工撑门面外，大部分没有接受系统培训，不懂炮制理论和技术，这也是中药饮片厂纷纷倒闭的原因之一。福建屈指可数、规模最大的老牌国营药店——福州回春中药饮片厂，也于2014年宣告"GMP证到期，环评过不了，需异地改造"而暂时关门整顿至今。

二、临方炮制现状不容乐观

40年来，中医药院校不管是临床专业还是药学专业都没有开设临方炮制课程。中青年中医药人员从参加工作起都没接触过临方炮制，根本不知道什么叫临方炮制。那批老中医虽然还活跃在临床工作岗位上，但40年的现实已把他们训练成药房有什么药就用什么药，没有临方炮制的需求。中青年临床医生与药房几乎脱钩，对于药房里的中药饮片是生品还是炮制品已经不重要了，有的还利用一些科研成果来否定传统的中药炮制理论。总而言之，临床没有临方炮制的需求，药房谈何临方炮制实践？

中药饮片受到40年"正规管理"的影响，目前全国各地中药房的中药饮片大多是从中药饮片厂或药品经营企业购进，所购的中药饮片都是常规化的炮制品种，而不同炮制品作用悬殊，药房通知医生，医生还是认为药房有什么就用什么，没有人提起临方炮制的操作。如大部分药房的延胡索只有醋炙延胡索，没有酒炙延胡索，研究表明醋炙镇痛作用强，酒炙镇静作用强，而生品治疗冠心病较好，本来可以通过临方炮制来实现精准治疗，达到最佳疗效，但现实却难以实现。

由于中药炮制不能直接产生经济效益，许多医院领导实行高效管理、精兵简政，没有规划临方炮制室的布局、人员等。北京大学医药管理国际研究中心主任史录文曾披露出一组数据"1999~2009年，我国医疗机构显著增多，但它们所拥有药师的数量却从41.9万减少到34.2万"。中医临床用药方法逐步趋于随意性，"一方一法"的传统模式已无存在的条件，许多特殊而又可产生特效的传统炮制技术被慢慢遗忘，传统的炮制技术面临衰退甚至失传的局面。

三、中药集中炮制存弊端

随着中药饮片厂的建立，使用现代化机器统一加工炮制，提高了中药饮片质量的可控性，也是中药创新的一大进步。但是有些中药饮片确实不适合在饮片厂生产，如蜜制品久置易吸潮变黏；酒和醋炙品贮存时间长易挥发而失去酒和醋的味道，无法达到引药上行和疏肝行气的效果；果实种子类成批炒过或粉碎，易变质或失效，因此这些种类炮制品建议沿用传统的临方炮制。

（一）传统与当今的蜜炙炮制

蜜炙法是指药材净制或切制后，加定量蜂蜜拌炒的方法，可分为药蜜同时拌炒、先下蜜后投药拌炒、先下药后入蜜拌炒。而现在的蜜炙中药属于集中炮制的蜜炙法，即药蜜同时拌匀烘干。

现将传统的临方炮制蜜炙法和集中炮制蜜炙法分析如下。

传统的临方炮制蜜炙法首先注重辅料蜂蜜的特性，味甘，性平，有甘缓益元、润肺宁嗽、解毒矫味、润肠通便等作用。炮制成品"深黄色，疏松不粘手""握之可捏成团，放之不粘手为度"，说明炮制后的产品需保持一定的湿润度，才能保留蜂蜜的特性；而现在的拌匀烘干法，已失去了这个功能。

其次"拌炒"是关键步骤，因为饮片与辅料在加热的过程中是动态的，所以应根据所炙药的药性和所要达到的目的采用不同"拌炒"方法。经拌炒可增强补益心脾和润肺止咳作用的，如炙甘草；可增加补益作用的，如炙黄芪；减弱发汗之力而增强了止咳平喘功效的，如蜜麻黄；药性变缓和，增强温肺润燥作用的，如蜜炙百部。蜜款冬花通过拌炒后，既可破坏分解苷类的酶（苷类的稳定性增强后有利于药效保存），又可增加苷元的溶解度促进吸收，还能增强润肺镇咳的作用。而现在的拌匀烘干法，饮片都是在静态中烘干，无法实现以上品种炮制后的作用。

福州名医后代郑婉如老中医深有感触地说："近年中药炮制简化了，宣肺平喘首选药蜜麻黄，仅用蜂蜜调和干燥后即用于临床，效果适得其反，对一些特殊病症都不敢用了。"福州市中医院已故时方派名医何秀春用药主张"量体裁衣"，把行医比作裁缝，临方炮制就是中医"量体裁衣"中的重要一环，来不得半点马虎。临方炮制是一种传统的中药处理技术，也是中药调配过程中必须遵循的一个原则，更是提高中药质量和临床治疗效果的关键，中药炮制创新必须先守正！

（二）传统与如今的"子类"炮制

古人认为，果实种子药材外皮受损后极易变质，为解决此类问题总结出诀窍："生品入库，逢子必炒，用前必捣"。

现代研究认为，果实种子药材富含淀粉和脂肪，易被黄曲霉素污染而变质，如柏子仁去壳后，储存两个月即可出现黄曲霉毒素超标。种子类药材经过炒制，有利于有效成分的煎出。一方面因为大多数种子类药物，外有蜡质，表皮光滑其成分不易溶出，经炒制后蜡质被破坏，易于煎出有效成分，如火麻仁；另一方面因为种子外被有种皮，经加热炒制后内细胞膨胀扩散，使种皮破裂，水分散失，迸发出香味，有助发挥药效，如柏子仁。

此外，如莲子和杏仁外皮富含单宁，有良好的抗菌作用，如果提早破碎，极易变质。如决明子、柏子仁有坚硬或蜡质的外壳，可阻止黄曲毒菌的入侵，需保留到配方时捣碎，可以保证质量；草果、砂仁打碎后短期内香味容易散去而失去效果；大枣破开入煎较整颗入煎，煎出物可提高 7 倍。这些也验证了《中国药典》要求果实种子类需"用时捣碎"的要求。

第二节　开展中药临方炮制的建议

中药炮制实践性很强，单靠书本理论难以掌握，需要理论联系实际；需要老药工传、帮、带，亲手操作，掌握要领；需要医院行政领导大力支持；需要社会有关部门的扶持。临方炮制锅灶小，但需要众人拾柴点燃这把火。"多少事，从来急，天地转，光阴迫"，临方炮制的紧迫感，使我们想起了毛主席这句具有号召性的教导。做好临方炮制工作，要有只争朝夕的使命感。目前我国一部分中医院已经搭起了临方炮制工作的框架，但很大一部分医疗机构尚未开展临方炮制业务，有的医院管理层还未意识到该项工作的意义，有的临床医生临方炮制意识模糊，有的中药人员怕苦怕累只想保护好目前调配处方的局面……针对以上种种现象，笔者建议如下。

一、加强文献研究

中药炮制知识是系统的，应结合中药炮制知识与临方炮制知识，传承传统炮制经验，调研中药饮片临方炮制的品种与方法，加强中药炮制的历史文献资料的研究、整理与分析等。我国古代医学著作如《本草纲目》《济生方》《太平圣惠方》《千金方》《金匮要略》《伤寒论》等，都有记载丹、膏、丸、散等传统药剂的制作过程及临方炮制的应用经验。建议要以古代医学著作中的经方作为基本依据，收集临床医师的经验方，对相关药物进行炮制实践和研究，并制定符合患者病情需求的剂型，做到有方可循、有据可依。

二、优化药房设置

目前全国许多中医医院的中药房设施设备配备不齐。医院应该设置中药炮制室，完善中药房的硬件设施条件，强化培养专业饮片调配人员，制定合理的管理制度，把临方炮制工作列入医院中药房常规化的监督管理。

三、加强学科联系

中医医疗机构的中药房应与临床科室加强沟通协调，宣传临方炮制知识。后勤部门应协调临方炮制场所的设施配备。科研职能部门应改变观念，立足医院实际，以科研思路鼓励中医药人员开展临方炮制研究，收集资料、分析总结等，不断提高技术水平，培养专业技术人员，最终实现保障临床临方炮制需求的目的。

四、强化课程培训

建议中医院校增设临方炮制课程，使中医临床专业的学生知晓临方炮制的重要性，使中药专业的学生掌握临方炮制的基本技能。医疗机构可以通过院内继续教育形式，举办在职中医师、中药师临方炮制课程的专门培训，使他们意识到中药临方炮制技术的必要性、可行性。

通过培训，促进中医师根据病情需要为患者开具最佳的临方炮制饮片，并严格按照规范开具处方；正确指导中药师临方调配、炮制中药，减少或避免医疗事故的发生。督促中药师认真学习中医药理论知识，熟练掌握常用饮片的性味归经、功能主治、使用方法及其临方炮制内容，共同实现和发挥临床最大疗效。

五、促进传承创新

中医药主管部门应加强临方炮制单项工作考核，鼓励中医药人员将中药炮制技术的发掘、整理、传承及创新应用于工作实践。通过培养中药炮制专业技术人员的形式，举办多层次中药饮片炮制技术培训班，积极开展中药饮片炮制传承创新研究工作，力争将全国各地优秀的中药特色炮制技术传承下来，应用起来。

六、确立备案目录

医院职能科室牵头协调临床科室与药房，逐步确立医院临方炮制常用品种备案目录。在中医药理论指导下，以中药炮制理论为依据，从每一味临方炮制中药的规范入手，建立健全临方炮制规范，确立规范化工艺操作流程，确保中药临方炮制的工作质量。

七、制定收费标准

中医药主管部门应会同价格主管部门制定中药饮片临方炮制的收费依据和标准。各省区市根据不同地区的经济发展水平，合理地制定本地区临方炮制收费标准。各医疗机构根据患者病情需要，充分发挥临方炮制的作用，努力提高中药饮片疗效。

八、提高药师地位

医药不分家，没有好药，就成就不了好医。应切实提高药师的专业、学术、社会地位，使之真正成为指导患者正确用药的"好师傅"、协助临床医师准确用药的"好帮手"、监督临床医师合理用药的"好伙伴"。

临方炮制工作，已经到了亟待挽救的地步！积极开展临方炮制工作，是传承发扬传统中药炮制的一个具体行动。

作为中药专业技术人员，应在医疗单位中药房或经营单位中药店，率先并积极地开展临方炮制工作，敢为人先地发挥专业领头作用。期待中医药职能部门明确和理解临方炮制的意义和前景，用行政手段聚集一批具有中药炮制传统文化意识的骨干人才，培养一支掌握临方炮制传统技术的传承后备军。期待中医药医疗机构在遵循中医药传统理论精髓的基础上，从管理政策、设备设施等多方面为开展临方炮制工作创造条件，推动临方炮制工作顺利开展。希望各级药品监督管理部门积极关注并支持临方炮制工作，通过座谈调研的形式，帮助相关单位合法合规地开展临方炮制工作，以达到既支持推动工作又监管控制的目的。实现规范化临方炮制，还需多方精诚合作、不懈努力，通过制订规范化临方炮制的操作规程和实施细则，加强成本核算，促进合理定价，完善保障机制，整理探讨传统的工艺流程，让临方炮制工作形成系统的理论。行政管理和医生药师紧密结合，相互沟通，让医知药情、药为医用，肯綮适宜，相得益彰！

挽救临方炮制工作，我们执着地坚持过，但总有一些无形的阻力，正当我们感觉力量不足之时，喜接中华中医药学会炮制分会主任委员、辽宁中医药大学教授贾天柱在百忙中给我们中药人以微言大义的鼓励，虽然言语不多，却洞若观火地了解我们中药人的心情。贾教授在给全国中药优秀人才上课时曾多次对福建炮制及临方炮制工作给予充分肯定。他的用心不但对福建炮制及我们团队人员给予鼓励，也给全国中药人做好临方炮制工作以最佳助力。我们将贾教授的鼓励辞作为本文的结束语，以此来表达我们中药人对贾教授衷心的感谢和崇高的敬意！

贾天柱教授教导如下：

中医药是祖国文化的瑰宝，而中药炮制就是瑰宝上的明珠。中医药是我国独有的，中药炮制更是我国独有的，因为它是所有中药学科中唯一一个现代科学中没有的学科的学科。近年来，随着数字化、智能化的迅猛发展，中药炮制的联动线、饮片智能调剂和智能煎制也已经逐渐兴起。但这些多在企业完成，而医院直接应用，限制了临床的灵活性。古代的中医用药都是自采、自制、自用，更多的是临用现制，切忌锉多留久。近代由于多种原因，所有医院都取消了炮制，而转移到饮片厂来完成。近年来，随着《中医药法》的颁布，使临方炮制得以恢复。临方炮制，顾名思义就是看到医生处方后的处理中药饮片的过程，是临时性的炮制，其特点是灵活、快速、便捷、实用。所以，如今又开始了临方炮制，显然是重视了临方炮制的灵活性，满足了临床医生的需要。由于临方炮制是按医生处方进行的炮制，不仅可为临床提供更多的炮制品，也必将成为中药创新的源泉。

临方炮制的关键是要把握住药典和炮制规范没有收载的，饮片厂没有生产的品种，一定要由有经验的药师来炮制。此外，即便是稍微复杂的炮制工艺的饮片，也可以事先预约制备。

然而临方炮制尚需进一步开发与研究，其工艺如何规范；其质量如何控制；其工艺和品种如何创新；如何区别于药典和市场上已有的品种……还有许许多多的工作要做，可谓是任重道远。相信临方炮制在有志之士的努力下，一定会发挥更大的作用。

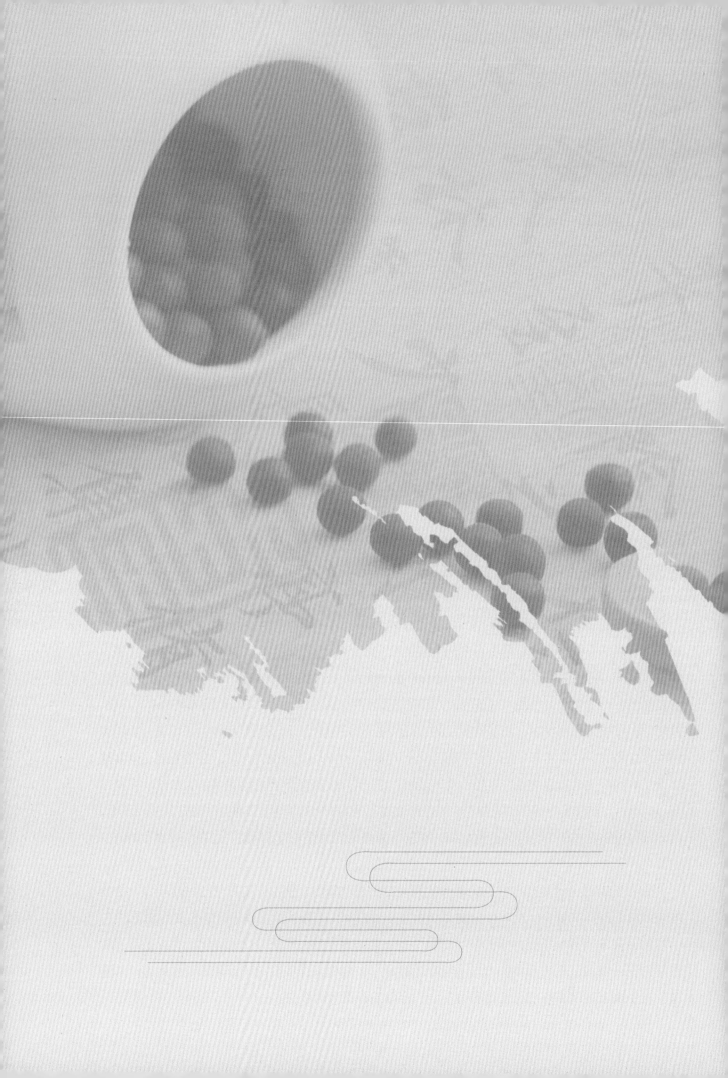

下篇

中药临方炮制

第六章

根及根茎类中药

党参

◆**药材来源**

本品为桔梗科植物党参 *Codonopsis pilosula* (Franch.) Nannf.、素花党参 *Codonopsis pilosula* Nannf. var. *modesta* (Nannf.) L.T. Shen 或川党参 *Codonopsis tangshen* Oliv. 的干燥根。秋季采挖，洗净，晒干。

古法炮制

清代《得配本草》载"蜜拌蒸熟"，《外科证治全书》载"蜜炙"，《时病论》曰"米炒，治脾土虚寒泄泻"，《本草害利》在净制方面载"竹刀刮""暴干"等炮制方法。

药典炮制方法

米炒党参 取党参片，照炒法用米拌炒至表面深黄色，取出，筛去米，放凉。每 100kg 党参片，用米 20kg。

临方炮制品种

米党参、蜜党参、土炒党参、酒党参。

临方炮制方法

米党参 将大米加适量水浸泡一夜，再打成浆汁；浆汁加入党参片中，拌匀，浸润，置蒸锅中蒸透，取出，摊凉，干燥。每 100kg 党参片，用大米 20kg。

蜜党参 取炼蜜用适量开水稀释后，加入党参片拌匀，闷润，置炒药锅内，用文火加热，炒至黄棕色、不粘手时，取出晾凉。 每 100kg 党参片，用炼蜜 20kg。

土炒党参 取适量黄土粉放入锅内加热，待土疏松时，将党参投入，不断翻炒至尽染上土色为度，取出，筛去土。每 100kg 党参片，用黄土粉 20kg。

酒党参 取党参片置适宜的容器中，用米酒拌匀，润透；另取蜜麸，撒入锅内，加热至冒烟时，投入党参，不断拌炒至黄棕色时取出，筛去麦麸即可。每 100kg 党参，用米酒 10kg，蜜麸 15kg。

饮片性状

党参　呈类圆形的厚片。外表皮灰黄色、黄棕色至灰棕色。切面皮部淡棕黄色至黄棕色，木部淡黄色至黄色，有裂隙或放射状纹理。具特殊香气，味微甜。

米党参　形如党参片，表面黄棕色。具香气，味甜。

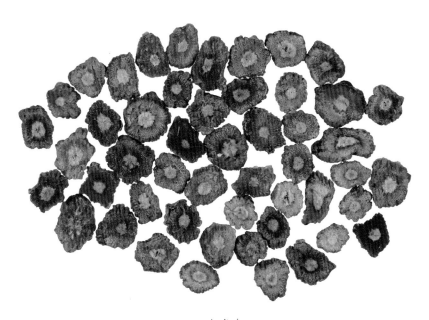

·米党参

蜜党参　形如党参片，表面黄棕色，有光泽，略有黏性。气香，味甜。

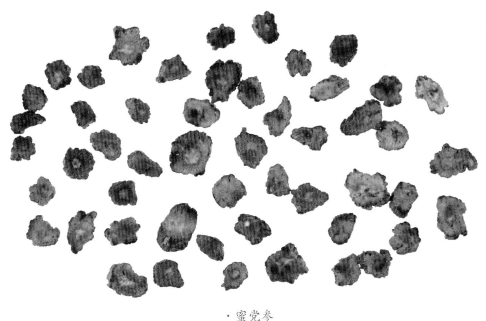

·蜜党参

注：本书饮片图均为1∶1原大呈现。所描述的"饮片性状"均为经临方炮制后的饮片性状。

土炒党参　形如党参片，表面土黄色。具香气，味微甜。

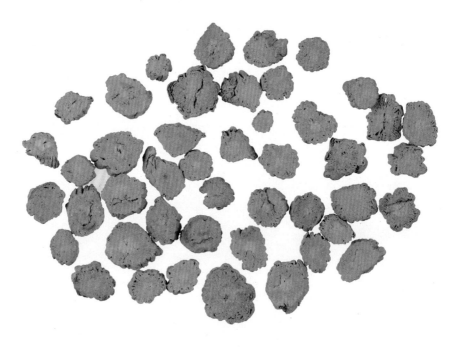

·土炒党参

酒党参　形如党参片，表面黄棕色。具酒香气，味微甜。

性味归经

甘，平。归脾、肺经。

功效主治

健脾益肺，养血生津。用于脾肺气虚，食少倦怠，咳嗽虚喘，气血不足，面色萎黄，心悸气短，津伤口渴，内热消渴。

炮制作用

党参　生品益气生津作用强。用于气阴两亏。

米党参　米浆炮制后，补气健脾止泻作用增强。用于脾胃虚弱，食少，便溏等。

蜜党参　蜜炙可增强补中益气，润燥养阴的作用。用于气血两虚证。

土炒党参　土炒使党参表面挂上一层土，微具碱性，具有中和胃酸、增强补脾和胃止泻作用。用于脾虚泄泻。

酒党参　酒炙性温，增强补益作用。用于气血亏虚等。

炮制特色

米党参属福建省宁德市特色炮制品种。酒党参属福建省三明市特色炮制品种。因为米党参工艺流程较复杂、炮制时间较久，对天气条件要求较高，所以福州市中医院会择期炮制 5~10kg 备用。

炮制研究

党参主要成分有党参多糖、党参炔苷、甾体及生物碱类等。其中党参多糖和党参炔苷是党参的主要活性成分，党参多糖具有调节免疫力、抗衰老等作用，党参炔苷具有抗癌、抗菌、抗炎、镇静、降压等作用。

研究表明，党参生品和各炮制品（酒党参、蜜党参、米党参、土炒党参）中，酒党参中党参多糖和党参炔苷的含量最高，可见酒炙后确能增强补益的作用。

黄芪

◆药材来源

本品为豆科植物蒙古黄芪 *Astragalus membranaceus* (Fisch.) Bge. var. *mongholicus* (Bge.) Hsiao 或膜荚黄芪 *Astragalus membranaceus* (Fisch.) Bge. 的干燥根。春、秋季采挖，除去须根及根头，晒干。

古法炮制

汉代《金匮要略方论》记载"去芦"的净制方法。南北朝刘宋时代《雷公炮炙论》载"先须去头上皱皮了，蒸半日出，后用手擘令细，于槐砧上锉用"。宋代《太平惠民和剂局方》载"蜜刷涂炙"。元代《活幼心书》载"盐蜜水涂炙"。明代《寿世保元》载"饭上蒸熟"。清代《本草纲目拾遗》载"人乳制七次"等炮制方法。

药典炮制方法

炙黄芪　取黄芪片，照蜜炙法炒至不粘手。

临方炮制品种

炙黄芪。

临方炮制方法

炙黄芪　取炼蜜用适量开水稀释后，加入黄芪片拌匀，闷透，置炒药锅内，用文火加热，炒至深黄色、不粘手时，取出晾凉。每100kg黄芪片，用炼蜜25kg。

饮片性状

黄芪　呈类圆形或椭圆形的厚片，外表皮黄白色至淡棕褐色，可见纵皱纹或纵沟。切面皮部黄白色，木部淡黄色，有放射状纹理及裂隙，有的中心偶有枯朽状，黑褐色或呈空洞。气微，味微甜，嚼之有豆腥味。

炙黄芪　形如黄芪片，表面深黄色，质较脆，略带黏性。有蜜香气，味甜。

性味归经

甘，微温。归肺、脾经。

功效主治

补气升阳，固表止汗，利水消肿，生津养血，行滞通痹，托毒排脓，敛疮生肌。用于气虚乏力，食少便溏，中气下陷，久泻脱肛，便血崩漏，表虚自汗，气虚水肿，内热消渴，血虚萎黄，半身不遂，痹痛麻木，痈疽难溃，久溃不敛。

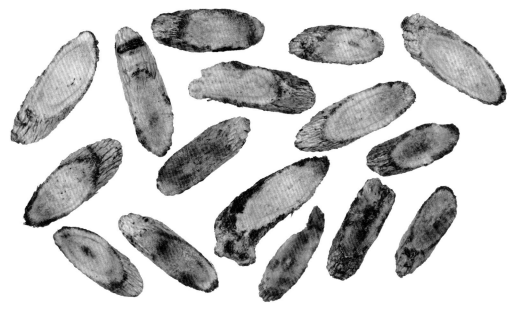

· 炙黄芪

炮制作用

黄芪　生品益卫固表，利水消肿，托毒排脓。用于卫气不固，自汗，水肿，疮疡难溃等。

炙黄芪　蜜炙后甘温，增强益气补中的作用。用于脾肺气虚，食少便溏，气短乏力，气虚便秘。

炮制研究

黄芪主要成分有多糖类、黄酮类、皂苷类、氨基酸和微量元素等物质。其中多糖类、黄酮类和皂苷类成分是黄芪发挥药效作用的主要物质基础。

研究表明，黄芪蜜炙后皂苷类成分和黄酮类成分含量降低，而多糖类含量显著增加，蜜炙黄芪可调节细胞因子的免疫应答，从而增强治疗脾气虚证的作用，验证了传统中医理论"黄芪生品用于生肌固表，蜜炙用于补中益气"的科学性。

当归

◆药材来源

本品为伞形科植物当归 *Angelica sinensis* (Oliv.) Diels 的干燥根。秋末采挖，除去须根和泥沙，待水分稍蒸发后，按大小分别捆成小把，上棚，用烟火慢慢熏干。

古法炮制

唐代《仙授理伤续断秘方》载"去芦头，酒浸一宿，阴干"。明代《校注妇人良方》载"酒拌"，《婴童百问》载"米泔浸一宿炒"，《本草蒙筌》载"体肥痰盛，姜汁渍"。清代《良朋汇集》载"黑豆汁反复浸蒸"，《本草经解要》载"吴茱萸同炒治久痢"等炮制方法。

药典炮制方法

酒当归　取净当归片，照酒炙法炒干。

临方炮制品种

土炒当归、酒当归、当归炭。

临方炮制方法

土炒当归　将黄土粉倒入炒制容器内，用中火加热，炒至灵动状态时，倒入净当归片，翻炒至表面挂匀土色时，取出，筛去多余土粉，放凉。每 100kg 当归片，用黄土粉 20kg。

酒当归　取当归片，加入定量黄酒拌匀，稍闷润，待酒被吸尽后，置炒制容器内，用文火加热，炒至深黄色，取出，晾凉。每 100kg 当归片，用黄酒 10kg。

当归炭　将净当归片置炒制容器内，中火加热，炒至表面呈焦褐色时，取出，晾凉。

饮片性状

当归　呈类圆形、椭圆形或不规则薄片。外表皮浅棕色至棕褐色。切面浅棕黄色或黄白色，平坦，有裂隙，中间有浅棕色的形成层环，并有多数棕色的油点。香气浓郁，味甘、辛、微苦。

土炒当归　形如当归片，表面挂附一层土粉，偶见焦黄斑，质脆。

酒当归　形如当归片，表面深黄色或浅棕黄色，略有焦斑。香气浓郁，并略有酒香气。

当归炭　形如当归片，表面焦黑色或焦褐色，内部褐色，质松脆。具焦气。

性味归经

甘、辛，温。归肝、心、脾经。

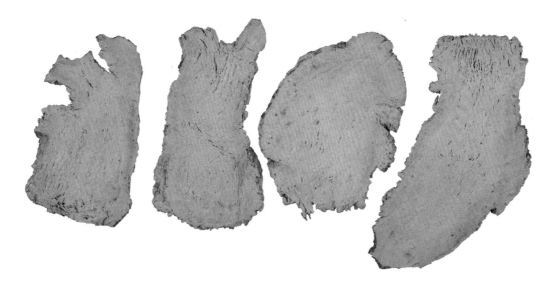

· 土炒当归

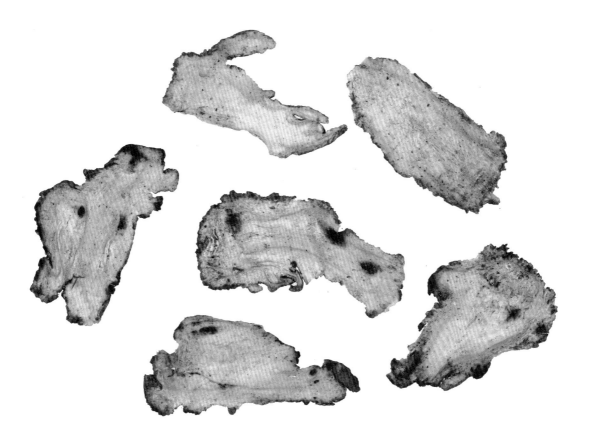

酒当归

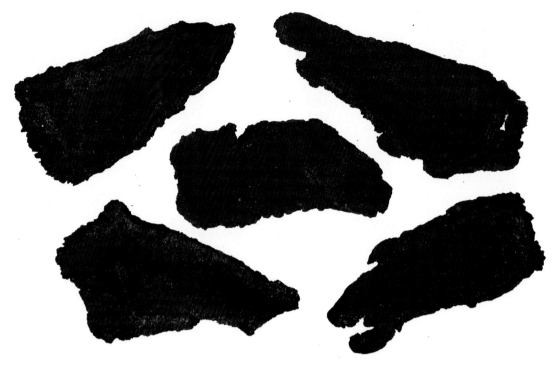

· 当归炭

功效主治

补血活血，调经止痛，润肠通便。用于血虚萎黄，眩晕心悸，月经不调，经闭痛经，虚寒腹痛，风湿痹痛，跌扑损伤，痈疽疮疡，肠燥便秘。

炮制作用

当归　生品质润，补血调经，润肠通便作用强。用于血虚萎黄，肠燥便秘等。

土炒当归　土炒缓和油润而不滑肠，同时增强入脾补血的作用。用于血虚便溏等。

酒当归　酒炙增强活血通经，祛瘀止痛的作用。用于经闭痛经，风湿痹痛，跌扑损伤等。

当归炭　炒炭后，具有止血补血的作用。用于崩漏，月经过多等。

炮制研究

当归饮片的不同部位其功效不同，当归头止血，当归身补血，当归尾破血，全归补血活血，炮制时应根据处方和临床诊断选用不同部位的当归饮片。当归主要成分有挥发油、有机酸类、糖类、香豆素类、黄酮类、氨基酸等。其中挥发油具有缓解血管平滑肌和肠平滑肌痉挛、抑制血小板聚集的作用；阿魏酸具有清除自由基、抗脂质过氧化、降低血脂和改善动脉粥样硬化等作用。

研究表明，当归生品所含挥发油、阿魏酸含量最高，各炮制品中当归多糖含量以酒制品最高。药理研究证实当归多糖可通过保护和改善造血微环境，调控造血细胞的增殖、分化、成熟和释放等发挥补血作用，这与传统炮制理论"当归酒炙后可增强活血、补血、调经作用"相一致。

桔梗

◆药材来源

本品为桔梗科植物桔梗 *Platycodon grandiflorum* (Jacq.) A. DC. 的干燥根。春、秋二季采挖，洗净，除去须根，趁鲜剥去外皮或不去外皮，干燥。

古法炮制

南北朝刘宋时代《雷公炮炙论》载"百合水浸"。宋代《圣济总录》载"蜜蒸"。元代《丹溪心法》载"炒黄"，《活幼心书》载"蜜炙"。明代《普济方》载"炒微焦""酒炒"，《先醒斋广笔记》载"米泔蒸制"。

药典炮制方法

饮片炮制项下除生饮片外，无其他炮制品种。

临方炮制品种

蜜桔梗。

临方炮制方法

蜜桔梗 取炼蜜用适量开水稀释，加入桔梗片拌匀，闷润，置锅内，用文火加热，炒至不粘手为度，取出放凉。每100kg桔梗，用炼蜜20kg。

饮片性状

桔梗 呈椭圆形或不规则厚片。外皮多已除去或偶有残留。切面皮部黄白色，较窄；形成层环纹明显，棕色；木部宽，有较多裂隙。气微，味微甜后苦。

蜜桔梗 形如桔梗片，表面淡黄色至淡棕黄色，质润。微具蜜糖香气，味甜而后苦。

性味归经

苦、辛，平。归肺经。

功效主治

宣肺，祛痰，利咽，排脓。用于咳嗽痰多，胸闷不畅，咽痛音哑，肺痈吐脓。

炮制作用

桔梗 生品长于宣肺祛痰，利咽排脓。用于咳嗽痰多，肺痈等。

蜜桔梗 蜜炙后增强润肺止咳的作用。用于肺阴不足的咳嗽。

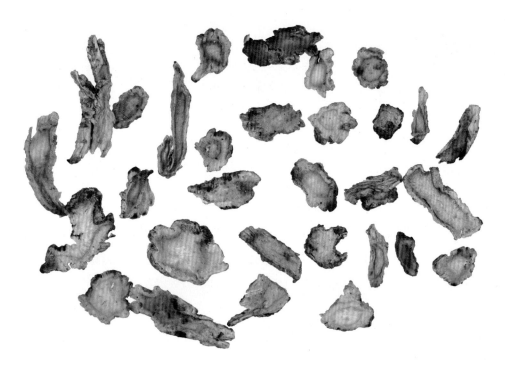

·蜜桔梗

炮制研究

桔梗主要含皂苷类、黄酮类、酚类、甾醇类、多糖、聚炔类等。其中三萜皂苷类是桔梗的主要药效成分，具有抗炎、祛痰、松弛肠道平滑肌等作用。

研究表明，桔梗的生品及各类炮制品（蜜炙、酒炙、醋炙、姜汁炙）中，蜜炙桔梗的总皂苷含量最多，通过炮制可提高桔梗总皂苷的含量，从而增强宣肺化痰的作用。

白芍

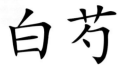

◆药材来源

本品为毛茛科植物芍药 *Paeonia lactiflora* Pall. 的干燥根。夏、秋二季采挖，洗净，除去头尾和细根，置沸水中煮后除去外皮或去皮后再煮，晒干。

古法炮制

南北朝刘宋时代《雷公炮炙论》载"以竹刀刮上粗皮""蜜水拌蒸"的方法。唐代《千金方》载"熬令黄"。元代《世医得效方》载"米水浸炒"，《丹溪心法》载"炒炭"。明代《普济方》载"童便制"，《奇效良方》载"煨制"，《医学纲目》载"煅存性"，《校注妇人良方》载"微炒""炒焦黄"，《寿世保元》载"盐水炒"，《仁术便览》载"姜汁浸炒"。清代《本草害利》载"桂酒炒"，《时病论》载"土炒"等炮制方法。

药典炮制方法

炒白芍　取净白芍片，照清炒法炒至微黄色。

酒白芍　取净白芍片，照酒炙法炒至微黄色。

临方炮制品种

麸炒白芍、酒白芍、土炒白芍、醋白芍、焦白芍、鳖血白芍。

临方炮制方法

麸炒白芍　将锅烧热，撒入蜜麸，待冒烟时投入白芍，不断拌炒至金黄色时取出，筛去蜜麸即可。每 100kg 白芍，用蜜麸 15kg。

酒白芍　取白芍片置容器中，用黄酒拌匀，稍润片刻；另取蜜麸，撒入锅内，加热至冒烟时，投入白芍，不断拌炒至金黄色时取出，筛去麦麸即可。每 100kg 白芍，用黄酒 20kg，蜜麸 15kg。

土炒白芍　将黄土粉置炒制容器内，用中火加热，炒至灵活状态时，投入白芍片，不断翻炒，炒至表面挂土色、微显焦黄色时，取出，筛去土粉，摊凉。每 100kg 白芍片，用黄土粉 20kg。

醋白芍　取白芍片置容器中，加入定量米醋拌匀，稍闷润，待醋被吸尽后，置炒制容器内，用文火加热，炒干，取出晾凉，筛去碎屑。每 100kg 白芍片，用米醋 15kg。

焦白芍　取白芍片放入锅内，中火炒至外呈焦黑色，用食盐水喷匀，烤干，取出存性待用。

鳖血白芍　取白芍片放在盆内，将活杀的鳖血滴入，随即搅拌均匀，以药片染上通红血色为度，取出摊置风口处晾干。

饮片性状

白芍　呈类圆形的薄片。表面淡棕红色或类白色。切面类白色或微带棕红色，形成层环明显，可见稍隆起的筋脉纹呈放射状排列。气微，味微苦、酸。

麸炒白芍　表面金黄色。具焦麸香气。

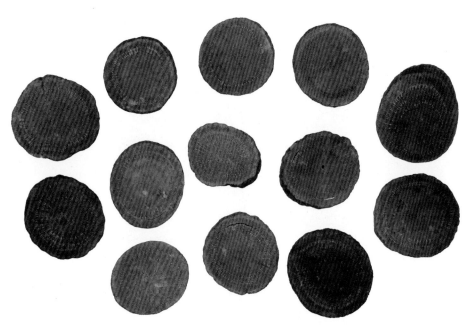

·麸炒白芍

酒白芍　表面金黄色。略具酒香气。

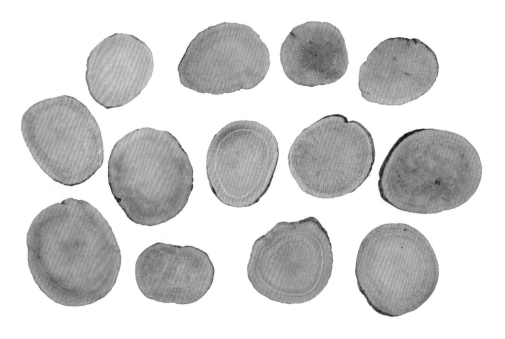

·酒白芍

土炒白芍　表面呈土黄色，附有细土末。微有焦土气。

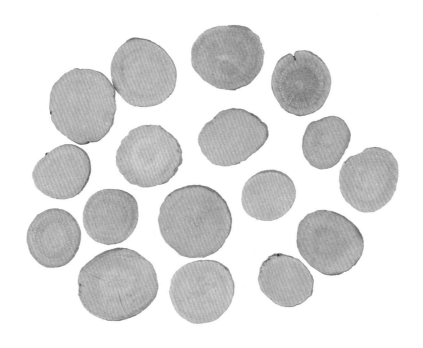

·土炒白芍

醋白芍　表面微黄色。微有醋香气。

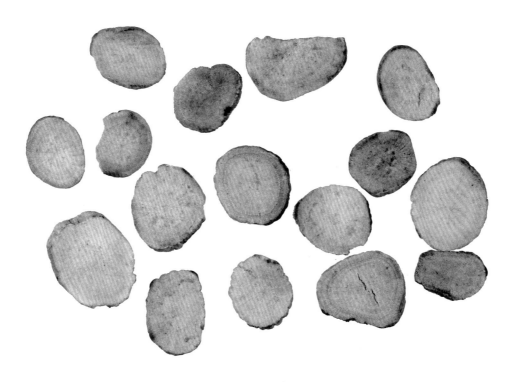

·醋白芍

焦白芍　表面微黄色，偶见有焦斑。有焦香气。

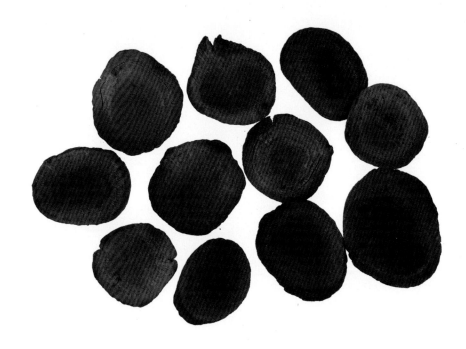

·焦白芍

鳖血白芍　表面微红色。有血腥气。

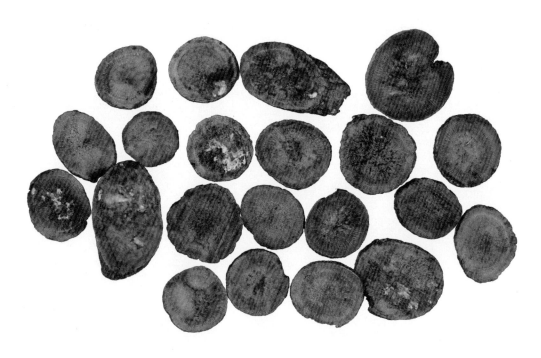

·鳖血白芍

性味归经

苦、酸，微寒。归肝、脾经。

功效主治

养血调经，敛阴止汗，柔肝止痛，平抑肝阳。用于血虚萎黄，月经不调，自汗，盗汗，胁痛，腹痛，四肢挛痛，头疼眩晕。

炮制作用

白芍　生品酸寒，养血敛阴，平抑肝阳作用强。用于肝阳上亢所致的头痛眩晕，耳鸣等。

麸炒白芍　麸炒后寒性缓和，柔肝止泻作用增强。用于肝旺脾虚痛泻者。

酒白芍　酒炙降低酸寒之性，入血分，调经止血，柔肝止痛作用增强。用于肝郁血虚，胁痛腹痛，月经不调，四肢挛痛等。

土炒白芍　土炒借土气入脾，增强柔肝和脾，止泻的作用。用于肝旺脾虚，泻痢日久，喜按喜温者。

醋白芍　醋炙可入肝收敛，具有敛血止血，疏肝解郁的作用。用于肝郁乳汁不通，尿血等。

焦白芍　炒焦后，止痢止痛作用增强。用于下痢腹痛。

鳖血白芍　用鳖血拌制，可增强养阴平肝作用。

炮制特色

（1）麸炒白芍所用麦麸为蜜麸。蜜麸炮制时可利用余温焖一会儿，所制的白芍色泽会更均匀。

（2）白芍炒焦时，喷淋盐水以熄灭火星。主要是因为通过炒黑（焦）和炒炭产生或增强止血作用，而"咸走血"，在保证作用机理下，喷淋盐水，可引经走血，增强止血作用。

（3）鳖血白芍属福建省特色中药炮制品种。

炮制研究

白芍主要成分有芍药苷、羟基芍药苷、芍药内酯苷、苯甲酰芍药苷等，具有抗炎、止痛、保肝和抑制自身免疫等多种作用。

研究表明，白芍生品和各炮制品（土炒、麸炒、醋炒、酒炒、清炒）中，生品所含的芍药苷含量最高，经炮制后，芍药苷在高温加热条件下分解转化，所以各炮制品中芍药苷的含量均被降低，而芍药内酯苷的量均有所升高。

赤芍

◆**药材来源**

本品为毛茛科植物芍药 *Paeonia lactiflora* Pall. 或川赤芍 *Paeonia veitchii* Lynch 的干燥根。春、秋二季采挖，除去根茎、须根及泥沙，晒干。

古法炮制

唐代《仙授理伤续断秘方》载"酒浸一宿"。宋代《太平圣惠方》载"烧灰"。元代《丹溪心法》载"煨法"。明代《寿世保元》载"麸炒"，《校注妇人良方》载"炒制"。清代《本草述钩元》载"今人多生用，惟避中寒以酒炒，入女人血分药以醋炒"等。

药典炮制方法

饮片炮制项下除生饮片外，无其他炮制品种。

临方炮制品种

炒赤芍、酒赤芍。

临方炮制方法

炒赤芍 取净赤芍片置炒制容器内，用文火加热，炒至表面色泽加深，取出晾凉，筛去碎屑。

酒赤芍 取净赤芍片，用黄酒拌匀，闷润至黄酒被吸尽，置炒制容器内，文火炒干，取出晾凉。每 100kg 赤芍，用黄酒 12kg。

饮片性状

赤芍 为类圆形切片。外表皮棕褐色。切面粉白色或粉红色，皮部窄，木部放射状纹理明显，有的有裂隙。

炒赤芍 形如赤芍片，色泽加深，偶有焦斑。

酒赤芍 形如赤芍片，微黄色，偶带焦斑。微有酒香气。

性味归经

苦，微寒。归肝经。

功效主治

清热凉血，散瘀止痛。用于热入营血，温毒发斑，吐血衄血，目赤肿痛，肝郁胁痛，经闭痛经，癥瘕腹痛，跌扑损伤，痈肿疮疡。

炮制作用

赤芍 生品清热凉血作用强。用于身热出血，目赤肿痛，痈肿疮毒等。

炒赤芍 炒后药性缓和，活血止痛而不寒中。用于瘀滞疼痛等。

酒赤芍 酒炙后清热凉血作用弱，活血散瘀作用强。用于闭经，痛经，跌打损伤等。

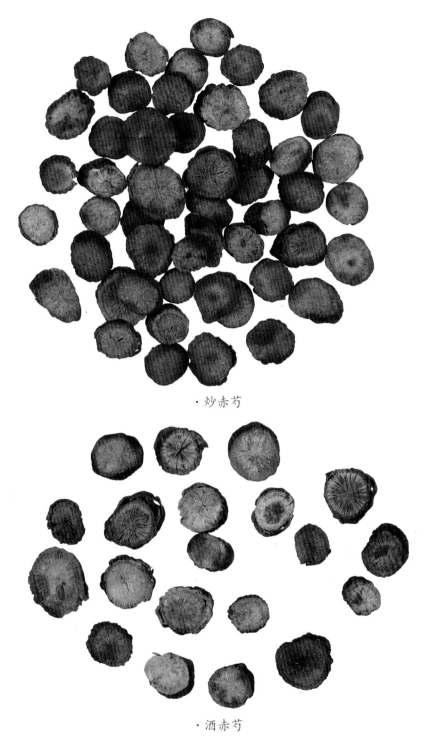

· 炒赤芍

· 酒赤芍

炮制研究

赤芍主要成分有芍药苷、没食子酸、儿茶素等，具有解痉、镇静、抗炎、抗应激性溃疡病、扩张冠状动脉等药理作用。

研究表明，因芍药苷不稳定，具挥发性，随着加热时间的延长可使部分芍药苷损失，所以赤芍经酒制和炒制后，芍药苷的含量均呈下降趋势，这也提醒我们在赤芍炮制时火力不宜过大，应用文火稍炒即可。

白术

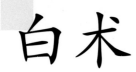

◆药材来源

本品为菊科植物白术 *Atractylodes macrocephala* Koidz. 的干燥根茎。冬季下部叶枯黄、上部叶变脆时采挖,除去泥沙,烘干或晒干,再除去须根。

古法炮制

唐代《千金翼方》载"熬黄",《外台秘要》载"土炒"。宋代《苏沈良方》载"米泔水浸后麸炒",《太平惠民和剂局方》载"煨制""焙制",《卫生家宝方》曰"细锉,以一合绿豆炒香,去豆"。元代《丹溪心法》载"分作四份,一份用黄芪同炒,一份用石斛同炒,一份用牡蛎同炒,一份用麸皮,上各微炒黄色,去余药,只用白术研细"的方法。明代《本草通玄》载"米泔浸之,借谷气以和脾也"。清代《本草述钩元》载"米泔浸去油"等炮制方法。

药典炮制方法

麸炒白术 将蜜炙麸皮撒入热锅内,待冒烟时加入白术片,炒至黄棕色、逸出焦香气,取出,筛去蜜炙麸皮。每100kg白术,用蜜炙麸皮10kg。

临方炮制品种

麸炒白术、土炒白术、焦白术。

临方炮制方法

麸炒白术 将锅烧热,撒入蜜麸,待冒烟时投入白术片,不断拌炒至金黄色时取出,筛去麦麸即可。每100kg白术,用蜜麸10kg。

土炒白术 将黄土粉置锅内,用中火加热,炒至灵活状态时,投入白术片,炒至白术表面均匀挂上土粉,有香气逸出时,取出,筛去土粉,放凉。每100kg白术,用黄土粉20kg。

焦白术 取白术片置锅内,用中火翻炒至外呈焦褐色时,取出晾干。

饮片性状

白术 呈不规则的厚片。外表皮灰黄色或灰棕色。切面黄白色至淡棕色,散生棕黄色的点状油室,木部具放射状纹理;烘干者切面角质样,色较深或有裂隙。气清香,味甘、微辛,嚼之略带黏性。

麸炒白术 形如白术片,表面焦黄色或黄棕色,偶见焦斑。有焦香气。

土炒白术 形如白术片,表面显土色,微带焦斑,附有细土末。有土香气。

焦白术　形如白术片，表面大部分焦褐色，质松脆。微有焦香气，味微苦。

性味归经

苦、甘，温。归脾、胃经。

功效主治

健脾益气，燥湿利水，止汗，安胎。用于脾虚食少，腹胀泄泻，痰饮眩悸，水肿，自汗，胎动不安。

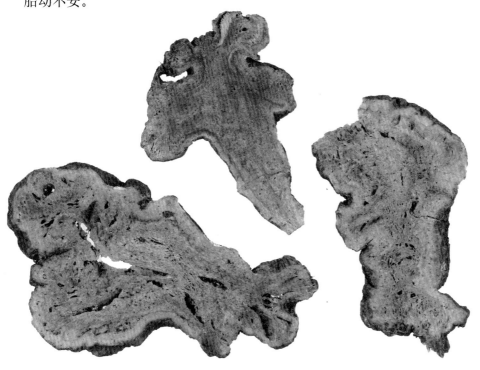

·麸炒白术

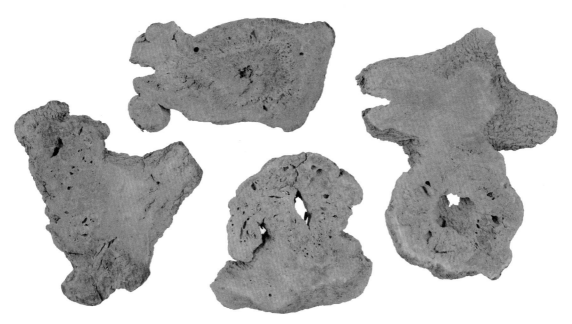

·土炒白术

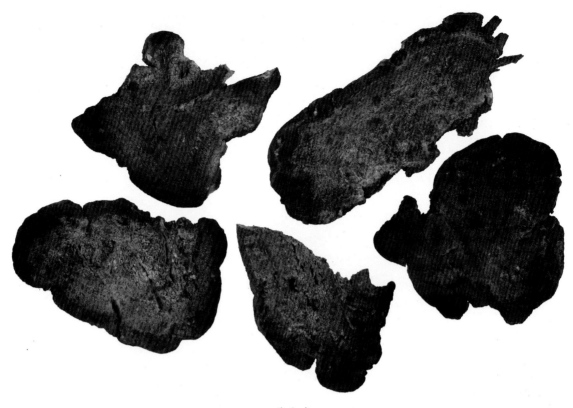

· 焦白术

炮制作用

白术　生品健脾燥湿，利水消肿。用于痰饮，水肿，风湿痹痛。

麸炒白术　麸炒后燥性缓和，增强健脾和胃的作用。用于脾胃不和，运化失常，食少胀满。

土炒白术　土炒可借土气增强健脾止泻的作用。用于脾虚食少，泄泻便溏，胎动不安。

焦白术　炒焦后醒脾健胃，温化寒湿，收敛止泻作用强。用于脾虚泄泻。

炮制研究

白术主要成分有挥发油、内酯类化合物等。挥发油中主要成分为苍术酮、苍术醇、白术内酯 A、白术内酯 B 等。

研究表明，白术经土炒、麸炒后，挥发油含量降低，白术多糖含量增加，而白术多糖是止泻健脾的物质基础，所以炮制后止泻作用增强。有学者提出麸炒白术"减酮减燥，增酯增效"的理论，即白术的主要燥性成分为苍术酮，因其结构不稳定，在具氧加热的条件下，可转化为白术内酯 I、白术内酯Ⅲ等成分，所以麸炒后苍术酮含量显著降低，燥性降低；而白术内酯 I、白术内酯 II、白术内酯Ⅲ含量升高，疗效增加。

山药

◆ 药材来源

本品为薯蓣科植物薯蓣 *Dioscorea opposita* Thunb. 的干燥根茎。冬季茎叶枯萎后采挖，切去根头，洗净，除去外皮及须根，干燥，习称"毛山药"；或除去外皮，趁鲜切厚片，干燥，称为"山药片"；也有选择肥大顺直的干燥山药，置清水中，浸至无干心，闷透，切齐两端，用木板搓成圆柱状，晒干，打光，习称"光山药"。

古法炮制

南北朝刘宋时代《雷公炮炙论》载"用铜刀削去上赤皮"的净制方法及"蒸用"的炮制方法。唐代《食疗本草》载"熟煮和蜜"。宋代《普济本事方》载"姜炙"。明代《滇南本草》载"乳汁浸"。清代《本草害利》载"盐水炒"，《本草求真》载"入滋阴药中宜生用，入补脾内宜炒黄用"等炮制方法。

药典炮制方法

麸炒山药 取毛山药或光山药片，照麸炒法炒至黄色。

临方炮制品种

麸炒山药、土炒山药。

临方炮制方法

麸炒山药 先将锅烧热，撒入蜜麸，待其冒烟时，投入山药片，用中火翻炒至黄色为度，取出，筛去蜜麸，放凉。每100kg山药片，用蜜麸10kg。

土炒山药 取黄土粉置锅内，中火炒至灵活状态，投入山药片拌炒至表面均匀挂土粉，有香气逸出时，取出，筛去土粉，放凉。每100kg山药片，用黄土粉20kg。

饮片性状

山药 呈类圆形的厚片。表面类白色或淡黄白色。质脆，易折断。切面类白色，富粉性。气微，味淡、微酸，嚼之发黏。

麸炒山药 形如山药片，表面黄色。具焦麸香气。

土炒山药 形如山药片，表面土黄色，粘有土粉。略具焦香气。

性味归经

甘，平。归脾、肺、肾经。

功效主治

补脾养胃，生津益肺，补肾涩精。用于脾虚食少，久泻不止，肺虚喘咳，肾虚遗精，带下病，尿频，虚热消渴。

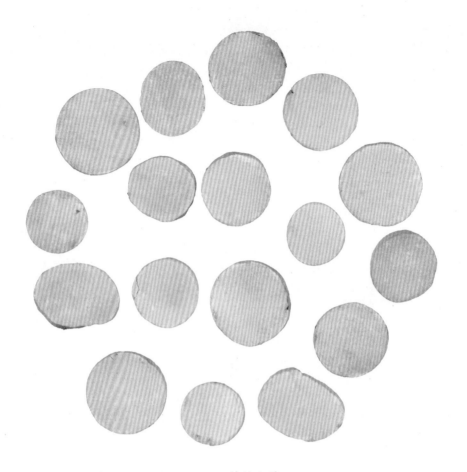

· 麸炒山药

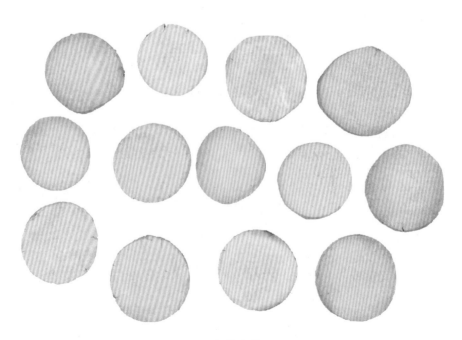

· 土炒山药

炮制作用

山药　生品补肾生精，益肺阴作用强。用于肾虚遗精、尿频，肺虚喘咳，阴虚消渴。

麸炒山药　麸炒后补脾健胃作用增强。用于脾虚食少，泄泻便溏，白带过多。

土炒山药　土炒后补脾止泻作用增强。用于脾虚久泻，大便泄泻。

炮制特色

福建麸炒山药所用麦麸不同于药典，采用的是蜜麸。用蜜麸炮制山药，熏黄着色作用显著，饮片色泽均匀。

炮制研究

山药主要成分有皂苷、淀粉、氨基酸及多种微量元素等。

研究表明，山药经麸炒和土炒后，所含的苯丙氨酸等氨基酸含量显著增加。因为苯丙氨酸为人体必需的氨基酸之一，具有促进机体对蛋白质的消化、吸收，延缓衰老、改善记忆力、消除抑郁情绪等作用，所以山药经土炒、麸炒炮制后，补脾胃作用增强。

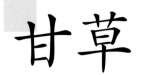

甘草

◆**药材来源**

本品为豆科植物甘草 *Glycyrrhiza uralensis* Fisch.、胀果甘草 *Glycyrrhiza inflata* Bat. 或光果甘草 *Glycyrrhiza glabra* L. 的干燥根和根茎。春、秋二季采挖,除去须根,晒干。

古法炮制

汉代《金匮玉函经》载"炙焦为末,《金匮要略方论》载"微炒"。南北朝刘宋时代《雷公炮炙论》曰"用酒浸蒸,从巳至午,出,暴干,细锉"。唐代《千金翼方》载"蜜煎"。宋代《太平惠民和剂局方》载"蜜炒",《苏沈良方》载"醋制"。明代《本草纲目》引《雷公炮炙论》载"先炮令内外赤黄用"。清代《得配本草》载"粳米拌炒"等炮制方法。

药典炮制方法

炙甘草　取甘草片,照蜜炙法炒至黄色至深黄色,不粘手时取出,晾凉。

临方炮制品种

炙甘草、焦甘草、炒甘草。

临方炮制方法

炙甘草　取炼蜜,取适量开水稀释后,淋入净甘草片中拌匀,闷润,置炒制容器内,用文火加热,炒至老黄色、不粘手时取出,晾凉。每 100kg 甘草片,用炼蜜 25kg。

焦甘草　取炙甘草置锅内,中火炒至外表面呈焦黑斑点时,取出,晾凉。

炒甘草　取甘草片置锅内,用微火翻炒,炒至表面微焦时,取出,晾凉。

饮片性状

甘草片　呈类圆形或椭圆形的厚片。外表皮红棕色或灰棕色,具纵皱纹。切面略显纤维性,中心黄白色,有明显放射状纹理及形成层环。质坚实,具粉性。气微,味甜而特殊。

炙甘草　表面老黄色,微有黏性,略有光泽。气焦香,味甜。

焦甘草　形如炙甘草,色焦黑。味苦而甘。

炒甘草　形如生甘草,有焦斑。

性味归经

甘,平。归心、肺、脾、胃经。

功效主治

补脾益气，清热解毒，祛痰止咳，缓急止痛，调和诸药。用于脾胃虚弱，倦怠乏力，心悸气短，咳嗽痰多，脘腹、四肢挛急疼痛，痈肿疮毒，缓解药物毒性、烈性。

炮制作用

甘草　生品甘凉，泻火解毒，化痰止咳作用强。用于痰热咳嗽，咽喉肿痛，痈疽疮毒等。

炙甘草　蜜炙甘温，补脾和胃，益气复脉作用强。用于脾胃虚弱，倦怠乏力，心动悸，脉结代。

焦甘草　炒焦后具有安神，助眠的作用。

炒甘草　炒黄可去生品寒凉之性，补中焦脾土而不伤胃，甘缓不滞，令胃气自降。用于调和药性等。

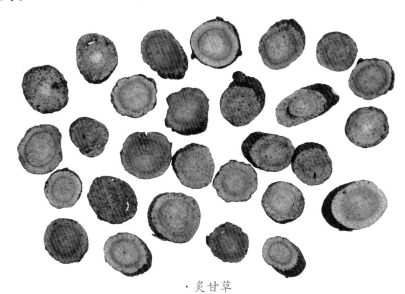

·炙甘草

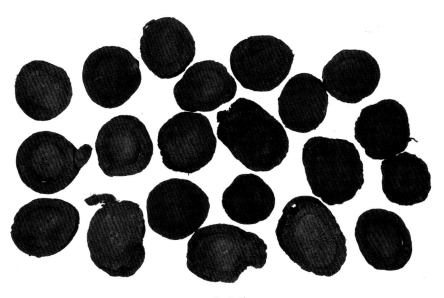

·焦甘草

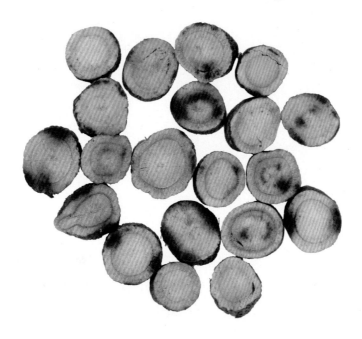

· 炒甘草

炮制特色

焦甘草属福建省特色中药炮制品种。

炮制研究

甘草的主要成分有甘草苷、异甘草苷、甘草酸、甘草次酸等，具有抗炎、保肝、抗病毒、镇咳等作用。

研究表明，甘草蜜炙后，甘草酸的含量降低，去氧皮质甾酮样作用减弱，水钠潴留、血压上升的副作用减少；而黄酮苷的含量无变化，可改善血液循环，增强身体抵抗力，促进胃组织新生等，所以甘草蜜炙后确能增强补益作用。

黄芩

◆**药材来源**

本品为唇形科植物黄芩 *Scutellaria baicalensis* Georgi 的干燥根。春、秋二季采挖，除去须根和泥沙，晒后撞去粗皮，晒干。

古法炮制

唐代《银海精微》载"去黑心""炒"。元代《瑞竹堂经验方》载"米醋浸七日，炙干，又浸又炙，如此七次"。明代《寿世保元》载"炒紫黑""醋炒""酒浸，猪胆汁炒"，《医宗必读》曰"酒浸，蒸熟，暴之"，《校注妇人良方》载"条芩炒焦"，清代《本草述》载"吴茱萸制"等炮制方法。

药典炮制方法

酒黄芩　取黄芩片，照酒炙法炒干。

临方炮制品种

酒黄芩、黄芩炭。

临方炮制方法

酒黄芩　将净黄芩片用黄酒拌匀，闷润至黄酒被吸尽，置锅内，文火炒干，取出晾凉。每 100kg 黄芩片，用黄酒 10kg。

黄芩炭　将净黄芩片置锅内，武火炒至表面呈黑褐色、内部黄褐色时，喷淋盐水，取出，摊晾，存性。

饮片性状

黄芩　为类圆形或不规则形薄片。外表皮黄棕色或棕褐色。切面黄棕色或黄绿色，具放射状纹理。

酒黄芩　形如黄芩片，表面深黄色。略有酒香气。

黄芩炭　形如黄芩片，表面黑褐色，内部黄褐色，体轻。有焦糊气。

性味归经

苦，寒。归肺、胆、脾、大肠、小肠经。

功效主治

清热燥湿，泻火解毒，止血，安胎。用于湿温，暑湿，胸闷呕恶，湿热痞满，泻痢，黄疸，肺热咳嗽，高热烦渴，血热吐衄，痈肿疔疮，胎动不安。

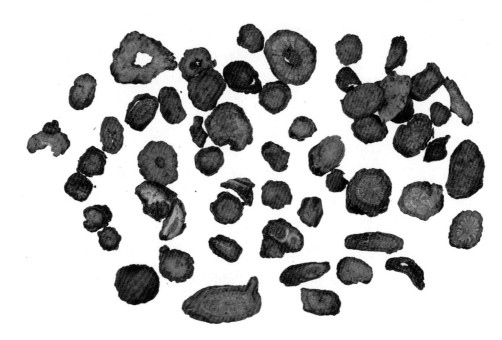

· 酒黄芩

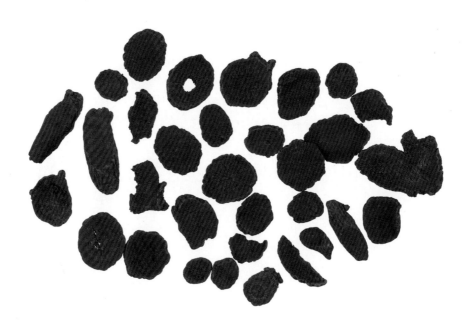

· 黄芩炭

炮制作用

　　黄芩　生品清热泻火解毒作用强。用于热病，黄疸。

　　酒黄芩　酒炙入血分，引药上行，而且缓和苦寒之性，免伤脾阳。用于上焦肺热及四肢肌表之湿热。

　　黄芩炭　炒炭增强清热止血作用。用于崩漏下血，吐血衄血。

炮制特色

黄芩炭炮制时，喷淋盐水以熄灭火星。主要是因为通过炒黑（焦）和炒炭产生或增强止血作用，而"咸走血"，在保证作用机理下，喷淋盐水，可引经走血，增强止血作用。

炮制研究

黄芩主要成分有汉黄芩苷、黄芩苷、汉黄芩素、黄芩素、木蝴蝶素 A 等。其中黄芩苷是黄芩的主要活性成分，具有利胆、保肝、解痉、降压、镇静、抗微生物及抗变态反应等作用。研究表明，黄芩遇冷水变绿，是因为黄芩中所含的酶在一定温度和湿度下，可酶解黄芩中的黄芩苷和汉黄芩苷，产生黄芩苷元、汉黄芩素和葡萄糖醛酸。其中黄芩苷元是一种含邻位三羟基的黄酮成分，结构不稳定，容易被氧化变绿。不同软化方法对黄芩中酶的活性影响不同，其中冷水浸泡酶解作用强，黄芩苷的含量低；而蒸和煮酶解作用弱，有利于黄芩苷的保存。

丹参

◆ **药材来源**

本品为唇形科植物丹参 *Salvia miltiorrhiza* Bge. 的干燥根和根茎。春、秋二季采挖，除去泥沙，干燥。

古法炮制

唐代《备急千金要方》载"熬令紫色"。宋代《圣济总录》载"炒令黑色"。明代《本草原始》载"酒浸，去芦"。清代《本草害利》载"猪心血拌炒"，《笔花医镜》载"酒蒸"等炮制方法。

药典炮制方法

酒丹参 取丹参片，照酒炙法炒干。

临方炮制品种

酒丹参、鳖血丹参。

临方炮制方法

酒丹参 取丹参片，加入定量黄酒拌匀，稍闷润，待酒被吸尽后，置炒制容器内，用文火加热，炒干，取出晾凉，筛去碎屑。每100kg丹参片，用黄酒10kg。

鳖血丹参 取丹参放在盆内，将活杀的鳖血滴入，随即搅拌均匀，以药片染上通红血色即可，置风口处晾干。

饮片性状

丹参 呈类圆形或椭圆形的厚片。外表皮棕红色或暗棕红色，粗糙，具纵皱纹。切面有裂隙或略平整而致密，有的呈角质样，皮部棕红色，木部灰黄色或紫褐色，有黄白色放射状纹理。气微，味微苦涩。

酒丹参 形如丹参片，表面红褐色。略具酒香气。

鳖血丹参 形如丹参片，表面红色。

性味归经

苦，微寒。归心、肝经。

功效主治

活血祛瘀，通经止痛，清心除烦，凉血消痈。用于胸痹心痛，脘腹胁痛，癥瘕积聚，热痹疼痛，心烦不眠，月经不调，痛经经闭，疮疡肿痛。

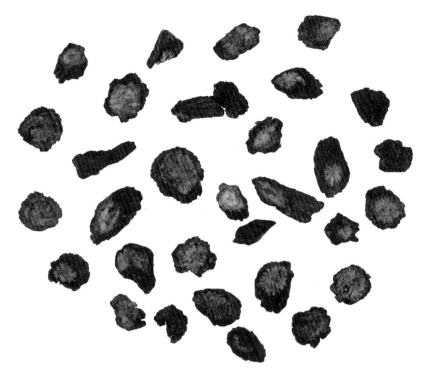

· 酒丹参

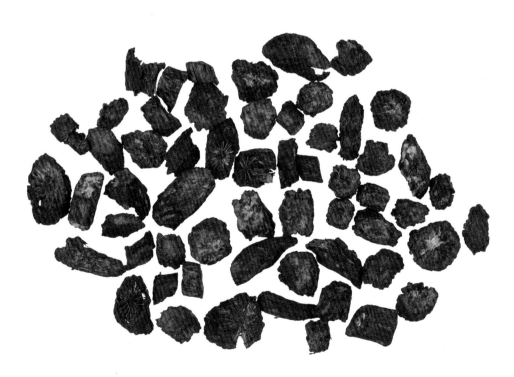

· 鳖血丹参

炮制作用

丹参 生品寒凉。用于血热瘀滞所致的疮痈，心腹疼痛及肢体疼痛。

酒丹参 酒炙缓和寒凉之性，增强活血祛瘀，调经止痛的作用。用于月经不调，血滞经闭等。

鳖血丹参 丹参用鳖血拌后，增强养阴补血的作用。

炮制特色

鳖血丹参属福建省特色中药炮制品种。

炮制研究

丹参水溶性成分主要为酚酸类化合物，包括丹参素、原儿茶醛、丹酚酸等；脂溶性成分主要为二萜醌类化合物，包括丹参酮、隐丹参酮等。其中水溶性酚酸类化合物是丹参治疗心血管疾病的发挥药效的主要物质基础。

研究表明，丹参生品及各炮制品（酒丹参、清炒丹参、米炒丹参、麸炒丹参）中，丹酚酸 B 和丹参素的含量以酒丹参最高，其原因是黄酒中含有大量乙醇，丹酚酸 B 和丹参素等成分易溶解于乙醇中，从而提高了对心血管疾病的治疗作用。

地黄

◆药材来源

本品为玄参科植物地黄 *Rehmannia glutinosa* Libosch. 的新鲜或干燥块根。秋季采挖，除去芦头、须根及泥沙，鲜用；或将地黄缓缓烘焙至约八成干。前者习称"鲜地黄"，后者习称"生地黄"。

古法炮制

汉代《金匮要略方论》曰"蒸之如斗米饭久，以铜器盛其汁，更绞地黄汁"。梁代《本草经集注》载"酒浸"。南北朝刘宋时代《雷公炮炙论》载"蒸之……拌酒再蒸"。唐代《千金翼方》曰"蒸半日，数以酒洒之使周匝，至夕出暴干"。宋代《太平惠民和剂局方》载"姜汁炒"。明代《本草纲目》载"酒与砂仁九蒸九曝"，《景岳全书》载"地黄与茯苓砂仁同煮，去茯砂不用"。清代《笔花医镜》载"砂仁拌"等炮制方法。

药典炮制方法

熟地黄

（1）取生地黄，照酒炖法炖至酒吸尽，取出，晾晒至外皮黏液稍干时，切厚片或块，干燥，即得。每 100kg 生地黄，用黄酒 30~50kg。

（2）取生地黄，照蒸法蒸至黑润，取出，晒至约八成干时，切厚片或块，干燥，即得。

临方炮制品种

生地炭、九蒸九晒熟地黄、砂仁拌熟地黄、苍术拌熟地黄。

临方炮制方法

生地炭 取生地黄放入锅内，武火炒至内外呈黑焦色，体质胖大轻松冒起白烟为度，取出凉透，存性。

九蒸九晒熟地黄 将选好的原生地黄（每斤 8 支）放在缸中，用清水浸 1~2h，使外皮柔软，以竹扫帚（或扁担）搅动洗净泥沙，捞起并用清水漂净，沥干水分，摊放太阳光下晒十足干（酥脆）。然后放置于水蒸笼内隔水蒸 12h，以武火不断燃烧。使体质胖大胀透时，生地黄用上等黄酒趁炊熟的生地黄同时倒入缸内摇动均匀后焖一宿，吸尽酒汁，再晒足干，再蒸再用酒。如此反复不断地进行九次，使其色黑油润如漆，味甘如饴，并切开内心有菊花纹针刺孔状者为度。随后制好的熟地黄与研极细末的砂仁拌匀，妥存瓷缸或瓮内密封，最好贮藏一两年后启用，随用随切片。每 100kg 生地黄，用黄酒 40kg、砂仁 2kg。

砂仁拌熟地黄 将砂仁粉加入熟地黄中，捣匀，再定量搓成适当的形状。

苍术拌熟地黄 将苍术粉加入熟地黄中，捣匀，再定量搓成适当的形状。

饮片性状

生地黄　呈类圆形或不规则的厚片。外表皮棕黑色或棕灰色，极皱缩，具不规则的横曲纹。切面棕黑色或乌黑色，有光泽，具黏性。气微，味微甜。

熟地黄　为不规则的块片、碎块，大小、厚薄不一。表面乌黑色，有光泽，黏性大。质柔软而带韧性，不易折断，断面乌黑色，有光泽。气微，味甜。

生地炭　形如生地黄，表面焦黑色，质松软膨胀，外皮焦脆，内部呈焦褐色。味焦苦。

九蒸九晒熟地黄　形如熟地黄，表面色黑，质润，有光泽。味甜。

砂仁拌熟地黄　形如熟地黄，表面色黑，附有砂仁粉，质润，有光泽。

苍术拌熟地黄　形如熟地黄，表面色黑，附有苍术粉，质润，有光泽。

性味归经

生地黄　甘，寒。归心、肝、肾经。

熟地黄　甘，微温。归肝、肾经。

功效主治

生地黄　清热凉血，养阴生津。用于热入营血，温毒发斑，吐血衄血，热病伤阴，舌绛烦渴，津伤便秘，阴虚发热，骨蒸劳热，内热消渴。

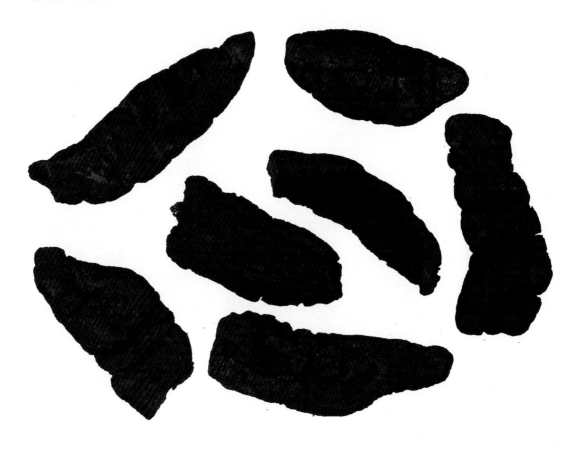

· 生地炭

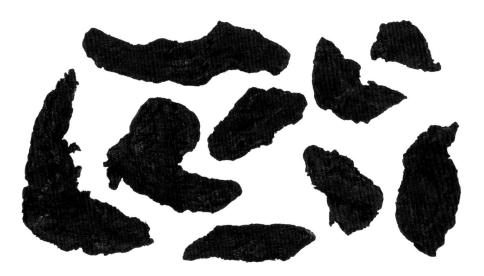

· 九蒸九晒熟地黄

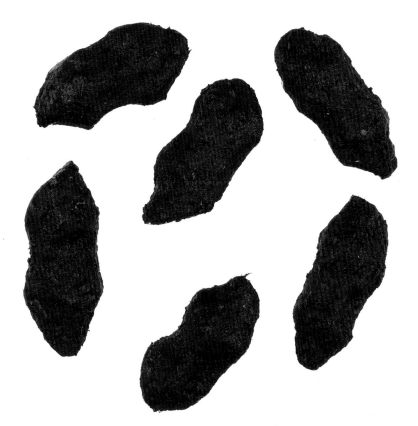

· 砂仁拌熟地黄

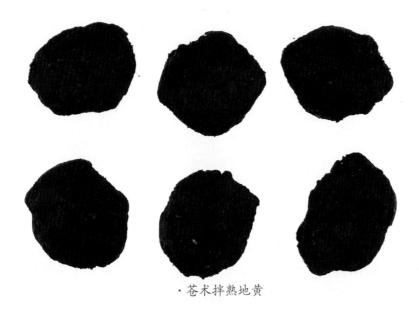

· 苍术拌熟地黄

熟地黄　补血滋阴，益精填髓。用于血虚萎黄，心悸怔忡，月经不调，崩漏下血，肝肾阴虚，腰膝酸软，骨蒸潮热，盗汗遗精，内热消渴，眩晕，耳鸣，须发早白。

炮制作用

生地黄　生品清热凉血作用强。用于热入营血，温毒发斑等。

生地炭　炒炭入血分，具凉血止血的作用。用于吐血，衄血，尿血，崩漏。

熟地黄　蒸制后，药性由寒转温，味由苦转甘，功能由清转补，主补阴血，并借酒力起到行药势、通血脉的作用。用于血虚证。

九蒸九晒熟地黄　熟地黄经过九次蒸晒后，得火与日，性微温，为补男女诸虚不足之要药。

砂仁拌熟地黄　熟地黄较滋腻，用砂仁拌后，可化湿和气，补而不腻；还可起到防腐、不生蛀虫等作用。

苍术拌熟地黄　作用同砂仁拌熟地黄。

炮制特色

九蒸九晒熟地黄、砂仁拌熟地黄、苍术拌熟地黄属福建省特色中药炮制品种。

炮制研究

生地黄主要成分有环烯醚萜、单萜及其苷类化合物等，其中梓醇含量最高，其次为糖类。熟地黄化学成分主要有多糖、5-羟甲基糠醛（5-HMF）、氨基酸等。

研究表明，生地黄炮制成熟地黄，发生了美拉德反应，随着蒸制次数的增加，梓醇的含量减少，而5-HMF的含量增加。因美拉德反应受温度的影响较大，一般温度相差10℃，反应速度相差3~5倍，所以熟地黄炮制过程中需要不断加热。

按照文中方法炮制九蒸九晒熟地黄时，每100kg熟地黄配用黄酒数量除第一次、第二次为40kg外，第三次以后可逐渐减到28kg左右。每次蒸时，需蒸得胀透胖大；晒时，应晒得十足干燥，吸尽黄酒，以达到精制的目的。

牛膝

◆药材来源

本品为苋科植物牛膝 *Achyranthes bidentata* B1. 的干燥根。冬季茎叶枯萎时采挖，除去须根和泥沙，捆成小把，晒至干皱后，将顶端切齐，晒干。

古法炮制

晋代《肘后备急方》载"酒渍服"。南北朝刘宋时代《雷公炮炙论》曰"用黄精自然汁浸一宿，漉出"。唐代《备急千金要方》载"取汁使用"。宋代《太平圣惠方》载"烧为灰""微炙""生地黄汁浸"。元代《汤液本草》载"酒浸，另捣"。明代《校注妇人良方》载"酒拌炒"，《证治准绳》载"何首乌与黑豆同制牛膝"，《本草通玄》载"欲下行则生用，滋补则酒炒"。清代《得配本草》载"童便炒"等炮制方法。

药典炮制方法

酒牛膝　取净牛膝段，照酒炙法炒干。

临方炮制品种

酒牛膝、盐牛膝。

临方炮制方法

酒牛膝　将净牛膝段，用黄酒拌匀，闷润至黄酒被吸尽，置锅内，用文火加热，炒干，取出，晾凉。每 100kg 牛膝段，用黄酒 10kg。

盐牛膝　将净牛膝段，用食盐水拌匀，闷润至盐水被吸尽，置锅内，用文火加热，炒干，取出，晾凉。每 100kg 牛膝段，用食盐 2kg。

饮片性状

牛膝　呈圆柱形的段。外表皮灰黄色或淡棕色，有微细的纵皱纹及横长皮孔。质硬脆，易折断，受潮变软。切面平坦，淡棕色或棕色，略呈角质样而油润，中心维管束木部较大，黄白色，其外周散有多数黄白色点状维管束，断续排列成 2~4 轮。气微，味微甜而稍苦涩。

酒牛膝　形如牛膝段，表面色泽加深，偶见焦斑。微有酒香气。

盐牛膝　形如牛膝段，表面色泽加深，带焦斑。略有咸味。

性味归经

苦、甘、酸，平。归肝、肾经。

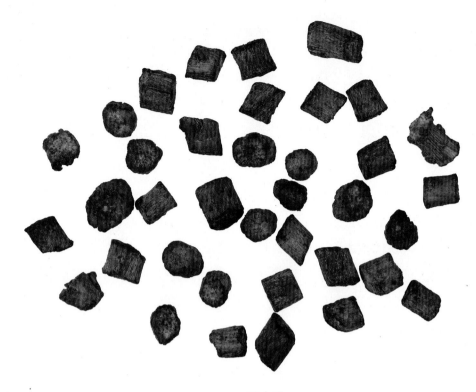

·酒牛膝

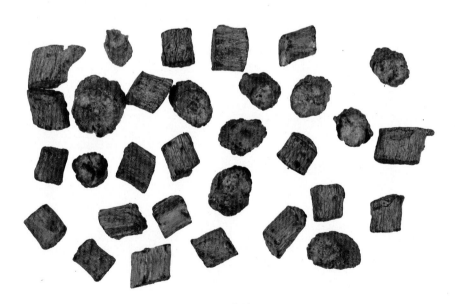

·盐牛膝

功效主治

逐瘀通经，补肝肾，强筋骨，利尿通淋，引血下行。用于经闭，痛经，腰膝酸痛，筋骨无力，淋证，水肿，头痛，眩晕，牙痛，口疮，吐血，衄血。

炮制作用

牛膝　生品长于补肝肾，强筋骨。用于肝肾不足，腰膝酸痛。

酒牛膝　酒炙后增强补肝肾，强筋骨，活血祛瘀，通经止痛的作用。用于腰膝酸痛，筋骨无力，经闭，癥瘕。

盐牛膝　盐炙后引药下行，走肾经，增强利尿通淋的作用。用于小便淋沥涩痛，尿血，小便不利。

炮制研究

牛膝主要成分有三萜皂苷、甜菜碱、多糖等。其中三萜皂苷为牛膝的主要药效成分，其水解产物为齐墩果酸、葡萄糖醛酸等。

研究表明，牛膝经炮制（酒炙、盐炙）后，齐墩果酸的含量升高，尤以酒炙牛膝的含量最高，因齐墩果酸具有保肝护肝、促进肝细胞再生、防止肝硬化等作用，所以酒炙后可增强其补益肝肾的作用。

应用注意

孕妇慎用。

细辛

◆**药材来源**

本品为马兜铃科植物北细辛 *Asarum heterotropoides* Fr. Schmidt var. *mandshuricum* (Maxim.) Kitag、汉城细辛 *Asarum sieboldii* Miq. var. *seoulense* Nakai 或华细辛 *Asarum sieboldii* Miq. 的干燥根及根茎。前二种习称"辽细辛"。夏季果熟期或初秋采挖，除净地上部分和泥沙，阴干。

古法炮制

南北朝刘宋时代《雷公炮炙论》曰"凡使，拣去双叶，服之害人"。宋代《圣济总录》载"去苗叶炒"，《太平惠民和剂局方》"去土并苗，焙干"。清代《本草述》载"醋浸一宿，晒干为末"等炮制方法。

药典炮制方法

饮片炮制项下除生饮片外，无其他炮制品种。

临方炮制品种

蜜细辛。

临方炮制方法

蜜细辛 将炼蜜用适量开水稀释后，加入细辛段中拌匀，闷润，置热锅内，文火炒至深黄色、不粘手时取出。每 100kg 细辛，用炼蜜 25kg。

饮片性状

细辛 呈不规则的段。根茎呈不规则圆形，外表皮灰棕色，有时可见环形的节。根细，表面灰黄色，平滑或具纵皱纹。切面黄白色或白色。气辛香，味辛辣、麻舌。

蜜细辛 形如细辛段，表面呈深黄色，微显光泽。具蜜香气，味微甜。

性味归经

辛，温。归心、肺、肾经。

功效主治

解表散寒，祛风止痛，通窍，温肺化饮。用于风寒感冒，头痛，牙痛，鼻塞流涕，鼻鼽，鼻渊，风湿痹痛，痰饮喘咳。

炮制作用

细辛 生品有毒，解表散寒，祛风止痛作用强。用于风寒表证，风湿痹痛等。

蜜细辛 蜜炙可缓和辛性，降低毒性，增强温肺化饮的作用。用于痰饮喘咳等。

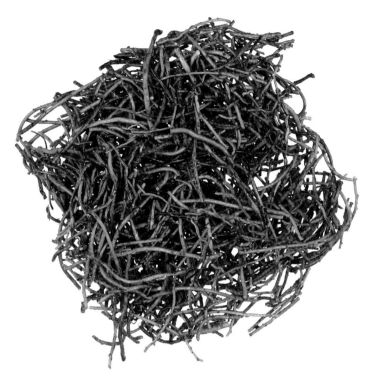

· 蜜细辛

炮制研究

细辛中挥发性成分有甲基丁香酚、黄樟醚、榄香酯素、细辛醚等；非挥发性成分有细辛脂素、马兜铃酸等。其中黄樟醚为主要毒性成分，具有呼吸麻痹和致癌的作用，马兜铃酸具有致癌和肾损害的作用，甲基丁香酚是细辛镇咳祛痰、镇痛和麻醉的主要药效成分，细辛脂素具有抗病毒和抗结核杆菌的作用。

研究表明，炒制、碱制、酒制、低温超微粉碎等炮制方法均可降低细辛的毒性成分黄樟醚、马兜铃酸的含量，从而降低毒性，增强临床应用的安全性。

葛根

◆**药材来源**

本品为豆科植物野葛 *Pueraria lobata* (Willd.) Ohwi 的干燥根。习称野葛。秋、冬二季采挖，趁鲜切成厚片或小块，干燥。

古法炮制

唐代《备急千金要方》载"绞取汁"，《食疗本草》载"蒸制"。宋代《太平圣惠方》载"醋炒制"，《圣济总录》载"去心微炙"，《洪氏集验方》载"焙制"。元代《丹溪心法》载"炒制"。明代《普济方》载"微炒""干煮法"，《寿世保元》载"炒黑"。清代《食物本草会纂》载"煨熟用"等炮制方法。

药典炮制方法

饮片炮制项下除生饮片外，无其他炮制品种。

临方炮制品种

麦麸煨葛根。

临方炮制方法

麦麸煨葛根 取麦麸撒在热锅中，用中火加热，待冒烟后，倒入葛根，上面再撒麦麸，煨至下层麦麸呈焦黄色，随即用铲子将葛根与麦麸不断翻动，至葛根呈焦黄色时取出，筛去麦麸，晾凉。每 100kg 葛根，用麦麸 30kg。

饮片性状

葛根 呈不规则的厚片、粗丝或边长为 0.5~1.2cm 的方块。切面浅黄棕色至棕黄色。质韧，纤维性强。气微，味微甜。

麦麸煨葛根 形如葛根，色深黄。气微焦香。

性味归经

甘、辛，凉。归脾、胃、肺经。

功效主治

解肌退热，生津止渴，透疹，升阳止泻，通经活络，解酒毒。用于外感发热头痛，项背强痛，口渴，消渴，麻疹不透，热痢，泄泻，眩晕头痛，中风偏瘫，胸痹心痛，酒毒伤中。

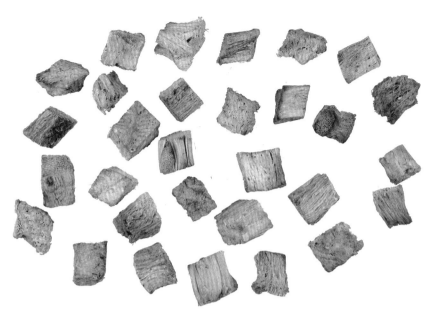

·麦麸煨葛根

炮制作用

葛根　生品解肌退热，生津止渴，透疹作用较强。用于外感表证，消渴等。

麦麸煨葛根　煨后可减弱发散之力，增强止泻作用。用于湿热泻痢，脾虚泄泻。

炮制研究

葛根主要成分为黄酮类化合物，有葛根素、大豆苷等，具有降血糖、降压、抗癌等作用。研究表明，葛根生品、麸煨葛根、清炒葛根均有止泻作用，而麸煨葛根所含的总黄酮和葛根素含量最高，止泻作用最强，这与传统中医药理论"煨法厚肠止泻"相一致。

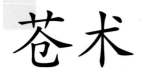

◆药材来源

本品为菊科植物茅苍术 *Atractylodes lancea* (Thunb.) DC. 或北苍术 *Atractylodes chinensis* (DC.) Koidz. 的干燥根茎。春、秋二季采挖，除去泥沙，撞去须根，晒干。

古法炮制

唐代《银海精微》载"米汁浸炒"，《仙授理伤续断秘方》载"醋煮七次"。宋代《本草衍义》载"米泔浸后麸炒"。金代《儒门事亲》载"米泔水浸""椒炒""盐炒""醋煮"等炮制方法。明代《普济方》载"油葱制""米泔浸后用生葱白加盐炒"等，《先醒斋广笔记》载"人乳汁炒三次"。清代《温热暑疫全书》载"泔浸去皮，麻油拌"，《本经逢原》载"蜜水拌饭上蒸"等炮制方法。

药典炮制方法

麸炒苍术　取苍术片，照麸炒法炒至表面深黄色。

临方炮制品种

麸炒苍术、土炒苍术、焦苍术。

临方炮制方法

麸炒苍术　先将锅烧热，投入麦麸，用中火加热，待冒烟时，倒入苍术片，不断翻炒至深黄色时，取出，筛去麦麸，放凉。每100kg苍术，用麦麸10kg。

土炒苍术　将黄土粉倒入炒至容器内，用中火加热，炒至灵动状态时，倒入苍术片，翻炒至表面挂匀土色时，取出，筛去多余土粉，放凉。每100kg苍术，用黄土粉20kg。

焦苍术　取苍术片，置炒制容器内，武火不断急炒至焦黑时，喷淋盐水，取出晾干。

饮片性状

苍术　呈不规则类圆形或条形厚片。外表皮灰棕色至黄棕色，有皱纹，有时可见根痕。切面黄白色或灰白色，散有多数橙黄色或棕红色油室，有的可析出白色细针状结晶。气香特异，味微甘、辛、苦。

麸炒苍术　形如苍术片，表面黄色或焦黄色。香气较生品浓。

土炒苍术　形如苍术片，表面染土色。

焦苍术　形如苍术片，表面焦褐色。有焦香气。

性味归经

辛、苦，温。归脾、胃、肝经。

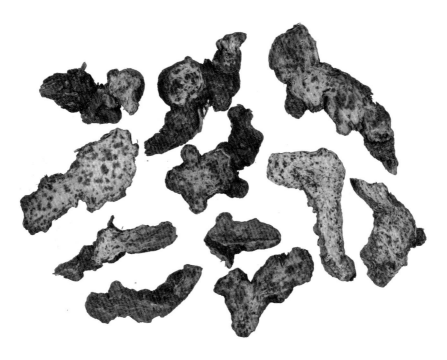

· 麸炒苍术

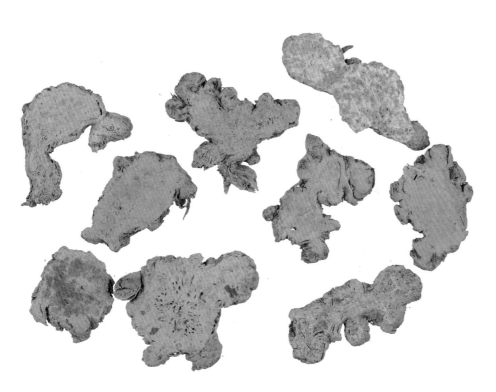

· 土炒苍术

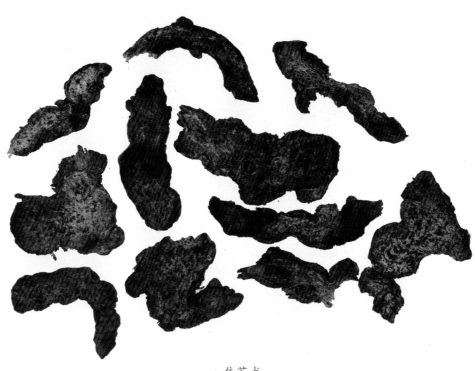

·焦苍术

功效主治

燥湿健脾，祛风散寒，明目。用于湿阻中焦，脘腹胀满，泄泻，水肿，脚气痿蹙，风湿痹痛，风寒感冒，夜盲，眼目昏涩。

炮制作用

苍术　生品辛燥，燥湿，祛风散寒作用强。用于风湿痹痛，腰膝疼痛，风寒感冒，肌肤麻木不仁等。

麸炒苍术　麸炒后缓和辛燥之性，增强健脾和胃的作用。用于脾胃不和，痰饮停滞，脘腹痞满，青盲，雀目。

土炒苍术　土炒后辛燥之性大减，增强固肠止泻，健脾燥湿的作用。用于脾虚泄泻，久痢，淋带白浊。

焦苍术　炒焦作用同土炒苍术。

炮制研究

苍术主要成分为挥发油，有 β- 桉叶醇、茅术醇和苍术酮等，研究表明，5- 羟甲基糠醛、苍术苷 A 和鞣质是焦苍术健脾止泻的物质基础。这些成分通过协同作用增强胃和小肠的蠕动，促进食物的消化吸收，发挥健脾作用；通过抑制肠道条件致病菌过度的增殖，调节肠道菌群结构，抑制消化道炎症；通过下调结肠组织 5-HT 及其受体 5-HT4R、5-HT7R 的表达水平，抑制结肠过快运动和消化道水分流失，保证消化道对水分的吸收和大便的正常。

川芎

◆**药材来源**

本品为伞形科植物川芎 *Ligusticum chuanxiong* Hort. 的干燥根茎。夏季当茎上的节盘显著突出，并略带紫色时采挖，除去泥沙，晒后烘干，再去须根。

古法炮制

唐代《千金翼方》载"熬制"。宋代《博济方》载"微炒""醋炒"，《扁鹊心书》载"酒炒"。元代《世医得效方》载"米水炒""茶水炒"，《丹溪心法》载"童便浸"。明代《普济方》载"酒煮"，《宋氏女科秘书》载"酒洗"。清代《医宗说约》载"酒浸"等。

药典炮制方法

饮片炮制项下除生饮片外，无其他炮制品种。

临方炮制品种

酒川芎。

临方炮制方法

酒川芎　将川芎片用黄酒拌匀，闷润至黄酒被吸尽，置炒制容器内，文火炒干，取出，晾凉。每 100kg 川芎片，用黄酒 10kg。

饮片性状

川芎　为不规则厚片。外表皮灰褐色或褐色，有皱缩纹。切面黄白色或灰黄色，具有明显波状环纹或多角形纹理，散生黄棕色油点。质坚实。气浓香，味苦、辛，微甜。

酒川芎　形如川芎片，色泽加深，偶见焦斑，质坚脆。略有酒香气。

性味归经

辛，温。归肝、胆、心包经。

功效主治

活血行气，祛风止痛。用于胸痹心痛，胸胁刺痛，跌扑肿痛，月经不调，经闭痛经，癥瘕腹痛，头痛，风湿痹痛。

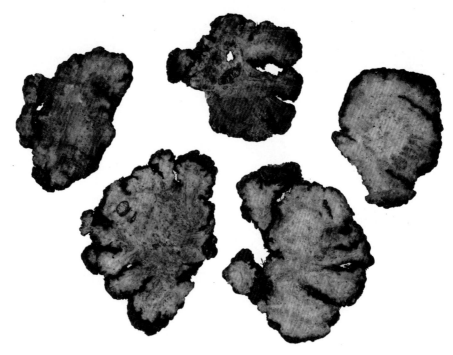

·酒川芎

炮制作用

川芎　生品辛香走窜，活血行气，祛风止痛作用强。用于血瘀气滞的月经不调，痛经，闭经，产后瘀阻腹痛。

酒川芎　酒炙后引药上行，增强活血行气，祛风止痛的作用。用于血瘀头痛，偏头痛，风寒湿痛，产后瘀阻腹痛等。

炮制研究

川芎主要成分有川芎嗪、阿魏酸、川芎内酯等。其中川芎嗪具有扩张冠脉和心肌血流量、降低心肌耗氧量、增加脑和外周血流量、降低外周血管阻力的作用；阿魏酸、川芎内酯具有抗平滑肌痉挛的作用。

研究表明，川芎酒炙后，川芎嗪含量明显升高，从而增强其药理活性和临床治疗作用。

因川芎含挥发油，炮制时应防止出油变质；炒制时火力不宜过大，应用文火，并忌高温干燥。

泽泻

◆药材来源

本品为泽泻科植物东方泽泻 *Alisma orientale* (Sam.) Juzep. 或泽泻 *Alisma plantago-aquatica* Linn. 的干燥块茎。冬季茎叶开始枯萎时采挖，洗净，干燥，除去须根和粗皮。

古法炮制

南北朝刘宋时代《雷公炮炙论》载"酒浸"。宋代《传信适用方》载"酒浸后蒸"。元代《世医得效方》载"清蒸"。明代《景岳全书》载"煨制"，《先醒斋广笔记》载"米泔浸后炒"。清代《本草备要》载"盐水拌"，《幼幼集成》载"盐水炒焦"等。

药典炮制方法

盐泽泻　取泽泻片，照盐水炙法炒干。

临方炮制品种

麸炒泽泻、盐泽泻、土炒泽泻。

临方炮制方法

麸炒泽泻　先将锅用武火加热，均匀撒入蜜麸，待冒烟时倒入净泽泻片，中火拌炒，至表面显深黄色、有香气逸出时取出，筛去蜜麸，晾凉。每 100kg 泽泻片，用蜜麸 15kg。

盐泽泻　将净泽泻片，用盐水拌匀，闷润至盐水被吸尽，置锅内，文火炒干，取出晾凉。每 100kg 泽泻片，用食盐 2kg。

土炒泽泻　将黄土粉倒入炒制容器内，用中火加热，炒至灵动状态时，倒入净泽泻，翻炒至表面挂匀土色时，取出，筛去多余土粉，晾凉。每 100kg 泽泻，用黄土粉 20kg。

饮片性状

泽泻　呈圆形或椭圆形厚片。外表皮淡黄色至淡黄棕色，可见细小突起的须根痕。切面黄白色至淡黄色，粉性，有多数细孔。气微，味微苦。

麸炒泽泻　形如泽泻片，表面显黄色，偶见焦斑。有香气。

盐泽泻　形如泽泻片，表面显黄色，偶见焦斑。有香气，味咸。

土炒泽泻　形如泽泻片，表面均匀，挂土色。

性味归经

甘、淡，寒。归肾、膀胱经。

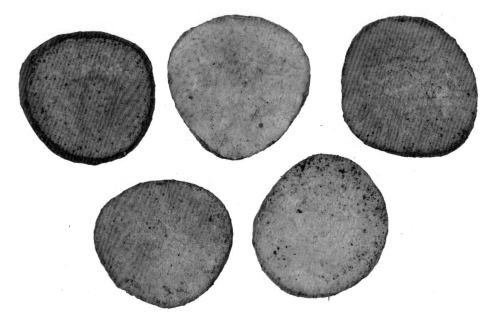

· 麸炒泽泻

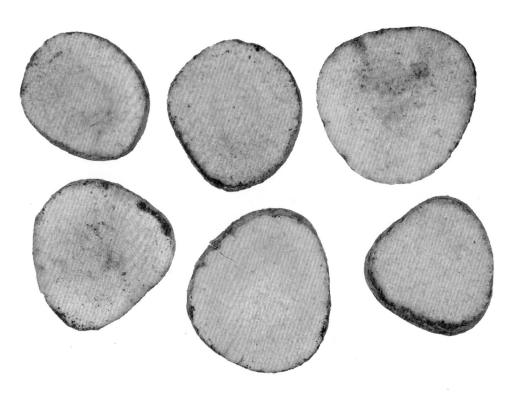

· 盐泽泻

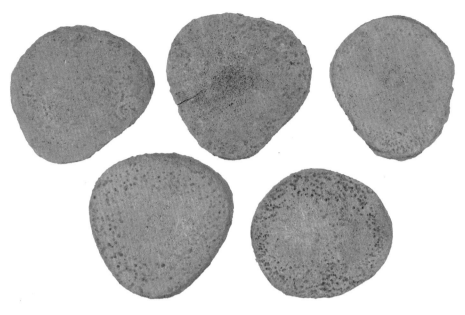

· 土炒泽泻

功效主治

利水渗湿，泄热，化浊降脂。用于小便不利，水肿胀满，泄泻尿少，痰饮眩晕，热淋涩痛，高脂血症。

炮制作用

泽泻　生品利水渗湿作用强。用于小便不利，水肿，泄泻，淋浊，湿热黄疸，带下病，痰饮等。

麸炒泽泻　麸炒后缓和寒性，增强渗湿和脾，降浊升清的作用。用于脾虚泄泻，痰湿眩晕。

盐泽泻　盐炙引药下行，增强滋阴、泄热作用，且利尿不伤阴。用于小便不利等。

土炒泽泻　土炒作用同麸炒泽泻。

炮制特色

麸炒泽泻所用麦麸为蜜麸，属福建省特色炮制品种。

炮制作用

泽泻主要化学成分有三萜类、倍半萜类、二萜类、多糖类、生物碱类、脂肪酸、蛋白质、氨基酸等。其中三萜类为主要的药效物质，具有降血脂、降血糖、抗脂肪肝、利尿、抗肾炎等作用。

研究表明，泽泻生品及不同炮制品（清炒品、麸炒品、盐炙品）均有利尿作用，而盐炙后泽泻醇类含量增加，利尿作用增强。泽泻麸炒后健脾作用增强，其作用机制与胃泌素含量增加、十二指肠 Na^+-K^+-ATP 酶活性的提高、十二指肠平滑肌收缩作用增强有关。

百合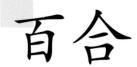

◆**药材来源**

本品为百合科植物卷丹 *Lilium lancifolium* Thunb.、百合 *Lilium brownii* F. E. Brown var. *viridulum* Baker 或细叶百合 *Lilium pumilum* DC. 的干燥肉质鳞叶。秋季采挖，洗净，剥取鳞叶，置沸水中略烫，干燥。

古法炮制

汉代《金匮要略方论》载"水洗百合渍一宿，当白沫出，去其水"。唐代《备急千金要方》载"熬令黄色，捣筛为散"。宋代《太平圣惠方》载"捣罗为末"。明代《本草品汇精要》载"蒸熟用"，《仁术便览》载"蜜拌蒸软"。清代《食物本草汇纂》载"酒炒微赤"等。

药典炮制方法

蜜百合 取净百合，照蜜炙法炒至不粘手。每 100kg 百合，用炼蜜 5kg。

临方炮制品种

蜜百合。

临方炮制方法

蜜百合 取净百合，置炒制容器内，用文火炒至色泽加深时，均匀地淋入开水稀释过的炼蜜，继续拌炒至表面呈黄色、不粘手时，取出，摊晾。每 100kg 百合，用炼蜜 5kg。

饮片性状

百合 呈长椭圆形，长 2~5cm，宽 1~2cm，中部厚 1.3~4mm。表面黄白色至淡棕黄色，有的微带紫色，有数条纵直平行的白色维管束。顶端稍尖，基部较宽，边缘薄，微波状，略向内弯曲。质硬而脆，断面较平坦，角质样。气微，味微苦。

蜜百合 形如百合，表面黄色，偶见黄焦斑，略带黏性。味甜。

性味归经

甘，寒。归心、肺经。

功效主治

养阴润肺，清心安神。用于阴虚燥咳，劳嗽咳血，虚烦惊悸，失眠多梦，精神恍惚。

炮制作用

百合 生品清心安神作用强。用于虚烦惊悸，失眠多梦。

蜜百合 蜜炙后增强润肺止咳的作用。用于肺虚久咳，肺痨咳血。

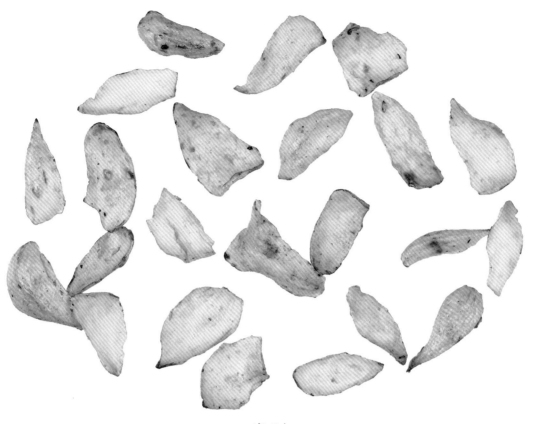

· 蜜百合

炮制研究

　　百合主要含百合皂苷、百合多糖、生物碱类、氨基酸及铁（Fe）、锌（Zn）等微量元素。其中百合多糖是百合的主要药效成分，具有抗肿瘤、抗疲劳、降血糖、免疫促进及抗氧化等作用。

　　研究表明，百合蜜炙后其多糖含量增加，止咳效果增加。炮制百合时需注意应先炒药再加蜜，即炒至百合颜色加深时，再加炼蜜炒，以保证药物和辅料充分结合。

柴胡

◆药材来源

本品为伞形科植物柴胡 *Bupleurum chinense* DC. 或狭叶柴胡 *Bupleurum scorzonerifolium* Willd. 的干燥根。按性状不同，分别习称"北柴胡"和"南柴胡"。春、秋二季采挖，除去茎叶和泥沙，干燥。

古法炮制

唐代《备急千金要方》载"熬变色"。宋代《太平惠民和剂局方》载"焙制"。元代《丹溪心法》载"酒拌"。明代《本草蒙筌》载"酒渍"。清代《长沙方歌括劝读》载"鳖血拌蒸（炒）"，《妇科玉尺》载"醋浸"，《本草害利》曰"酒炒则升，蜜炒则和"等炮制方法。

药典炮制方法

醋北柴胡 取北柴胡片，照醋炙法炒干。

醋南柴胡 取南柴胡片，照醋炙法炒干。

临方炮制品种

醋柴胡、鳖血柴胡。

临方炮制方法

醋柴胡 将净柴胡片加米醋拌匀，闷润至透，置炒药锅内，用文火炒干，取出，晾凉。每100kg柴胡，用米醋20kg。

鳖血柴胡 取净柴胡片放置容器内，加入新鲜鳖血及适量冷开水搅拌均匀，闷润至鳖血液被吸尽，取出摊置风口处晾干。

饮片性状

柴胡 呈不规则厚片。外表皮黑褐色或浅棕色，具纵皱纹和支根痕。切面淡黄白色，纤维性。质硬。气微香，味微苦。

醋柴胡 形如柴胡片，色泽加深。略有醋气。

鳖血柴胡 形如柴胡片，色泽加深。略有血腥气。

性味归经

辛、苦，微寒。归肝、胆、肺经。

功效主治

疏散退热，疏肝解郁，升举阳气。用于感冒发热，寒热往来，胸胁胀痛，月经不调，子宫脱垂，脱肛。

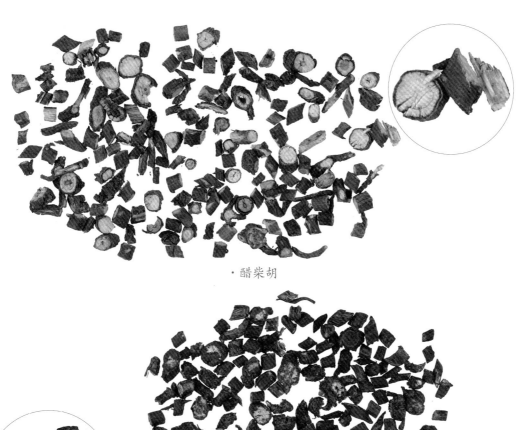

· 醋柴胡

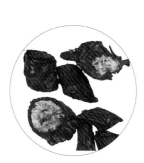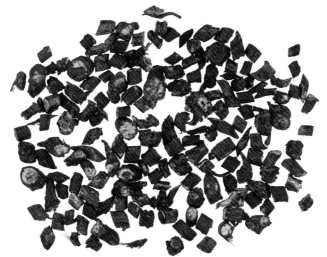

· 鳖血柴胡

炮制作用

柴胡 生品升散之力较强。用于解表退热。

醋柴胡 醋炙缓和升散之性，增强疏肝止痛作用。用于肝郁气滞的胁痛，腹痛，月经不调等。

鳖血柴胡 鳖血制能填阴滋血，抑制浮阳，增强清肝退热的作用。用于热入血室，骨蒸潮热。

炮制研究

柴胡主要成分有柴胡皂苷、挥发油、柴胡多糖等。具有免疫调节、抗抑郁、保肝、抗肿瘤、解热、抗炎等药理作用。

研究表明，其生品中含有 α-菠菜甾醇，具有较强的发汗解表作用，蜜炙后 α-菠菜甾醇挥发，发汗解表作用降低。生品中含有挥发油，具有解热、抗炎、镇痛的作用，醋炙后挥发油含量下降，解热作用降低。经蜜炙、酒炙、醋炙后，柴胡总皂苷含量增加，中枢抑制、抗炎等作用增强。

香附

◆药材来源

本品为莎草科植物莎草 *Cyperus rotundus* L. 的干燥根茎。秋季采挖，燎去毛须，置沸水中略煮或蒸透后晒干；或燎后直接晒干。

古法炮制

唐代《仙授理伤续断秘方》载"炒制"。宋代《圣济总录》载"猪胆汁制"，《疮疡经验全书》载醋、童便、盐水制等炮制方法。元代《活幼心书》载"醋制""盐水制"，《丹溪心法》载"童便制"。明代《炮炙大法》载醋、酒、盐水、姜汁合制等炮制方法。清代《医宗说约》载"醋、酒、盐水、童便合制"等炮制方法，《幼科释谜》载"七制香附"等。

药典炮制方法

醋香附　取香附片（粒），照醋炙法炒干。

临方炮制品种

醋香附、四制香附、酒香附。

临方炮制方法

醋香附　取净香附用米醋拌匀，闷润至醋被吸尽后，置炒制容器内，用文火炒干，取出晾凉，筛去碎屑。每100kg香附，用米醋20kg。

四制香附　取香附用姜汁、盐水、黄酒、米醋拌匀，闷透，置锅内，用文火炒干，取出晾凉。每100kg香附，用黄酒、米醋各10kg，生姜5kg，食盐2kg。

酒香附　将香附用黄酒拌匀，闷润至黄酒被吸尽，置锅内，文火炒干，取出，晾凉。每100kg香附，用黄酒10kg。

饮片性状

香附　为不规则厚片或颗粒状。外表皮棕褐色或黑褐色，有时可见环节。切面色白或黄棕色，质硬，内皮层环纹明显。气香，味微苦。

醋香附　形如香附片或粒，表面棕褐色或红棕色，微有焦斑，角质样。略有醋气。

四制香附　形如香附片或粒，表面深棕褐色，内呈黄褐色。有清香气。

酒香附　形如香附片或粒，表面色泽加深。略具酒气。

性味归经

辛、微苦、微甘，平。归肝、脾、三焦经。

功效主治

疏肝解郁，理气宽中，调经止痛。用于肝郁气滞，胸胁胀痛，疝气疼痛，乳房胀痛，脾胃气滞，脘腹痞闷，胀满疼痛，月经不调，经闭痛经。

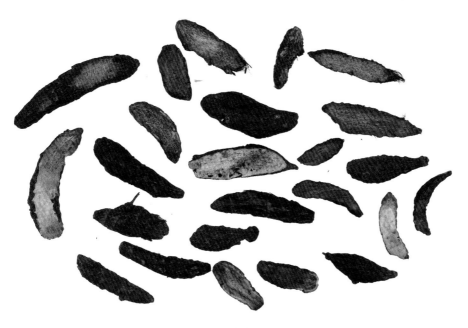

· 醋香附

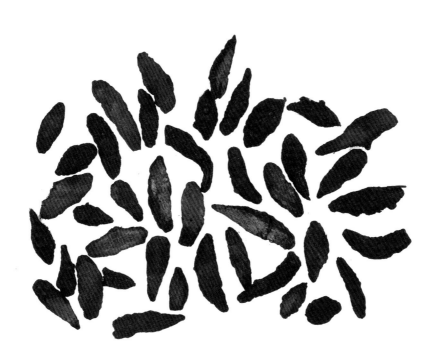

· 四制香附

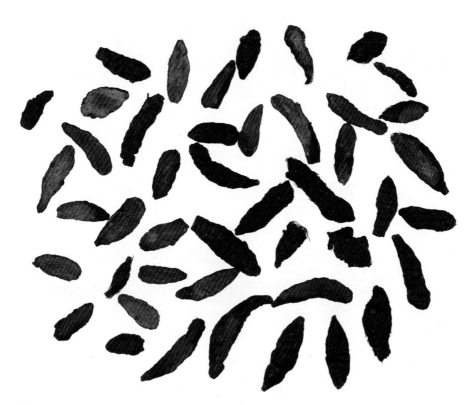

·酒香附

炮制作用

香附　生品理气解郁作用强。用于肝郁气滞等。

醋香附　醋炙入肝，增强疏肝止痛，消积化滞的作用。用于伤食腹痛，血中气滞，寒凝气滞，胃脘疼痛等。

四制香附　四制后行气解郁，调经散结作用增强。用于胁痛，痛经，月经不调等。

酒香附　酒炙具有行气通脉，散结滞的作用。用于寒疝腹痛。

炮制特色

四制即应用四种辅料黄酒、醋、盐、姜汁充分润透，拌炒或蒸制的方法，属福建省中药炮制特色之一。

炮制研究

香附主要成分为挥发油、黄酮类、皂苷类、生物碱类等。其中挥发油主要有 α-香附酮、β-香附酮、广藿香酮等，具有雌激素样作用，能使子宫平滑肌松弛，收缩力减弱，肌张力降低。总皂苷具有镇痛、解热、抗菌、抗炎的作用。

研究表明，四制香附所含挥发油的主要成分总量高于生品，香附经醋炙和酒炙后总皂苷含量也较生品高，所以香附经炮制后可增强疏肝、行气、止痛的作用。

郁金

◆药材来源

本品为姜科植物温郁金 *Curcuma wenyujin* Y. H. Chen et C. Ling、姜黄 *Curcuma longa* L.、广西莪术 *Curcuma kwangsiensis* S. G. Lee et C. F. Liang 或蓬莪术 *Curcuma phaeocaulis* Val. 的干燥块根。前两者分别习称"温郁金"和"黄丝郁金"，其余按性状不同习称"桂郁金"或"绿丝郁金"。冬季茎叶枯萎后采挖，除去泥沙和细根，蒸或煮至透心，取出干燥。

古法炮制

宋代《圣济总录》载"火炮""煮制""浆水生姜皂荚麸炒"。明代《医学入门》载"醋煮"，《普济方》载"炒制""防风巴豆制"。清代《傅青主女科》载"醋炒"等炮制方法。

药典炮制方法

饮片炮制项下除生饮片外，无其他炮制品种。

临方炮制品种

醋郁金。

临方炮制方法

醋郁金 取净郁金片，用米醋拌匀，闷润至米醋被吸尽，置锅内，文火炒干，取出晾凉，筛去碎屑。每100kg郁金片，用米醋10kg。

饮片性状

郁金 呈椭圆形或长条形薄片。外表皮灰黄色、灰褐色至灰棕色，具不规则的纵皱纹。切面灰棕色、橙黄色至灰黑色，角质样，内皮层环明显。气微，味淡。

醋郁金 形如郁金片，色泽加深，带焦斑。略有醋气。

性味归经

辛、苦，寒。归肝、心、肺经。

功效主治

活血止痛，行气解郁，清心凉血，利胆退黄。用于胸胁刺痛，胸痹心痛，经闭痛经，乳房胀痛，热病神昏，癫痫发狂，血热吐衄，黄疸尿赤。

炮制作用

郁金 生品行气祛瘀作用强。用于胸胁胀痛等。

醋郁金 醋制引药入肝，增强疏肝止痛的作用。用于肝郁气滞痛经，瘀血胸痛。

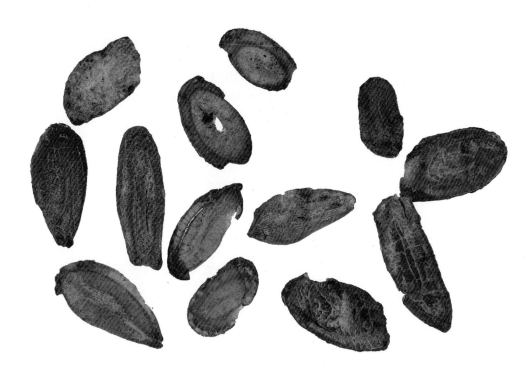

· 醋郁金

炮制研究

郁金的主要化学成分为姜黄素和挥发油两大类。其中姜黄素具有降血脂、抗氧化、抗炎的作用，挥发油具有抗肿瘤的作用。

研究表明，郁金醋炙后挥发油含量下降，发散作用减弱，从而降低了郁金行气化瘀的作用，而醋的加入有利于姜黄素和吉马酮的溶解，增强疏肝止痛作用。药理实验证实了郁金生品和炮制品均能明显提高小鼠的痛阈值，醋炙后镇痛作用更显著。

应用注意

不宜与丁香、母丁香同用。

防风

◆药材来源

本品为伞形科植物防风 *Saposhnikovia divaricata* (Turcz.) Schischk. 的干燥根。春、秋二季采挖未抽花茎植株的根，除去须根和泥沙，干燥。

古法炮制

宋代《小儿药证直诀》载"焙制"。《类编朱氏集验医方》载"麸炒"。明代《普济方》载"蜜炙""醋煮"。清代《外科证治全书》载"蜜水炒"，《得配本草》载"麸炒"等。

药典炮制方法

饮片炮制项下除生饮片外，无其他炮制品种。

临方炮制品种

蜜防风、炒防风。

临方炮制方法

蜜防风　取炼蜜用适量开水稀释后，加入防风片拌匀，闷透，置炒药锅内，用文火炒至金黄色、不粘手时，取出晾凉。每 100kg 防风片，用炼蜜 10kg。

炒防风　取净防风片，用文火炒至老黄色，微具焦斑，取出，晾凉。

饮片性状

防风　为圆形或椭圆形的厚片。外表皮灰棕色或棕褐色，有纵皱纹，有的可见横长皮孔样突起、密集的环纹或残存的毛状叶基。切面皮部棕黄色至棕色，有裂隙，木部黄色，具放射状纹理。气特异，味微甘。

蜜防风　形如防风片，表面金黄色，偶见焦斑，略带黏性。

炒防风　形如防风片，表面深黄色，略具焦斑。

性味归经

辛、甘，微温。归膀胱、肝、脾经。

功效主治

祛风解表，胜湿止痛，止痉。用于感冒头痛，风湿痹痛，风疹瘙痒，破伤风。

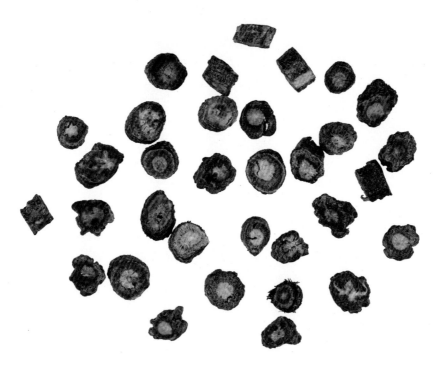

· 蜜防风

炮制作用

防风　生品辛散，长于祛风解表，胜湿止痛。用于外感风邪，风湿痹痛。

蜜防风　蜜炙缓和辛散作用，祛风止痛作用强。用于风寒湿痹痛。

炒防风　炒后减弱其辛散之力，具有止泻作用。用于泄泻。

炮制特色

蜜防风属福建省特色中药炮制品种。

炮制研究

防风主要含有色原酮、香豆素类、挥发油等成分。其中升麻素苷和 5-O- 甲基维斯阿米醇苷为防风解热镇痛和抗炎的主要药效成分。

研究表明，合理的炮制工艺与防风饮片的质量息息相关。当防风切片为 3~4mm，干燥温度为 60℃，干燥时间 2h 时，防风饮片不仅外观性状良好，而且有效成分升麻素苷和 5-O- 甲基维斯阿米醇苷的含量较高，从而提高了临床疗效。

天麻

◆ **药材来源**

本品为兰科植物天麻 *Gastrodia elata* B1. 的干燥块茎。立冬后至次年清明前采挖，立即洗净，蒸透，敞开，低温干燥。

古法炮制

唐代《银海精微》载"炒存性"。宋代《圣济总录》载"炙令通黄色"。明代《证治准绳》载"酒煮"。清代《幼幼集成》载"姜制"，《得配本草》载"用蒺藜子同煮，去子，以湿纸包煨熟，取出切片，酒浸一宿，焙干用"等炮制方法。

药典炮制方法

饮片炮制项下除生饮片外，无其他炮制品种。

临方炮制品种

酒天麻、姜天麻。

临方炮制方法

酒天麻 取净天麻片，加黄酒拌匀，闷润至黄酒被吸尽，置热锅内，用文火炒干，取出，晾凉。每100kg天麻，用黄酒10~15kg。

姜天麻 取净天麻，用一层生姜片，一层天麻片，文火蒸软，取出，干燥。每100kg天麻，用生姜25kg。

饮片性状

天麻 呈不规则的薄片。外表皮淡黄色至黄棕色，有时可见点状排成的横环纹。切面黄白色至淡棕色。角质样，半透明。气微，味甘。

酒天麻 形如天麻片，色略深。略具酒气。

姜天麻 形如天麻片，外皮淡黄棕色。切面淡棕色，角质样。味甘，略具姜气。

性味归经

甘，平。归肝经。

功效主治

息风止痉，平抑肝阳，祛风通络。用于小儿惊风，癫痫抽搐，破伤风，头痛眩晕，手足不遂，肢体麻木，风湿痹痛。

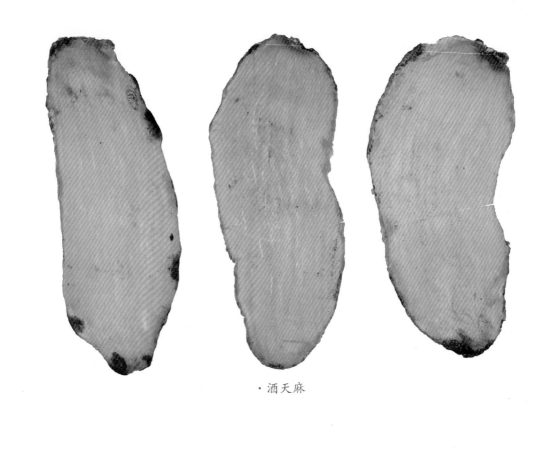

·酒天麻

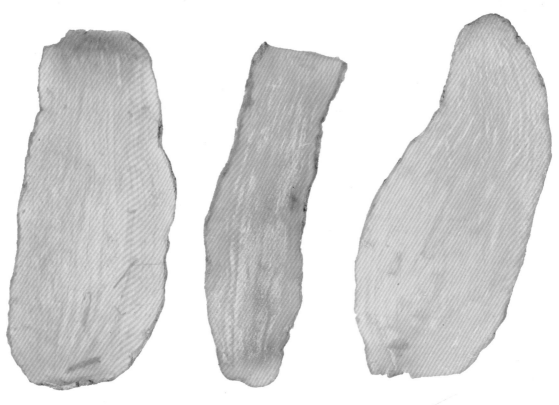

·姜天麻

炮制作用

天麻　生品平肝息风止痉作用强。用于肝阳上亢，头痛眩晕等。

酒天麻　酒炙后引药上行，增强活血通络的作用。用于肢体麻木等。

姜天麻　姜制后和胃止呕，增强祛风痰，息风止痉的作用。用于肝阳上亢，癫痫抽搐等。

炮制特色

天麻传统的炮制方法是用姜汁制，福建省天麻的炮制方法则采用姜片蒸，蒸制后天麻素的含量更高。

炮制研究

天麻主含天麻素、天麻苷元、香草醇、黄酮类和多糖类等成分。其中天麻素和天麻素苷元为天麻主要药效成分，具有镇痛、镇静、抗惊厥的作用。

研究表明，天麻蒸制可破坏 β-糖苷键酶，可减少天麻苷的分解（即杀酶保苷），同时因为蒸制过程中温度较高，巴利森苷发生降解反应，使蒸制后天麻素的含量增加，所以蒸制有利于天麻有效成分的生成。炮制姜天麻最好选择在晴天的早上，蒸好后摊薄晒，到晚上进行烘干。如果无烘干条件，应把未干的姜天麻先冷冻，第二天再继续晒干，以保证成品的外观和质量。

续断

◆**药材来源**

本品为川续断科植物川续断 *Dipsacus asper* Wall. ex Henry 的干燥根。秋季采挖，除去根头和须根，用微火烘至半干，堆置"发汗"至内部变绿色时，再烘干。

古法炮制

南北朝刘宋时代《雷公炮炙论》载"横切锉之""酒浸一伏时，焙干用"。唐代《仙授理伤续断秘方》载"米泔浸"。明代《校注妇人良方》载"酒浸炒"，《普济方》载"面水炒"，《滇南本草》载"五钱，醋半杯炒干"等炮制方法。

药典炮制方法

酒续断　取续断片，照酒炙法炒至微带黑色。

盐续断　取续断片，照盐炙法炒干。

临方炮制品种

盐续断、酒续断。

临方炮制方法

盐续断　取净续断片用盐水拌匀，闷润，待盐水被吸尽，置炒制容器内，文火炒至微黄色，取出晾凉。每100kg续断片，用食盐2kg。

酒续断　取净续断片用黄酒拌匀，闷润，待黄酒被吸尽，置炒制容器内，文火炒至微焦黄色，取出晾凉。每100kg续断片，用黄酒10kg。

饮片性状

续断　呈类圆形或椭圆形的厚片。外表皮灰褐色至黄褐色，有纵皱纹。切面皮部墨绿色或棕褐色，木部灰黄色或黄褐色，可见放射状排列的导管束纹，形成层部位多有深色环。气微，味苦、微甜而涩。

盐续断　形如续断片，表面黑褐色。味微咸。

酒续断　形如续断片，表面浅黑色或灰褐色。略有酒香气。

性味归经

苦、辛，微温。归肝、肾经。

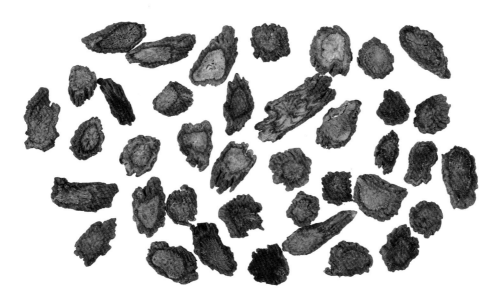

·盐续断

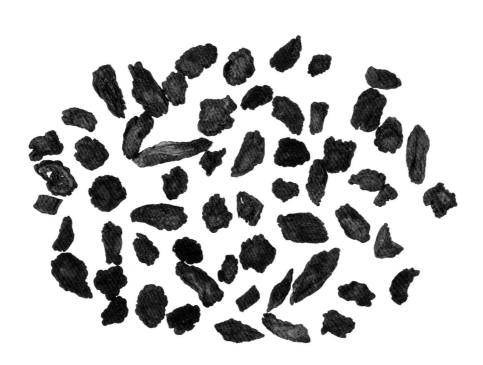

·酒续断

功效主治

补肝肾，强筋骨，续折伤，止崩漏。用于肝肾不足，腰膝酸软，风湿痹痛，跌扑损伤，筋伤骨折，崩漏，胎漏。

炮制作用

续断　生品补肝肾，强筋骨，续折伤作用强。用于筋骨疼痛。

盐续断　盐炙后引药下行，增强补肝肾，强腰膝的作用。用于腰膝酸软。

酒续断　酒炙后增强通血脉，续筋骨，止崩漏的作用。用于崩漏，胎漏下血，跌打损伤。

炮制研究

续断的化学成分主要有三萜皂苷类、生物碱类、挥发油、环烯醚萜类等。其中续断皂苷VI是其作用于受损骨的主要药效物质，总生物碱是其治疗先兆性流产和习惯性流产的有效成分。

研究表明，不同炮制方法可影响续断中续断皂苷VI和总生物碱的含量，其中酒续断、盐续断中续断皂苷VI的含量较生品高；盐续断总生物碱的含量较生品高；清炒品和酒续断总生物碱的含量较生品低。研究也表明了炮制温度会影响续断的有效物质群，为了保证续断的质量，盐续断和酒续断炮制温度应低于170~180℃的范围。

前 胡

◆ **药材来源**

本品为伞形科植物白花前胡 *Peucedanum praeruptorum* Dunn 的干燥根。冬季至次春茎叶枯萎或未抽花茎时采挖，除去须根，洗净，晒干或低温干燥。

古法炮制

南北朝刘宋时代《雷公炮炙论》载"竹沥浸"。唐代《千金翼方》载"熬制"。宋代《太平惠民和剂局方》载"生姜汁制"等炮制方法。

药典炮制方法

蜜前胡　取前胡片，照蜜炙法炒至不粘手。

临方炮制品种

蜜前胡。

临方炮制方法

蜜前胡　将炼蜜用适量开水稀释后，加入净前胡片中拌匀，闷润，置炒制容器内，文火炒至表面深黄色、不粘手时，取出，摊晾。每 100kg 前胡，用炼蜜 25kg。

饮片性状

前胡　呈类圆形或不规则形的薄片。外表皮黑褐色或灰黄色，有时可见残留的纤维状叶鞘残基。切面黄白色至淡黄色，皮部散有多数棕黄色油点，可见一棕色环纹及放射状纹理。气芳香，味微苦、辛。

蜜前胡　形如前胡片，表面呈深黄色，略有光泽。味微甜。

性味归经

苦、辛，微寒。归肺经。

功效主治

降气化痰，散风清热。用于痰热喘满，咯痰黄稠，风热咳嗽痰多。

炮制作用

前胡　生品降气化痰作用较强。用于痰热咳喘。

蜜前胡　蜜炙后增强润肺止咳的作用。用于肺燥咳嗽，咳嗽痰黄等。

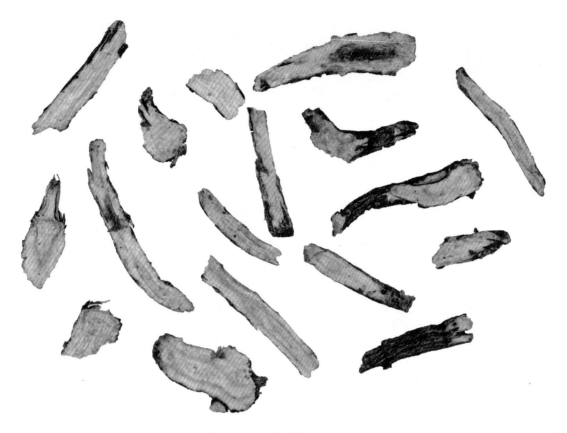

· 蜜前胡

炮制研究

前胡主要含有香豆素类、挥发油、萘醌类、苷类、甾醇类等化学成分。其中前胡甲素、前胡乙素为其主要药效成分，具有止咳、祛痰、平喘的作用。

研究表明，前胡生品和蜜炙品对氨水引起的小鼠咳嗽和磷酸组胺诱发的豚鼠哮喘均有明显的抑制作用，但蜜炙品作用较强，表明前胡蜜炙后确能增强其润肺、化痰、止咳的作用。

黄连

◆ 药材来源

本品为毛茛科植物黄连 *Coptis chinensis* Franch.、三角叶黄连 *Coptis deltoidea* C. Y. Cheng et Hsiao 或云连 *Coptis teeta* Wall. 的干燥根茎。以上三种分别习称"味连""雅连""云连"。秋季采挖，除去须根和泥沙，干燥，撞去残留须根。

古法炮制

唐代《备急千金要方》载"去毛，去皮，炒"。宋代《圣济总录》载"吴茱萸制"。明代《本草蒙筌》载"火在上炒以醇酒，火在下炒以童便，实火朴硝，虚火酽醋。痰火姜汁，伏火盐汤"。清代《本草汇》载"黄土姜酒蜜制"等炮制方法。

药典炮制方法

酒黄连　取净黄连，照酒炙法炒干。

姜黄连　取净黄连，照姜汁炙法炒干。

萸黄连　取吴茱萸加适量水煎煮，煎液与净黄连拌匀，待液吸尽，炒干。

临方炮制品种

酒黄连、姜黄连、吴茱萸制黄连、醋黄连。

临方炮制方法

酒黄连　将净黄连片用黄酒拌匀，闷润，待黄酒被吸尽，置炒制容器内，文火炒干，取出晾凉。每 100kg 黄连片，用黄酒 12.5kg。

姜黄连　将净黄连片用姜汁拌匀，闷润，待姜汁被吸尽，置炒制容器内，文火炒干，取出晾凉。每 100kg 黄连片，用生姜 12.5kg。

吴茱萸制黄连　将净吴茱萸置锅内，加适量清水，共煮 2 次，每次煮 20min，过滤，合并滤液；将滤液拌入净黄连片中，闷润至吴茱萸煎液被吸尽，再置锅内，文火炒干，取出晾凉。每 100kg 黄连片，用吴茱萸 10kg。

醋黄连　取净黄连片用米醋拌匀，闷润至醋被吸尽后，置炒制容器内，用文火炒干，取出晾凉，筛去碎屑。每 100kg 黄连片，用米醋 20kg。

饮片性状

黄连片　呈不规则的薄片。外表皮灰黄色或黄褐色，粗糙，有细小的须根。切面或碎断面鲜黄色或红黄色，具放射状纹理。气微，味极苦。

酒黄连　形如黄连片，色泽加深。略有酒香气。

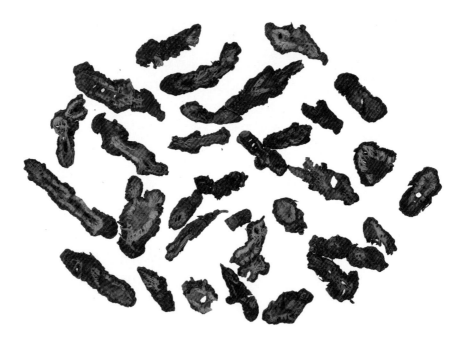

·酒黄连

姜黄连　形如黄连片，表面棕黄色。具姜的辛辣味。

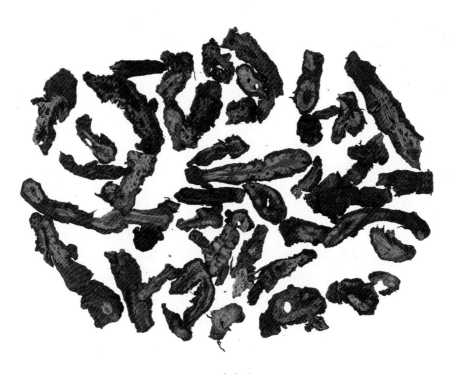

·姜黄连

吴茱萸制黄连　形如黄连片，表面暗黄色，微带焦斑。略具吴茱萸的辛辣味。

醋黄连　形如黄连片，色泽加深。略有醋香气。

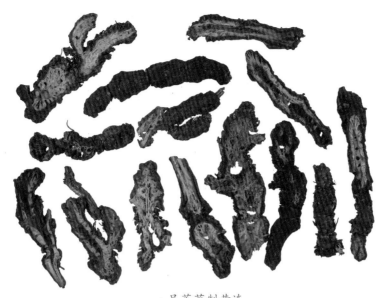

·吴茱萸制黄连

性味归经

苦，寒。归心、脾、胃、肝、胆、大肠经。

功效主治

清热燥湿，泻火解毒。用于湿热痞满，呕吐吞酸，泻痢，黄疸，高热神昏，心火亢盛，心烦不寐，心悸不宁，血热吐衄，目赤，牙痛，消渴，痈肿疔疮；外治湿疹，湿疮，耳道流脓。

炮制作用

黄连　生品苦寒，清中焦之热。用于湿热诸证。

酒黄连　酒炙引药上行，缓和寒性，清头目之热。用于目赤，口疮等。

姜黄连　姜炙缓和苦寒之性，增强止呕作用。用于寒热互结，湿热中阻，痞满呕吐。

吴茱萸制黄连　吴茱萸抑制黄连苦寒之性，使黄连寒而不滞，清气分湿热，散肝胆郁火，疏肝和胃止呕。用于肝胃不和，呕吐吞酸。

醋黄连　醋炙引药入肝，清肝胆火。用于肝胆胃火，呕吐等。

炮制特色

醋黄连属福建省三明市特色炮制品种。

炮制研究

黄连的主要成分有生物碱类、香豆素类、黄酮类、挥发油等。其中生物碱是黄连的主要药效成分，具有降血糖、抗菌、抗炎、抗肿瘤等作用。

研究表明，不同的炮制辅料可影响黄连中生物碱的含量，如姜黄连、萸黄连、酒黄连所含的小檗碱、药根碱、巴马汀的含量均较生品高。由于小檗碱受热易被破坏，为了最大限度地保存小檗碱含量，炮制时应用文火炒制。

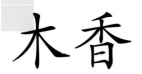
木香

◆药材来源

本品为菊科植物木香 *Aucklandia lappa* Decne. 的干燥根。秋、冬二季采挖，除去泥沙和须根，切段，大的再纵剖成瓣，干燥后撞去粗皮。

古法炮制

宋代《苏沈良方》载"面裹煨熟"，《普济本事方》载"湿纸裹煨"。明代《普济方》载"茶水炒"。清代《医宗说约》载"酒磨""姜汁磨"，《本草备要》载"蒸制"等炮制方法。

药典炮制方法

煨木香 取未干燥的木香片，在铁丝匾中，用一层草纸，一层木香片，间隔平铺数层，置炉火旁或烘干室内，烘煨至木香中所含的挥发油渗至纸上，取出。

临方炮制品种

煨木香。

临方炮制方法

煨木香 取未干燥的木香片，平铺于吸油纸上，一层木香片一层纸，如此间隔平铺数层，上下用平坦木板夹住，以绳捆扎结实，使木香与吸油纸紧密接触，放烘干室或温度较高处，煨至木香所含挥发油渗透到纸上，取出木香，放凉。

饮片性状

木香 呈类圆形或不规则的厚片。外表皮黄棕色至灰褐色，有纵皱纹。切面棕黄色至棕褐色，中部有明显菊花心状的放射纹理，形成层环棕色，褐色油点（油室）散在。气香特异，味微苦。

煨木香 形如木香片。气微香，味微苦。

性味归经

辛、苦，温。归脾、胃、大肠、三焦、胆经。

功效主治

行气止痛，健脾消食。用于胸胁、脘腹胀痛，泻痢后重，食积不消，不思饮食。

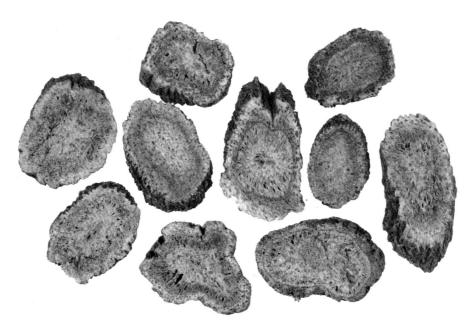

· 煨木香

炮制作用

木香　生品温中行气止痛作用强。用于脘腹胀痛。

煨木香　煨后除去部分油质，缓和行气作用，增强实大肠，止泻痢的作用。用于脾虚泄泻，肠鸣腹痛。

炮制研究

木香主要含倍半萜内酯类挥发油。其中木香烃内酯和去氢木香内酯是木香的主要活性成分，具有松弛平滑肌和解痉的作用。

研究表明，木香经纸煨、滑石粉煨、麦麸煨、清炒、麦麸炒、酒炙等方法炮制后，其有效成分木香烃内酯、去氢木香内酯等含量均下降。因此，为了保证木香的药效，煨制时火力不宜过强，但时间可适当长些，煨至闻到木香香气变淡即可。

知母

◆药材来源

本品为百合科植物知母 *Anemarrhena asphodeloides* Bge. 的干燥根茎。春、秋二季采挖，除去须根及泥沙，晒干，习称"毛知母"；或除去外皮，晒干。

古法炮制

宋代《太平圣惠方》载"煨令微黄"。元代《瑞竹堂经验方》载"微炒令汗"，《汤液本草》载"酒炒"。明代《本草纲目》载"酒焙"，《本草蒙筌》载"益肾滋阴，盐炒便入"，《证治准绳》载"童便浸"，《增补万病回春》载"人乳汁盐酒炒"等炮制方法。

药典炮制方法

盐知母 取知母片，照盐水炙法炒干。

临方炮制品种

盐知母。

临方炮制方法

盐知母 将净知母片，置炒制容器内，文火加热，炒至变色，喷洒盐水，炒干，取出，晾凉。每 100kg 知母片，用食盐 2kg。

饮片性状

知母 呈不规则类圆形的厚片。外表皮黄棕色或棕色，可见少量残存的黄棕色叶基纤维和凹陷或突起的点状根痕。切面黄白色至黄色。气微，味微甜、略苦，嚼之带黏性。

盐知母 形如知母片，色黄或微带焦斑。味微咸。

性味归经

苦、甘，寒。归肺、胃、肾经。

功效主治

清热泻火，滋阴润燥。用于外感热病，高热烦渴，肺热燥咳，骨蒸潮热，内热消渴，肠燥便秘。

炮制作用

知母 生品苦寒滑利，善清肺、胃之火。用于肺热燥咳等。

盐知母 盐炙引药下行，增强滋阴降火的作用，善清下焦虚热。用于肝肾阴亏，骨蒸潮热，盗汗遗精等。

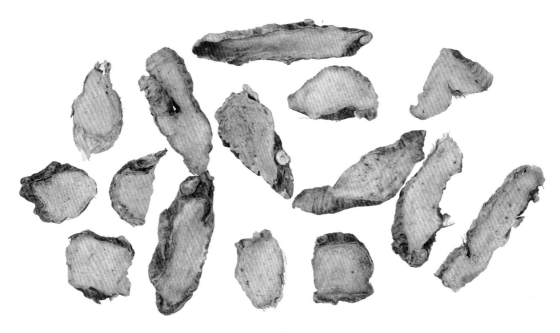

· 盐知母

炮制研究

知母主要化学成分是甾体皂苷类、黄酮类、多糖类等。其中，新芒果苷和芒果苷是知母的主要药效成分，具有清热、抗炎、抗病毒、免疫调节等作用。

研究表明，知母经盐制后，芒果苷含量增加，因芒果苷对 α - 葡萄糖苷酶具有很强的抑制作用而起到降糖的作用，所以知母经盐炙后降血糖作用增强。

川牛膝

◆药材来源

本品为苋科植物川牛膝 *Cyathula officinalis* Kuan 的干燥根。秋、冬二季采挖，除去芦头、须根及泥沙，烘或晒至半干，堆放回润，再烘干或晒干。

古法炮制

唐代《仙授理伤续断秘方》载"酒浸焙干用"。宋代《太平惠民和剂局方》载"酒浸蒸"。元代《活幼心书》载"酒洗"。清代《本草述》载"何首乌同蒸"等炮制方法。

药典炮制方法

酒川牛膝　取川牛膝片，照酒炙法炒干。

临方炮制品种

酒川牛膝。

临方炮制方法

酒川牛膝　取净川牛膝片，用黄酒拌匀，闷润至黄酒被吸尽，置锅内，文火炒干，取出晾凉。每 100kg 川牛膝片，用黄酒 10kg。

饮片性状

川牛膝　呈圆形或椭圆形薄片。外表皮黄棕色或灰褐色。切面浅黄色至棕黄色。可见多数排列成数轮同心环的黄色点状维管束。气微，味甜。

酒川牛膝　形如川牛膝片，表面棕褐色。微有酒香气，味甜。

性味归经

甘、微苦，平。归肝、肾经。

功效主治

逐瘀通经，通利关节，利尿通淋。用于经闭癥瘕，胞衣不下，跌扑损伤，风湿痹痛，足痿筋挛，尿血血淋。

炮制作用

川牛膝　生品逐瘀通经的作用较强。用于经闭，胞衣不下，跌扑损伤等。

酒川牛膝　酒炙后增强逐瘀通经，通利关节的作用。用于关节痹痛，足痿筋挛等。

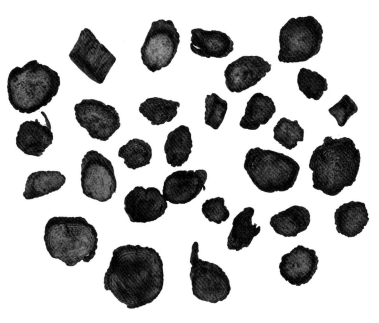

· 酒川牛膝

炮制研究

　　川牛膝的主要化学成分有生物碱、甾酮和多糖等，具有调节血液黏稠度、改善微循环、增强免疫力等作用。

　　研究表明，川牛膝酒炙后所含的阿魏酸含量较生品增加。因为阿魏酸可抑制血小板聚集，抑制 5- 羟色胺、血栓素样物质的释放，并选择性抑制血栓素 A2 合成酶活性，使前列环素/血栓素 A2 比率升高，所以川牛膝酒炙后逐瘀通经、通利关节作用增强。

应用注意

　　孕妇慎用。

远志

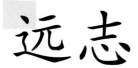

◆药材来源

本品为远志科植物远志 *Polygala tenuifolia* Willd. 或卵叶远志 *Polygala sibirica* L. 的干燥根。春、秋二季采挖，除去须根和泥沙，晒干或抽取木心晒干。

古法炮制

南北朝刘宋时代《雷公炮炙论》提出"用熟甘草汤浸一宿，漉出，曝干"。宋代《普济本事方》载"生姜汁炒"，《太平惠民和剂局方》载"酒蒸"。明代《普济方》载"甘草水煮，姜汁炒"，《医学入门》载"甘草水、黑豆煮……姜汁炒"。清代《得配本草》载"米泔水浸……去心用……甘草汤泡一宿"等炮制方法。

药典炮制方法

制远志　取甘草，加适量水煎汤，去渣，加入净远志，用火煮至汤吸尽，取出，干燥。每 100kg 远志，用甘草 6kg。

临方炮制品种

蜜制远志。

临方炮制方法

蜜制远志　先将炼蜜用适量开水稀释后，加入净制远志段拌匀，闷润至透，置热锅内，文火炒至不粘手时，取出，放凉。每 100kg 制远志段，用炼蜜 20kg。

饮片性状

远志　呈圆筒形的段。外表皮灰黄色至灰棕色，有横皱纹。切面棕黄色。气微，味苦、微辛，嚼之有刺喉感。

制远志　形如远志段，表面黄棕色。味微甜。

蜜制远志　形如制远志，色泽加深。味甜。

性味归经

苦、辛，温。归心、肾、肺经。

功效主治

安神益智，交通心肾，祛痰，消肿。用于心肾不交引起的失眠多梦、健忘惊悸、神志恍惚，咳痰不爽，疮疡肿毒，乳房肿痛。

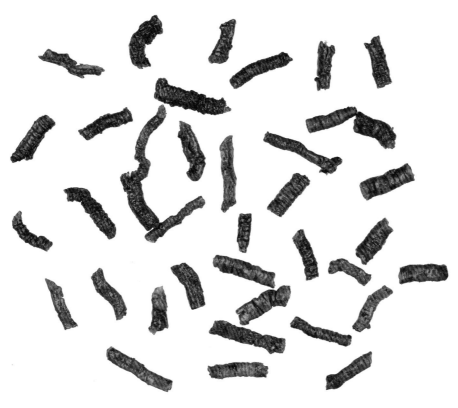

·蜜制远志

炮制作用

远志　生品味苦，戟人咽喉。多外用，用于痈疽肿毒，乳房肿痛。

制远志　用甘草水制能减其燥性，缓和药性，消除麻味，防止刺喉，具有补脾益气，安神益智的作用。用于心神不安，惊悸，失眠，健忘。

蜜制远志　蜜炙增强祛痰止咳的作用。用于咳嗽，痰多等。

炮制特色

蜜制远志以制远志为基础进行蜜炙炮制，以减少不良反应，增强疗效。

炮制研究

远志主要化学成分有三萜皂苷、糖酯类、生物碱、远志醇等。其中远志皂苷和远志酸是远志产生刺激咽喉和胃黏膜作用的主要成分。

现行药典尚未收载蜜远志，蜜远志属地方炮制品种。各地的炮制规范对于蜜远志的炮制存在较大的差异，其差异点主要在于用生远志还是制远志进行炮制，以及用生远志炮制的程度。研究表明，远志蜜炙后可减少皂苷的含量，且采用制远志蜜炙皂苷的含量减少得最多。因为远志的毒性与总皂苷的含量成正比，总皂苷的含量越高，其毒性越大，所以笔者团队使用蜜制远志进行临方炮制，以降低毒副作用，临床使用更为安全。

升麻

◆**药材来源**

本品为毛茛科植物大三叶升麻 *Cimicifuga heracleifolia* Kom.、兴安升麻 *Cimicifuga dahurica* (Turcz.) Maxim. 或升麻 *Cimicifuga foetida* L. 的干燥根茎。秋季采挖，除去泥沙，晒至须根干时，燎去或除去须根，晒干。

古法炮制

晋代《肘后备急方》载"蜜煎"。南北朝刘宋时代《雷公炮炙论》载"黄精汁制"。宋代《圣济总录》载"煅炭"，《普济本事方》载"焙制"。明代《医学入门》载"蜜炒"。清代《本草述》载"止咳汗者蜜炒"，《本草害利》载"如嫌过升，蜜水炒或醋炒用"等炮制方法。

药典炮制方法

饮片炮制项下除生饮片外，无其他炮制品种。

临方炮制品种

蜜升麻、酒升麻。

临方炮制方法

蜜升麻 先将炼蜜用适量开水稀释后，加入净升麻片拌匀，闷润，置热锅内，文火炒至不粘手时，取出，摊晾。每 100kg 升麻片，用炼蜜 25kg。

酒升麻 取升麻片，加黄酒拌匀，闷润至黄酒被吸尽，置热锅内，用文火炒干，取出，晾凉。每 100kg 升麻片，用黄酒 10~15kg。

饮片性状

升麻 为不规则的厚片。表面黑褐色或棕褐色，有的可见须根痕或坚硬的细须根残留。切面黄绿色或淡黄白色，具有网状或放射状纹理。体轻，质坚硬，纤维性。气微，味微苦而涩。

蜜升麻 形如升麻片，表面呈黄棕色或棕褐色。味甜而微苦。

酒升麻 形如升麻片，表面微黄色或棕黄色。微具酒香气。

性味归经

辛、微甘，微寒。归肺、脾、胃、大肠经。

功效主治

发表透疹，清热解毒，升举阳气。用于风热头痛，齿痛，口疮，咽喉肿痛，麻疹不透，阳毒发斑，脱肛，子宫脱垂。

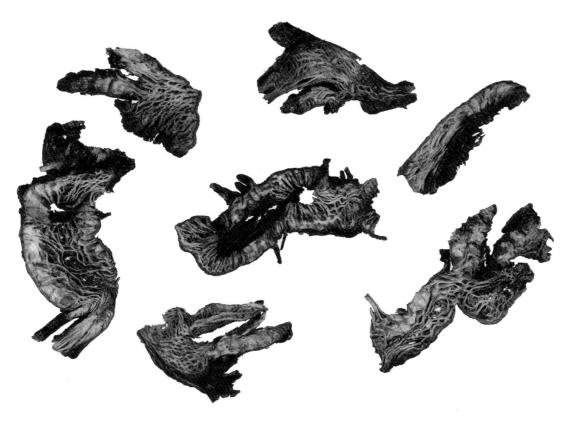

· 蜜升麻

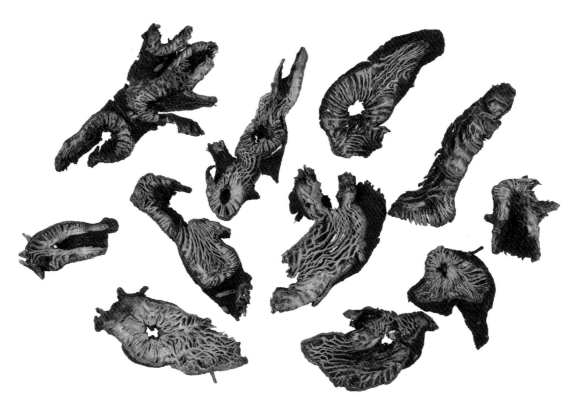

· 酒升麻

炮制作用

升麻 生品升散，解表透疹，清热解毒作用强。用于外感风热头痛，麻疹不透等。

蜜升麻 蜜炙可减弱辛散之性，缓和升阳作用，增强补中益气的作用。用于脾胃虚弱，中气下陷等。

酒升麻 酒炙引药上行，增强升浮之性，加强升举阳气的作用。用于气虚下陷，气虚不固等。

炮制研究

升麻的主要活性成分为阿魏酸和异阿魏酸。其中异阿魏酸具有解热、镇痛、消炎的作用；阿魏酸可抑制血小板聚集，解除血管平滑肌的痉挛。

研究表明，升麻蜜炙品中阿魏酸和异阿魏酸的含量较生品显著增加，主要是因为升麻酚酸类化合物多以有机酸酯的形式存在，在炮制过程中，酸酯类成分水解生成有机酸和醇类，使阿魏酸和异阿魏酸含量增加。

大黄

◆药材来源

本品为蓼科植物掌叶大黄 *Rheum palmatum* L.、唐古特大黄 *Rheum tanguticum* Maxim. ex Balf. 或 药 用 大 黄 *Rheum officinale* Baill. 的干燥根和根茎。秋末茎叶枯萎或次春发芽前采挖，除去细根，刮去外皮，切瓣或段，绳穿成串干燥或直接干燥。

古法炮制

汉代《金匮玉函经》曰"去黑皮，或炮或生"。南北朝刘宋时代《雷公炮炙论》载"蜜水蒸"。唐代《千金翼方》载"火干""炙令烟出""凡大黄皆薄切，五升米下蒸之曝干"。宋代《女科百问》载"酒浸蒸熟"。元代《瑞竹堂经验方》载"酒浸，纸裹煨"。清代《医宗说约》载"韭菜汁拌晒干"，《外科证治全书》载"石灰炒"等炮制方法。

药典炮制方法

酒大黄 取净大黄片，照酒炙法炒干。

熟大黄 取净大黄块，照酒炖或酒蒸法炖或蒸至内外均呈黑色。

大黄炭 取净大黄片，照炒炭法炒至表面焦黑色、内部焦褐色。

临方炮制品种

醋大黄、熟大黄、酒大黄、大黄炭、清宁片、大黄粉。

临方炮制方法

醋大黄 将净大黄片或块，用米醋拌匀，闷润至米醋被吸尽，置锅内，文火炒干，取出晾凉。每 100kg 大黄片或块，用米醋 15kg。

熟大黄 将净大黄片或块，用黄酒拌匀，闷润至酒被吸尽，放笼屉内，置锅上武火加热，圆汽后蒸 6~8h，闷 2~4h，至内外均呈黑色时取出，晾晒后，再将蒸时所得原汁的浓缩液拌入，吸尽，干燥。每 100kg 大黄片或块，用黄酒 30kg。

酒大黄 将净大黄片或块，用黄酒拌匀，闷润至黄酒被吸尽，置锅内，文火炒干，取出晾凉。每 100kg 大黄片或块，用黄酒 10kg。

大黄炭 将净大黄片或块，置炒制容器内，用武火加热，炒至外表呈黑色时，取出，晾凉。

清宁片 将净大黄片或块，置容器内，加水超过药面，武火加热煮烂，加入黄酒（100∶30）搅拌，再煮成泥状，取出晒干，粉碎，过 100 目筛，取细粉与黄酒、炼蜜混合成团块状，置蒸笼内蒸透，取出揉匀，搓成直径约 14mm 的圆条，于 50~55℃低温干燥，烘至七成干时，装入容器内，闷约 10 天至内外湿度一致，手摸有挺劲，取出，切厚片，晾干。

大黄粉 将大黄或块，烘干，打粉，过 100 目筛，即得。

饮片性状

    大黄 呈不规则类圆形厚片或块，大小不等。外表皮黄棕色或棕褐色，有纵皱纹及疙瘩状隆起。切面黄棕色至淡红棕色，较平坦，有明显散在或排列成环的星点，有空隙。

    醋大黄 形如大黄片或块，表面深棕色或棕褐色，断面浅棕色。略有醋香气。

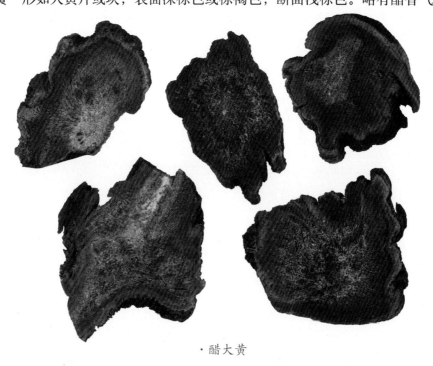

· 醋大黄

    熟大黄 形如大黄片或块，表面黑褐色，质坚实。有特异芳香气，味微苦。

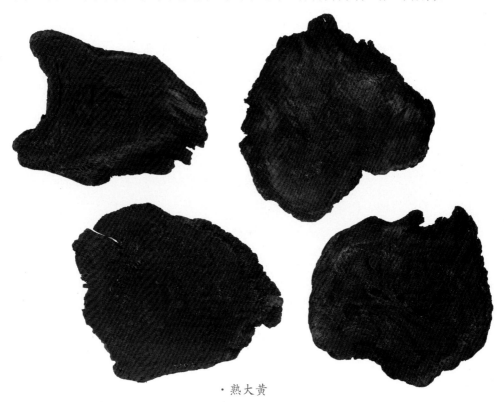

· 熟大黄

酒大黄 形如大黄片或块，表面深棕色或棕褐色，偶有焦斑，折断面呈浅棕色，质坚实。略有酒香气。

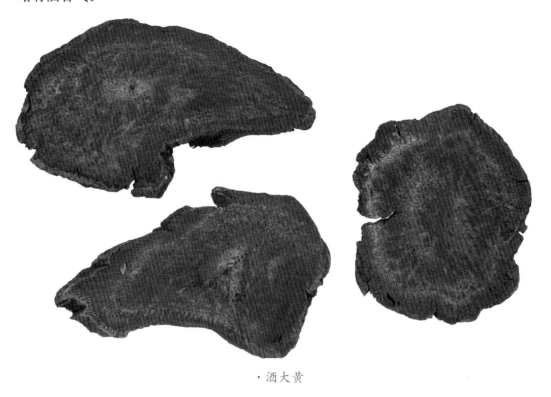

· 酒大黄

大黄炭 形如大黄片或块，表面焦黑色，断面焦褐色，质轻而脆。有焦香气，味微苦。

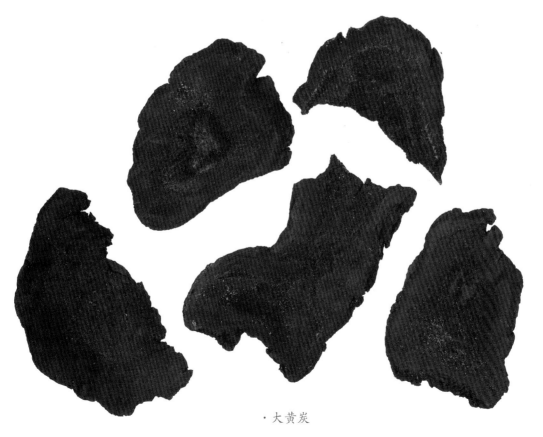

· 大黄炭

清宁片　呈圆形厚片，表面黑色。有香气，味微苦、甘。

大黄粉　为黄色粉末。

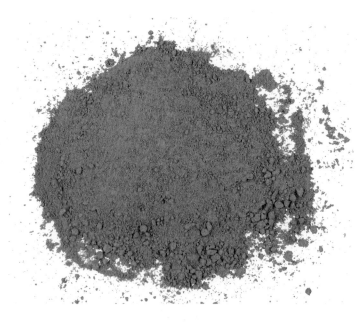

·大黄粉

性味归经

苦，寒。归脾、胃、大肠、肝、心包经。

功效主治

泻下攻积，清热泻火，凉血解毒，逐瘀通经，利湿退黄。用于实热积滞便秘，血热吐衄，目赤咽肿，痈肿疔疮，肠痈腹痛，瘀血经闭，产后瘀阻，跌打损伤，湿热痢疾，黄疸尿赤，淋证，水肿；外治烧烫伤。

炮制作用

大黄　生品苦寒沉降，气味重浊，走而不守，直达下焦，泻下作用峻烈。用于实热证。

醋大黄　醋炙泻下作用弱，消积化瘀作用强。用于食积痞满，产后瘀停，癥瘕癖积。

熟大黄　酒蒸后增强活血祛瘀作用。用于瘀血经闭等。

酒大黄　酒炙降低苦寒泻下作用，借酒引药上行，清上焦血分热毒。用于目赤咽肿，齿龈肿痛。

大黄炭　炒炭泻下作用极弱，具有凉血化瘀止血的作用。用于血热有瘀出血。

清宁片　泻下作用缓和，具缓泻而不伤气，逐瘀而不败正之功。用于饮食停滞，口燥舌干，大便秘结之年老、体弱者及久病患者。

炮制研究

大黄中主要含有游离型和结合型蒽醌类衍生物、鞣质类等成分。

研究表明，结合型蒽醌为大黄泻下的主要成分，经炮制为熟大黄和大黄炭后，一部分蒽醌苷受加热温度和时间的影响被破坏，另一部分则转变为相应的苷元类成分，所以熟大黄和大黄炭中结合型蒽醌类衍生物含量下降，泻下作用就减弱或消失。但大黄经酒炖和炒炭后，缩合鞣质和可水解鞣质经胃肠道分解产生了没食子酸，所以熟大黄和大黄炭的收敛作用较强。

应用注意

孕妇及月经期、哺乳期慎用。

白前

◆药材来源

本品为萝摩科植物柳叶白前 *Cynanchum stauntonii* (Decne.) Schltr. ex Lev1. 或芫花叶白前 *Cynanchum glaucescens* (Decne.) Hand. -Mazz. 的干燥根茎和根。秋季采挖，洗净，晒干。

古法炮制

南北朝刘宋时代《雷公炮炙论》载"生甘草水浸……焙干"。清代《增广验方新编》载"饭上蒸后再炒"等炮制方法。

药典炮制方法

蜜白前　取净白前，照蜜炙法炒至不粘手。

临方炮制品种

蜜白前。

临方炮制方法

蜜白前　将炼蜜用适量开水稀释，加入净白前段拌匀，闷润，置热锅内，文火炒至不粘手时，取出晾凉。每 100kg 白前段，用炼蜜 25kg。

饮片性状

白前　呈圆柱形小段。表面黄棕色、淡黄色或灰绿色。断面灰黄色或灰白色，中空。质韧。气微，味微甜。

蜜白前　形如白前段，表面金黄色，略带黏性。味甜。

性味归经

辛、苦，微温。归肺经。

功效主治

降气，消痰，止咳。用于肺气壅实，咳嗽痰多，胸满喘急。

炮制作用

白前　生品降气化痰的作用较强，但对胃有一定的刺激性。用于外感咳嗽，痰湿喘咳。

蜜白前　蜜炙缓和对胃的刺激性，具有润肺降气，止咳的作用。用于肺虚咳嗽或肺燥咳嗽。

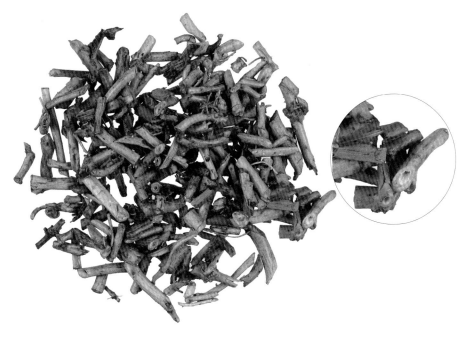

· 蜜白前

炮制研究

白前主要成分有甾体皂苷、挥发油、黄酮类、生物碱、脂肪酸等。其中挥发油是白前镇静、镇痛、镇咳、平喘的药效物质基础。

研究表明，白前生品中含有大量的桉油精挥发油成分，对胃黏膜有较强的刺激性，可引起恶心、呕吐等。经蜜炙后，挥发油含量大量减少，缓和对胃的刺激性，同时增强润肺止咳作用。

三棱

◆药材来源

本品为黑三棱科植物黑三棱 *Sparganium stoloniferum* Buch. -Ham.的干燥块茎。冬季至次年春采挖,洗净,削去外皮,晒干。

古法炮制

唐代《经效产宝》载"火炮"。宋代《太平惠民和剂局方》载"先以醋煮,锉碎,焙干用"。元代《丹溪心法》载"酒炒"。明代《本草纲目》载"醋浸一日,炒"。清代《医宗说约》载"面裹煨,切片,醋炒用"等炮制方法。

药典炮制方法

醋三棱 取净三棱片,照醋炙法炒至色变深。每100kg三棱,用醋15kg。

临方炮制品种

醋三棱。

临方炮制方法

醋三棱 将净三棱片用米醋拌匀,闷润至米醋被吸尽,置锅内,文火炒至色泽加深时,取出晾凉。每100kg三棱片,用米醋20kg。

饮片性状

三棱 呈类圆形的薄片。外表皮灰棕色。切面灰白色或黄白色,粗糙,有多数明显的细筋脉点。气微,味淡,嚼之微有麻辣感。

醋三棱 形如三棱片,切面黄色至黄棕色,偶见焦黄斑。微有醋香气。

性味归经

辛、苦,平。归肝、脾经。

功效主治

破血行气,消积止痛。用于癥瘕痞块,痛经,瘀血经闭,胸痹心痛,食积胀痛。

炮制作用

三棱 生品具有较强的破血行气作用。用于食积痰滞,乳汁不下等。

醋三棱 醋炙增强破瘀散结,行气止痛的作用。用于瘀滞经闭腹痛,癥瘕积聚,心腹疼痛,胁下胀痛等。

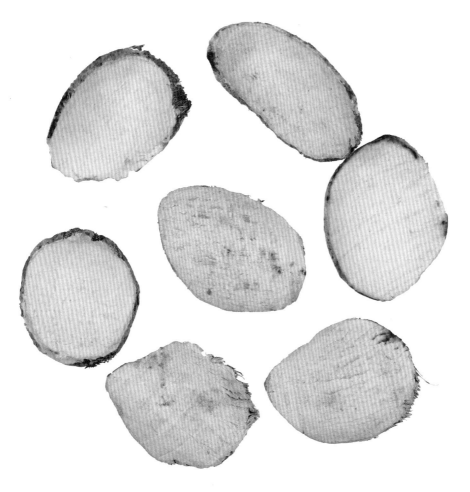

·醋三棱

炮制研究

三棱主要成分有黄酮类、生物碱、有机酸、甾醇类、挥发油等。其中总黄酮为三棱镇痛、抗血小板聚集和抗血栓作用的主要药效成分。

研究表明，三棱经醋炙、麸炒、醋烤、醋煮、醋蒸等不同的炮制方法，总黄酮的含量均较生品增加，而醋炙三棱总黄酮的含量最高，镇痛、化瘀作用最强。

应用注意

孕妇禁用；不宜与芒硝、玄明粉同用。

莪术

◆**药材来源**

本品为姜科植物蓬莪术 *Curcuma phaeocaulis* Val.、广西莪术 *Curcuma kwangsiensis* S. G. Lee et C. F. Liang 或温郁金 *Curcuma wenyujin* Y. H. Chen et C.Ling 的干燥根茎。后者习称"温莪术"。冬季茎叶枯萎后采挖，洗净，蒸或煮至透心，晒干或低温干燥后除去须根及杂质。

古法炮制

南北朝刘宋时代《雷公炮炙论》载"醋磨"。宋代《太平惠民和剂局方》载"醋煮"。明代《济阴纲目》载"醋煨"，《本草纲目》载"以醋炒或煮熟入药，取其引入血分也"等炮制方法。

药典炮制方法

醋莪术 取净莪术，照醋煮法煮至透心，取出，稍凉，切厚片，干燥。

临方炮制品种

醋莪术。

临方炮制方法

醋莪术 将净莪术片用米醋拌匀，闷润至米醋被吸尽，置锅内，文火炒干，取出晾凉，筛去碎屑。每 100kg 莪术片，用米醋 20kg。

饮片性状

莪术 呈类圆形或椭圆形的厚片。外表皮灰黄色或灰棕色，有时可见环节或须根痕。切面黄绿色、黄棕色或棕褐色，内皮层环纹明显，散在"筋脉"小点。气微香，味微苦而辛。

醋莪术 形如莪术片，色泽加深，偶有焦斑。略有醋气。

性味归经

辛、苦，温。归肝、脾经。

功效主治

行气破血，消积止痛。用于癥瘕痞块，瘀血经闭，胸痹心痛，食积胀痛。

炮制作用

莪术 生品行气止痛，破血祛瘀作用强。用于癥瘕痞块，瘀血积聚等。

醋莪术 醋制后入肝经血分，增强散瘀止痛作用。用于瘀滞经闭，胁下癥块。

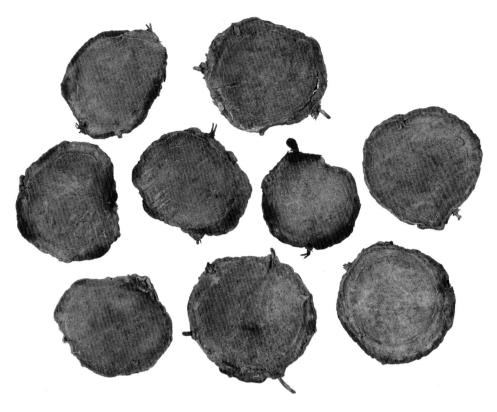

· 醋莪术

炮制研究

莪术主要成分有挥发油、酚性成分、有机酸、姜黄素等。其中挥发油为莪术抗肿瘤的主要药效成分；姜黄素为莪术降血脂、抗氧化、抗炎的主要药效成分。

研究表明，莪术经醋炙后，挥发油含量降低。药理实验表明，莪术生用能提高小鼠痛阈值，增强止痛作用，降低血小板黏附性，使血瘀模型动物血液黏、浓、凝性明显减轻；醋炙后止痛、活血化瘀作用增强。

应用注意

孕妇禁用。

仙茅

◆药材来源

本品为石蒜科植物仙茅 *Curculigo orchioides* Gaertn. 的干燥根茎。秋、冬二季采挖，除去根头和须根，洗净，干燥。

古法炮制

南北朝刘宋时代《雷公炮炙论》载"乌豆水浸后加酒拌蒸"。宋代《圣济总录》载"米泔水浸"。明代《景岳全书》载"酒拌蒸"，《本草征要》载"糯米泔浸一宿，去赤汁，则毒去"等炮制方法。

药典炮制方法

饮片炮制项下除生饮片外，无其他炮制品种。

临方炮制品种

酒仙茅。

临方炮制方法

酒仙茅　将净仙茅片或段，用黄酒拌匀，闷润至透，置锅内，文火炒干，取出晾凉。每100kg 仙茅片或段，用黄酒 10kg。

饮片性状

仙茅　呈类圆形或不规则形的厚片或段。外表皮棕色至褐色，粗糙，有的可见纵横皱纹和细孔状的须根痕。切面灰白色至棕褐色，有多数棕色小点，中间有深色环纹。气微香，味微苦、辛。

酒仙茅　形如仙茅片或段，色泽加深。微有酒香气。

性味归经

辛，热；有毒。归肾、肝、脾经。

功效主治

补肾阳，强筋骨，祛寒湿。用于阳痿精冷，筋骨痿软，腰膝冷痛，阳虚冷泻。

炮制作用

仙茅　生品有毒，性燥热，散寒祛湿，消痈肿作用强。用于阳痿精冷等。

酒仙茅　酒炙降低毒性，增强补肾阳，强筋骨，祛寒湿作用。用于阳虚证。

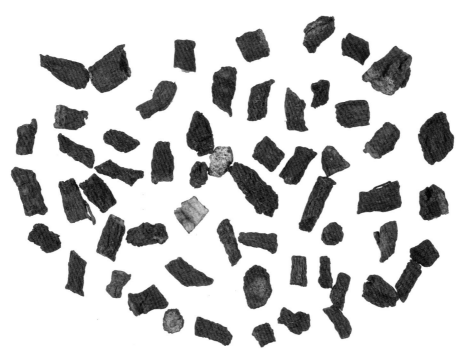

· 酒仙茅

炮制研究

仙茅主要成分有仙茅苷、仙茅素 A、仙茅素 B、仙茅素 C、石蒜碱等。

研究表明，仙茅酒炙后热性增加，即"热者益热"。在调节肾阳虚寒大鼠的物质、能量代谢水平，缓解肾阳虚寒大鼠的虚寒状态，提高肾阳虚寒大鼠血清中儿茶酚胺类成分（DA、Adr）和 5-HT 的含量等方面，酒仙茅的作用较生品强。

黄精

◆**药材来源**

本品为百合科植物滇黄精 *Polygonatum kingianum* Coll. et Hemsl.、黄精 *Polygonatum sibiricum* Red. 或多花黄精 *Polygonatum cyrtonema* Hua 的干燥根茎。按形状不同，习称"大黄精""鸡头黄精""姜形黄精"。春、秋二季采挖，除去须根，洗净，置沸水中略烫或蒸至透心，干燥。

古法炮制

南北朝刘宋时代《雷公炮炙论》载"蒸法"。唐代《食疗本草》载"九蒸九曝"。宋代《太平圣惠方》载"蔓荆子水蒸""取汁酒熬"。明代《鲁府禁方》载"黑豆煮"。清代《类证治裁》载"乳浸晒"等炮制方法。

药典炮制方法

酒黄精 取净黄精，照酒炖法或酒蒸法炖透或蒸透，稍晾，切厚片，干燥。每 100kg 黄精，用黄酒 20kg。

临方炮制品种

制黄精、九蒸九晒黄精。

临方炮制方法

制黄精 取熟地黄加 8~10 倍量水煎煮两次，每次 3h，滤过，合并滤液，浓缩。每 100kg 熟地黄，制成熟地膏 50~100kg，备用。取净黄精厚片，蒸至内外呈黑色，干燥，再用熟地膏分次拌匀，取出，干燥。每 100kg 黄精，用熟地黄 15kg。

九蒸九晒黄精 将净黄精与黄酒拌匀，闷润至酒被吸尽。第一次蒸至黄精中央发虚为度（蒸制过程注意收集黄精汁），取出晒至外皮微干，然后将黄精汁拌入黄精中，闷润吸尽。按第一次蒸制、晒干的方法，反复再蒸再晒，如此反复八次。蒸至外表棕黑色，有光泽，中心深褐色，质柔软，味甜为度。每 100kg 黄精，用黄酒 30kg。

饮片性状

黄精 呈不规则的厚片，外表皮淡黄色至黄棕色。切面略呈角质样，淡黄色至黄棕色，可见多数淡黄色筋脉小点。质稍硬而韧。气微，味甜，嚼之有黏性。

制黄精 呈不规则的厚片，表面棕褐色至黑色，中心棕色至浅褐色。气香，味甜。

九蒸九晒黄精 呈不规则的厚片，表面棕黑色，有光泽，质柔软。味甜。

·制黄精

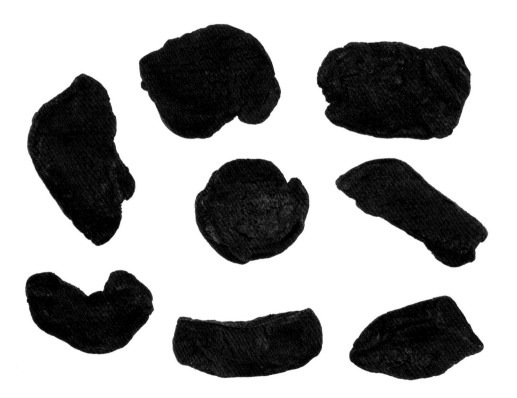

·九蒸九晒黄精

性味归经

甘，平。归脾、肺、肾经。

功效主治

补气养阴，健脾，润肺，益肾。用于脾胃气虚，体倦乏力，胃阴不足，口干食少，肺虚燥咳，劳嗽咳血，精血不足，腰膝酸软，须发早白，内热消渴。

炮制作用

黄精 生品具麻味，刺人咽喉。一般不生用。

制黄精 炮制后，破坏黏液质，消除刺激性，同时增强补脾、润肺、滋肾的作用。用于肺虚燥咳，脾胃虚弱，肾虚精亏。

九蒸九晒黄精 经九蒸九晒后，消除刺激，滋而不腻，补益作用更强。

炮制特色

黄精传统的炮制方法有酒黄精、蒸黄精。福建省制黄精的炮制方法，则采用黄精蒸后加熟地膏拌匀，干燥，使其补益作用更强。此外，采用临方炮制的方式制作零食黄精（制作方法详见第四章），是一款非常适合糖尿病患者集保健、治疗为一体的零食。

炮制研究

黄精主要成分为多糖、皂苷、黄酮类、木脂素、氨基酸等。其中皂苷类成分是黄精的主要药效成分。

生黄精中多糖含量最高，经不同的炮制方法和蒸制次数的增加均可不同程度地降低多糖含量。总多糖的含量与黄精生品的刺激性相关，炮制可减少黄精生品刺激性，同时降低了多糖含量。

研究表明，炮制后黄精的免疫作用增强与5-羟甲基糠醛的含量增加相关，同时黄精炮制后游离氨基酸含量增加，因为氨基酸可直接被机体所利用，所以黄精炮制后补益作用增强与氨基酸含量的增加也有一定关系。

狗脊

◆药材来源

本品为蚌壳蕨科植物金毛狗脊 *Cibotium barometz* (L.) J. Sm. 的干燥根茎。秋、冬二季采挖，除去泥沙，干燥；或去硬根、叶柄及金黄色绒毛，切厚片，干燥，为"生狗脊片"；蒸后晒至六七成干，切厚片，干燥，为"熟狗脊片"。

古法炮制

南北朝刘宋时代《雷公炮炙论》载"酒拌蒸"。宋代《圣济总录》载"去毛醋炙"。明代《普济方》载"盐泥固济，火煅后，去毛用肉，出火气，锉"。清代《本经逢原》载"酒浸，炒去毛用"等炮制方法。

药典炮制方法

烫狗脊 取生狗脊片，照炒法用砂烫至鼓起，放凉后除去残存绒毛。

临方炮制品种

烫狗脊、制狗脊。

临方炮制方法

烫狗脊 将砂置热锅内，用武火加热至灵活状态时，投入狗脊片，不断翻动，炒至鼓起，鳞片呈焦褐色时取出，筛去砂，放凉，除去残存绒毛。

制狗脊 取净狗脊片置蒸笼内，用武火加热，蒸或与黑豆汁煮至内外呈黑色，取出，干燥。

饮片性状

狗脊 呈不规则长条形或圆形，长 5~20cm，直径 2~10cm，厚 1.5~5mm；切面浅棕色，较平滑，近边缘 1~4mm 处有 1 条棕黄色隆起的木质部环纹或条纹，边缘不整齐，偶有金黄色绒毛残留；质脆，易折断，有粉性。

烫狗脊 形如狗脊片，稍鼓起，表面棕褐色，无绒毛，质松脆。气微，味淡、微涩。

制狗脊 形如狗脊片，表面黑色，质坚硬。微有香气，味微甘。

性味归经

苦、甘，温。归肝、肾经。

功效主治

祛风湿，补肝肾，强腰膝。用于风湿痹痛，腰膝酸软，下肢无力。

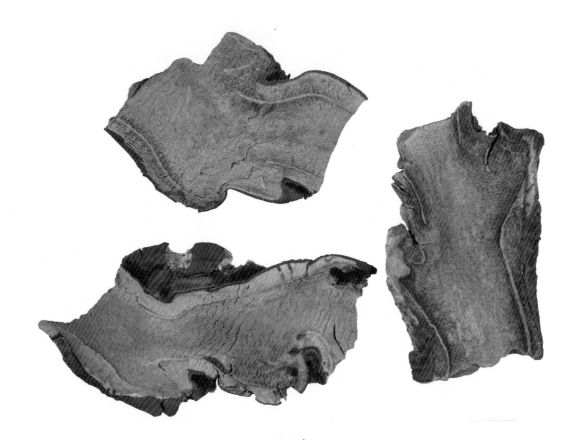

· 烫狗脊

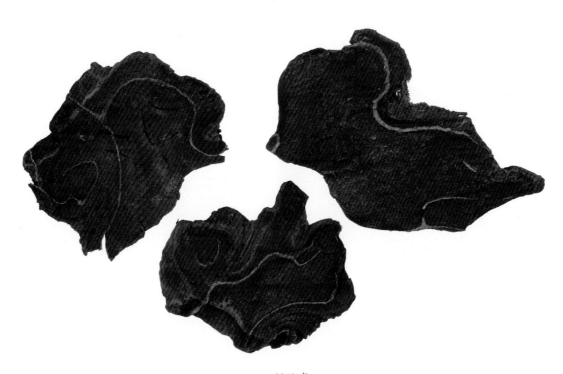

· 制狗脊

炮制作用

狗脊　生品祛风湿，利关节作用强。用于风湿痹痛，关节疼痛，屈伸不利。

烫狗脊　砂炒后质地酥脆，除去残存绒毛，便于粉碎和有效成分的煎出，增强补肝肾，强筋骨的作用。用于肝肾不足，遗精，遗尿等。

制狗脊　制后补肝肾，强腰膝作用增强。用于肝肾不足，腰膝酸软等。

炮制特色

福建省炮制狗脊采用黑豆汁煮，经黑豆汁煮后，补肝肾，强腰膝作用增强。

炮制研究

狗脊主要成分为酚酸类、黄酮类、皂苷类、挥发油和多糖等。

研究表明，狗脊经砂烫、酒蒸、盐蒸、蒸制炮制后，水溶性总蛋白的含量均呈一定程度的降低，总酚酸和总多糖的含量均呈一定程度的升高。其中总酚酸和总多糖含量增加，与狗脊炮制后"补肝肾、强腰膝"作用增强有关。而狗脊长时间加热蒸制后饮片变黑，主要与5-羟甲基糠醛和氨基酸结合生成的蛋白黑素有关。

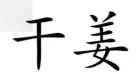

干姜

◆药材来源

本品为姜科植物姜 *Zingiber officinale* Rosc. 的干燥根茎。冬季采挖，除去须根和泥沙，晒干或低温干燥。趁鲜切片晒干或低温干燥者称为"干姜片"。

古法炮制

汉代《金匮要略方论》载"火炮"。宋代《太平圣惠方》载"烧存性"，《疮疡经验全书》载"煅存性"。元代《卫生宝鉴》载"慢火炮裂"。明代《奇效良方》载"硇砂炒"。清代《外科大成》载"姜炭"，《幼幼集成》载"酒蒸炮姜"等炮制方法。

药典炮制方法

饮片炮制项下除生饮片外，无其他炮制品种。

临方炮制品种

九蒸九晒干姜。

临方炮制方法

九蒸九晒干姜　取生姜，除去杂质，洗净，切片；取当年新鲜粳米，备用。在蒸笼内放一层生姜、一层大米，交替放好，密闭加热上汽后再蒸 20min，取出，晒至约五成干；再蒸再晒，每次蒸前把米、姜、适量开水拌匀，蒸 10min，每次晒时姜都要比前一次略干，如此反复九次，直到晒成干姜，弃去米，即得。每 100kg 生姜，用粳米 30kg。

饮片性状

干姜　为不规则的厚片。外皮灰黄色或浅黄棕色，粗糙，具纵皱纹及明显的环节。切面灰黄色或灰白色，略显粉性，可见较多的纵向纤维，有的呈毛状。质坚实，断面纤维性。气香、特异，味辛辣。

九蒸九晒干姜　为不规则的厚片。外皮灰黄色或浅黄棕色，粗糙，具纵皱纹及明显的环节。切面黄棕色或灰黄色，可见较多的纵向纤维，有的呈毛状。质坚实，断面稍角质。气香、特异，味辛。

性味归经

辛，热。归脾、胃、肾、心、肺经。

功效主治

温中散寒，回阳通脉，温肺化饮。用于脘腹冷痛，呕吐泄泻，肢冷脉微，寒饮咳喘。

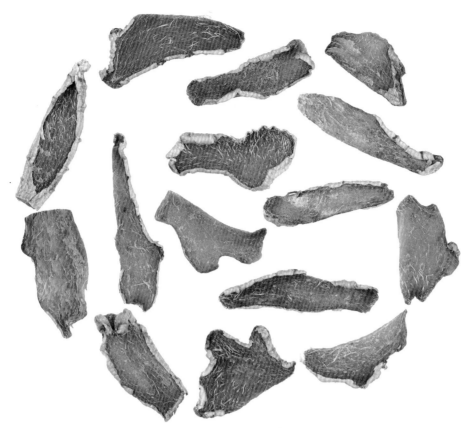

·九蒸九晒干姜

炮制作用

干姜　能走能守。用于回阳救逆，寒饮喘咳。

九蒸九晒干姜　生姜短时间多次蒸，可促进水分挥发，缩短生姜晒至干的时间；与大米重复蒸，可减少生姜的辣味；阳光多次暴晒保证干姜的品质和温热药性。

炮制特色

生姜经阳光晒制成干姜，因其水分挥发慢，所以需要时间较长，且容易变质。经与大米短时间共蒸，受热后易晒干，并经九蒸九晒后，可减少生姜的辛辣之性，保证其温热药性。同时九蒸九晒干姜成品质硬，易研成姜粉，便于使用。在福建省龙岩市，产后妇女一直保留着服用"九蒸九晒姜茶"的习俗，主要因为姜粉具有祛风散寒的功效，同时还具有增强血液循环、兴奋肠胃、促进消化、增强子宫收缩等作用，有利于恶露排出，帮助身体复原。

炮制研究

干姜主要化学成分有挥发油及辛辣素成分两大类。辛辣成分主要有姜辣素、姜烯酚和姜酮等。其中6-姜酚为其主要的药效成分，具有镇痛、抗炎、抗肿瘤、抗溃疡、抗缺氧、改善局部血液循环等作用。

研究表明，辛辣素对温度很敏感，干燥温度越高，6-姜酚含量下降越多，挥发油含量也有所下降。当烘干温度低于55℃时，干燥时间延长，成本增加，还会引起部分干姜霉变，有效成分6-姜酚和挥发油含量也下降，所以干姜的烘干温度以55℃为宜。

何首乌

◆药材来源

本品为蓼科植物何首乌 *Polygonum multiflorum* Thunb. 的干燥块根。秋、冬二季叶枯萎时采挖，削去两端，洗净，个大的切成块，干燥。

古法炮制

唐代《仙授理伤续断秘方》载"黑豆蒸"，《本草图经》载"用苦竹刀切，米泔浸一宿，暴干，忌铁"。宋代《太平圣惠方》载"米泔浸后九蒸九曝"。明代《增补万病回春》载"黑豆人乳制"。清代《本草述钩元》曰"以竹刀切，米泔浸经宿，同黑豆九蒸九晒"等炮制方法。

药典炮制方法

制何首乌　取何首乌片或块，照炖法用黑豆汁拌匀，置非铁质的适宜容器内，炖至汁液被吸尽；或照蒸法，清蒸或用黑豆汁拌匀后蒸，蒸至内外呈棕褐色，或晒至半干，切片，干燥。每 100kg 何首乌片或块，用黑豆 10kg。

黑豆汁制法：取黑豆 10kg，加水适量，煮约 4h，熬汁约 15kg，豆渣再加水煮约 3h，熬汁约 10kg，合并得黑豆汁约 25kg。

临方炮制品种

制何首乌。

临方炮制方法

制何首乌　取何首乌片或块，用黑豆汁拌匀，润湿，置非铁质的蒸制容器内，密闭，蒸或炖至汁液被吸尽，药物呈棕褐色时，取出，干燥。每 100kg 何首乌片或块，用黑豆 10kg。

黑豆汁制法：取黑豆 10kg，加水适量，煮约 4h，熬汁约 15kg，豆渣再加水煮约 3h，熬汁约 10kg，合并得黑豆汁约 25kg。

饮片性状

何首乌　呈不规则的厚片或块。外表皮红棕色或红褐色，皱缩不平，有浅沟，并有横长皮孔样突起及细根痕。切面浅黄棕色或浅红棕色，显粉性；横切面有的皮部可见云锦状花纹，中央木部较大，有的呈木心。气微，味微苦而甘涩。

制何首乌　形如何首乌，表面黑褐色或棕褐色，凹凸不平。质坚硬，断面角质样，棕褐色或黑色。气微，味微甘而苦涩。

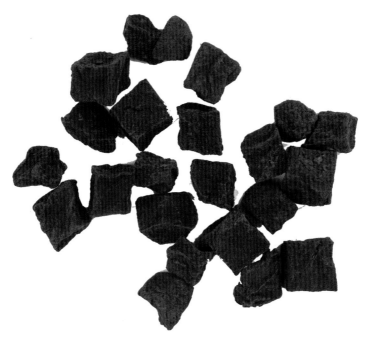

制何首乌

性味归经

苦、甘、涩，微温。归肝、心、肾经。

功效主治

何首乌　解毒，消痈，截疟，润肠通便。用于疮痈，瘰疬，风疹瘙痒，久疟体虚，肠燥便秘。

制何首乌　补肝肾，益精血，乌须发，强筋骨，化浊降脂。用于血虚萎黄，眩晕耳鸣，须发早白，腰膝酸软，肢体麻木，崩漏带下，高脂血症。

炮制作用

何首乌　生品有一定的肝毒性。用于瘰疬疮痈，久疟不止等。

制何首乌　黑豆汁制后，消除致泻的副作用，增强补肝肾，益精血，乌须发，强筋骨的作用。用于血虚萎黄，眩晕耳鸣，须发早白等。

炮制研究

何首乌主要成分有蒽醌类、二苯乙烯苷类、磷脂类、酚类和黄酮类等，具有抗衰老、提高免疫力、降血脂、抗动脉粥样硬化、抗炎、抗菌、抗癌、抗诱变等药理作用。

何首乌的毒理作用主要表现为肝毒性，采用不同辅料黑豆汁、米泔水、大枣炮制何首乌，均可显著降低何首乌的毒副作用。同时总蒽醌和二苯乙烯苷成分随着蒸晒次数的增加而逐渐降低，以九蒸九晒炮制品中大黄素的含量最低。

第七章
果实和种子类中药

薏苡仁

◆药材来源

本品为禾本科植物薏苡 *Coix lacryma-jobi* L. var. *mayuen* (Roman.) Stapf 的干燥成熟种仁。秋季果实成熟时采割植株，晒干，打下果实，再晒干，除去外壳、黄褐色种皮和杂质，收集种仁。

古法炮制

南北朝刘宋时代《雷公炮炙论》言"夫用一两，以糯米二两同熬，令糯米熟，去糯米取使。若更以盐汤煮过，别是一般修制，亦得"。宋代《太平惠民和剂局方》载"糯米炒"。明代《医学纲目》载"盐炒"。清代《本草述》载"土炒"，《本经逢原》载"姜汁拌炒"等炮制方法。

药典炮制方法

麸炒薏苡仁　取净薏苡仁，照麸炒法炒至表面呈微黄色。

临方炮制品种

砂炒薏苡仁、麸炒薏苡仁。

临方炮制方法

砂炒薏苡仁

方法一　将薏苡仁洗净加水浸泡 12~24h，捞出沥去表面水分，置木蒸笼中隔水武火蒸熟至透心，取出，摊晾晒足干；取油砂置锅中，用武火加热，炒至滑利状态时，投入薏苡仁，不断快速翻动，炒至薏苡仁鼓起发泡，呈爆米花状，表面黄白色，取出，筛去热砂，即可。

方法二　将薏苡仁浸泡 0.5h，捞出沥去表面水分；取油砂置锅中，用武火加热，炒至滑利状态时，投入薏苡仁，不断快速翻动，炒至薏苡仁呈爆米花状，表面黄白色，取出，筛去热砂，即可。

麸炒薏苡仁　先将炒制器具预热至一定程度，均匀撒入定量的麸皮，中火加热，即刻烟起，投入净薏苡仁，迅速拌炒至微黄色、微鼓起时取出，筛去麸皮，晾凉。每 100kg 净薏苡仁，用麸皮 10kg。

饮片性状

薏苡仁　呈宽卵形或长椭圆形，长 4~8mm，宽 3~6mm。表面乳白色，光滑，偶有残存的黄褐色种皮；一端钝圆，另端较宽而微凹，有 1 淡棕色点状种脐；背面圆凸，腹面有 1 条较宽而深的纵沟。质坚实，断面白色，粉性。气微，味微甜。

砂炒薏苡仁

方法一　形如薏苡仁，呈泡松状，表面黄白色。

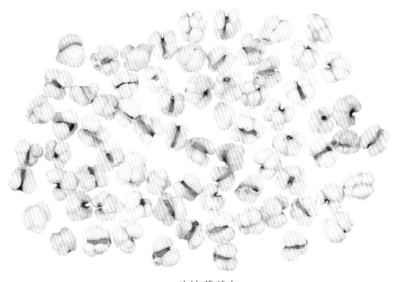

·砂炒薏苡仁

方法二　呈爆米花状，但较方法一成品小。

麸炒薏苡仁　形如薏苡仁，表面微黄色，微鼓起。有香气。

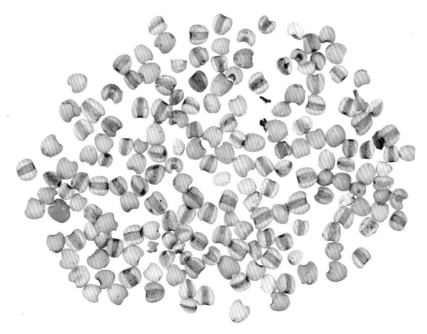

·麸炒薏苡仁

性味归经

甘、淡，凉。归脾、胃、肺经。

功效主治

利水渗湿，健脾止泻，除痹，排脓，解毒散结。用于水肿，脚气，小便不利，脾虚泄泻，湿痹拘挛，肺痈，肠痈，赘疣，癌肿。

炮制作用

薏苡仁　生品寒凉，利水渗湿，清热排脓作用强。用于小便不利等。

砂炒薏苡仁　砂炒后性平和，增强健脾祛湿的作用。用于脾虚泄泻等。

麸炒薏苡仁　麸炒后增强健脾止泻的作用。用于脾虚泄泻等。

炮制特色

福州春季梅雨天多，阴雨绵绵，空气湿度大，脾虚湿重体质人群多，临床使用炒薏苡仁比例大。福州市中医院常用砂炒薏苡仁配制健脾祛湿保健茶，因其质地疏松，易于泡开，祛湿效果明显；但用现行药典炮制方法炒制后的薏苡仁泡茶却无法达到此效果。由于福州市中医院砂炒薏苡仁需求量大，而砂炒薏苡仁工艺流程较复杂，炮制时间较久，对天气条件要求较高，因此会择期炮制 5~10kg 备用。

炮制研究

薏苡仁主要成分有脂肪酸、甾醇类、三萜类、多糖类化合物等。其中甘油三油酸酯和总多糖是薏苡仁抗肿瘤和提高身体免疫力的主要活性成分。

研究表明，薏苡仁几种炮制方法（砂炮、清炒、土炒、麸炒）中，砂炒薏苡仁所含的甘油三油酸酯类成分含量最高。在炮制砂炒薏苡仁时，需注意薏苡仁应先净制，通过 30~40 目筛孔，除去碎粒，筛取整粒的薏苡仁，保证质量。砂量以掩盖药物为宜，过少则药物受热不均匀，容易出现生熟不均；砂量过多则翻炒困难，且砂温过高，影响炮制品质量。砂炒需炒至薏苡仁鼓起发泡，呈爆米花状，成品口尝无渣方为合格。

应用注意

孕妇慎用。

陈皮

◆**药材来源**

本品为芸香科植物橘 *Citrus reticulata* Blanco 及其栽培变种的干燥成熟果皮。药材分为"陈皮"和"广陈皮"。采摘成熟果实，剥取果皮，晒干或低温干燥。

古法炮制

唐代《外台秘要》载"切""炙令黄焦香气出"。宋代《类编朱氏集验医方》载"炒令紫黑色""炙""盐水浸焙干"。元代《世医得效方》载"制炭"。明代《普济方》载"去白麸炒"。清代《本草备要》载"姜汁炒""童便浸晒""炒"等炮制方法。

药典炮制方法

饮片炮制项下除生饮片外，无其他炮制品种。

临方炮制品种

盐陈皮、四制陈皮、参贝陈皮、零食陈皮。

临方炮制方法

盐陈皮　取陈皮丝用食盐水拌匀，闷润至盐水被吸尽，置锅内，用文火加热，炒干，取出，放凉。每 100kg 陈皮，用食盐 2kg。

四制陈皮　将陈皮放入盆内，加辅料（姜汁、醋、食盐、酒）拌匀，闷至辅料被吸尽，置蒸笼内隔水武火蒸至冒足热气（约 1h），熄火闷至常温取出，干燥。每 100kg 陈皮，用生姜 5kg、醋 5kg、食盐 3kg、酒 10 kg。福州老四制陈皮是加辅料拌匀后炒制至黑色。

参贝陈皮　党参、川贝母、法半夏、制陈皮粉碎成细粉，过筛。甘草加水煎煮两次，第一次煎煮 3h，第二次煎煮 2h，合并两次滤液；取三分之二的甘草滤液，加入乌梅共煎至透，将乌梅去核留肉，煎液备用；取食盐 2500g 略炒，加入剩余的甘草滤液，溶解，滤过，滤液备用；将上述各药液和乌梅肉合并，煎煮，浓缩至适量，再与细粉混匀，制成软材，切成三角形小粒，晒干或低温干燥。上述工艺处方为：党参 37.5g，川贝母 25g，法半夏 12.5 g，制陈皮 500g，甘草 500g，乌梅 2500g。

零食陈皮　取陈皮丝按四制陈皮蒸制法制好，加蜂蜜搅拌均匀，焖透，蒸 15min，干燥。每 100kg 陈皮，用蜂蜜 40kg。

饮片性状

陈皮　呈不规则的条状或丝状。外表面橙红色或红棕色，有细皱纹和凹下的点状油室；内表面浅黄白色，粗糙，附黄白色或黄棕色筋络状维管束。气香，味辛、苦。

盐陈皮　为不规则的宽丝状，表面深黄色，偶有焦斑。气香，味辛、微苦、微咸。

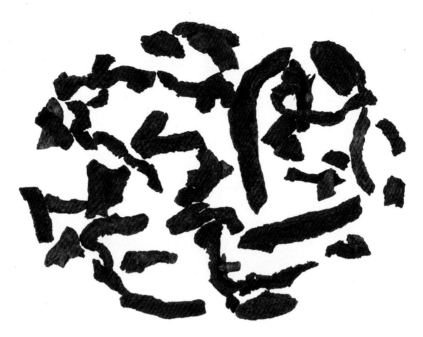

·盐陈皮

四制陈皮　为不规则的宽丝状，外表面棕褐色，内表面浅棕色至棕褐色，具橘皮及姜醋混合之特殊气味。炒制陈皮显黑褐色。

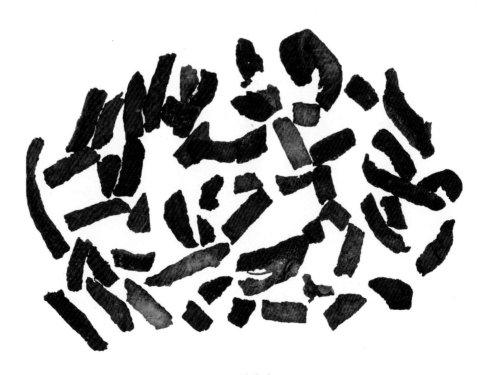

·四制陈皮

参贝陈皮　为棕褐色的类三角形小粒，味酸甜带咸。

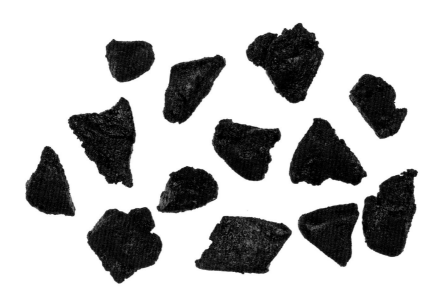

· 参贝陈皮

零食陈皮　形同四制陈皮，带蜂蜜浓香味。

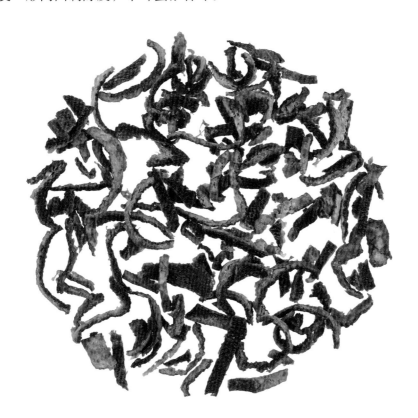

· 零食陈皮

性味归经

苦、辛，温。归肺、脾经。

功效主治

理气健脾，燥湿化痰。用于脘腹胀满，食少吐泻，咳嗽痰多。

炮制作用

陈皮　生品燥湿化痰作用强。用于咳嗽痰多。

盐陈皮　盐炙后增强降气化痰作用。用于肺气阻滞，咳嗽痰多。

四制陈皮　经辅料蒸制后，减少挥发油成分，改善燥辣刺激之弊，增强和胃理中，解郁降逆的功效。用于脾胃气滞，胸脘胀满，呕吐。

参贝陈皮　具有止咳清痰，生津解渴的作用。用于肺虚久咳，津少口渴。

零食陈皮　加蜂蜜蒸制后，具有和胃，理中，化痰，止咳的作用。

炮制特色

四制陈皮、参贝陈皮为陈皮加入多种辅料经蒸晒炮制而成，属福建省中药饮片炮制特色。

炮制研究

陈皮主要含有黄酮类、挥发油类、生物碱类等成分。其中挥发油类（柠檬醛、右旋柠檬烯等）为陈皮抗氧化、平喘和促进消化液分泌的有效活性成分，但有燥辣刺激之弊；黄酮类（橙皮苷、新橙皮苷、柚皮苷等）为抗氧化、抗肿瘤、抗炎、抗过敏的有效活性成分。研究表明，陈皮久储或加热炮制后挥发油含量减少，即缓和"辛燥之性"；而久储后黄酮类成分含量不断增加，故有"陈久者良"的说法。

女贞子

◆药材来源

本品为木犀科植物女贞 *Ligustrum lucidum* Ait. 的干燥成熟果实。冬季果实成熟时采收，除去枝叶，稍蒸或置沸水中略烫后，干燥；或直接干燥。

古法炮制

宋代《疮疡经验全书》载"饭上蒸"。明代《本草通玄》载"酒浸蒸晒"，《炮炙大法》曰"酒拌黑豆同蒸九次"。清代《本草述》"酒浸一宿，蒸熟"，《本草纲目拾遗》载"以白芥子、车前水浸干用"等炮制方法。

药典炮制方法

酒女贞子 取净女贞子，照酒炖法或酒蒸法炖至酒吸尽或蒸透。

临方炮制品种

酒女贞子。

临方炮制方法

酒女贞子 取净女贞子，加黄酒拌匀，置罐内或适宜容器内，密闭，隔水炖至酒吸尽，取出，干燥。每100kg女贞子，用黄酒20kg。

饮片性状

女贞子 呈卵形、椭圆形或肾形，长6~8.5mm，直径3.5~5.5mm。表面黑紫色或灰黑色，皱缩不平，基部有果梗痕或具宿萼及短梗。体轻。外果皮薄，中果皮较松软，易剥离，内果皮木质，黄棕色，具纵棱，破开后种子通常为1粒，肾形，紫黑色，油性。气微，味甘、微苦涩。

酒女贞子 形如女贞子，表面黑褐色或灰黑色，常附有白色粉霜。微有酒香气。

性味归经

甘、苦，凉。归肝、肾经。

功效主治

滋补肝肾，明目乌发。用于肝肾阴虚，眩晕耳鸣，腰膝酸软，须发早白，目暗不明，内热消渴，骨蒸潮热。

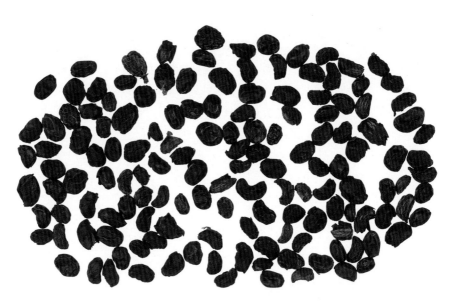

·酒女贞子

炮制作用

女贞子　生品性凉，清肝明目，滋阴润燥的作用强。用于肝热目眩，阴虚肠燥便秘。

酒女贞子　蒸制后缓和凉性，增强补肝益肾作用。用于头晕耳鸣，视物不清，须发早白。

炮制研究

女贞子主要成分有齐墩果酸、甘露醇及锌、锰等无机元素。

研究表明，女贞子经炮制后（酒蒸、酒炒、清蒸）表面析出一层白色的粉霜，主要成分为齐墩果酸，具有降低转氨酶、抗炎、抑菌等作用。其中酒蒸女贞子所含的齐墩果酸含量最高，为临床合理用药提供了依据。

瓜蒌

◆**药材来源**

本品为葫芦科植物栝楼 *Trichosanthes kirilowii* Maxim. 或双边栝楼 *Trichosanthes rosthornii* Harms 的干燥成熟果实。秋季果实成熟时，连果梗剪下，置通风处阴干。

古法炮制

宋代《太平圣惠方》载"炒制"。明代《普济方》载"以白面同做饼，焙干捣末"。清代《握灵本草》载"煅炭存性"，《得配本草》载"明矾制""蛤粉炒"等炮制方法。

药典炮制方法

饮片炮制项下除生饮片外，无其他炮制品种。

临方炮制品种

蜜瓜蒌。

临方炮制方法

蜜瓜蒌　取炼蜜，加适量开水稀释，淋入净瓜蒌丝或块内拌匀，闷透，置炒制容器内，用文火加热，炒至不粘手时，取出晾凉。每 100kg 瓜蒌丝或块，用炼蜜 15kg。

饮片性状

瓜蒌　呈不规则的丝或块状。外表面橙红色或橙黄色，皱缩或较光滑；内表面黄白色，有红黄色丝络，果瓤橙黄色，与多数种子粘结成团。具焦糖气，味微酸、甜。

蜜瓜蒌　形如瓜蒌丝或块，略带黏性，表面棕黄色，微显光泽。味甜，有蜜香气。

性味归经

甘、微苦，寒。归肺、胃、大肠经。

功效主治

清热涤痰，宽胸散结，润燥滑肠。用于肺热咳嗽，痰浊黄稠，胸痹心痛，结胸痞满，乳痈，肺痈，肠痈，大便秘结。

炮制作用

瓜蒌　生品清热涤痰，宽胸散结作用较强。用于肺热咳嗽，胸痹心痛等。

蜜瓜蒌　蜜炙后增强润肺止咳的作用。用于肺燥咳嗽而大便干结者。

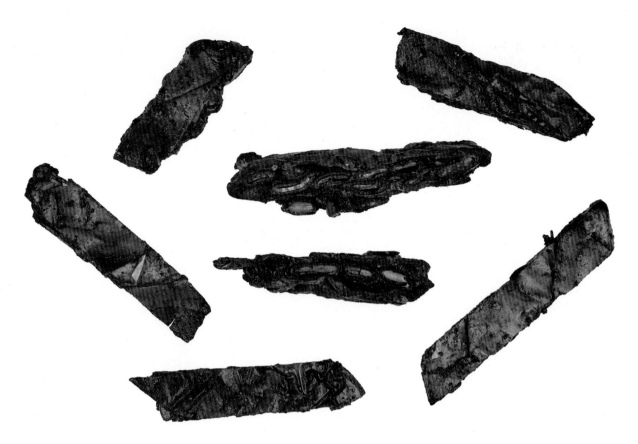

· 蜜瓜蒌

炮制研究

瓜蒌主要成分有油脂类、三萜类、甾醇类、氨基酸、糖类、微量元素及蛋白质等。

自古瓜蒌多是在果实成熟时剪下，置通风处悬挂阴干，但自然阴干耗时长，易出现发霉、长虫变质等情况。

研究表明，采用高温烘后直接切条或流通蒸气短时间蒸制、压扁、切制的方法，可较好地解决这一问题。

瓜蒌子

◆药材来源

本品为葫芦科植物栝楼 *Trichosanthes kirilowii* Maxim. 或双边栝楼 *Trichosanthes rosthornii* Harms 的干燥成熟种子。秋季采摘成熟果实，剖开，取出种子，洗净，晒干。

古法炮制

宋代《重修政和经史证类备用本草》载"炒用"。明代《本草品汇精要》载"剥去壳及皮膜，微炒"，《先醒斋广笔记》载"蛤粉拌炒，研细"。清代《类证治裁》载"麸炒"等炮制方法。

药典炮制方法

炒瓜蒌子　取净瓜蒌子，照炒法，用文火炒至微鼓起，取出，放凉。

临方炮制品种

炒瓜蒌子、蜜瓜蒌子、瓜蒌仁霜。

临方炮制方法

炒瓜蒌子　取净瓜蒌子，置热锅内，用文火加热，炒至鼓起，取出，放凉。用时捣碎。

蜜瓜蒌子　取炼蜜，用适量开水稀释后，加入瓜蒌子拌匀，闷透，置炒制器具内，用文火加热，炒至颜色加深、不粘手为度，取出，晾凉。每 100kg 瓜蒌子，用炼蜜 5kg。

瓜蒌仁霜　取净瓜蒌子，置热锅内，炒至鼓起，除去外壳，碾成泥状，用吸油纸或布包严，蒸热，压去油脂，不断换纸或布，至不再出油时，碾细，过筛。

饮片性状

瓜蒌子　呈扁平椭圆形。表面灰棕色，沿边缘有 1 圈沟纹。一端较尖，有种脐，另一端钝圆或较狭。种皮坚硬；内种皮膜质，灰绿色；种仁黄白色，富油性。气微，味淡。

炒瓜蒌子　形如瓜蒌子，浅褐色至棕褐色，微鼓起。略具焦香气。

蜜瓜蒌子　形如瓜蒌子，棕黄色，微显光泽。具香气。

瓜蒌仁霜　呈松散粉末状，黄棕色，微显油性。味淡。

性味归经

甘，寒。归肺、胃、大肠经。

功效主治

润肺化痰，滑肠通便。用于燥咳痰黏，肠燥便秘。

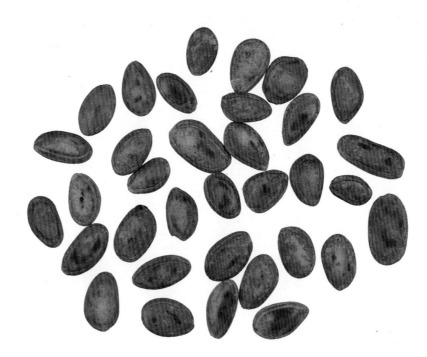

·炒瓜蒌子

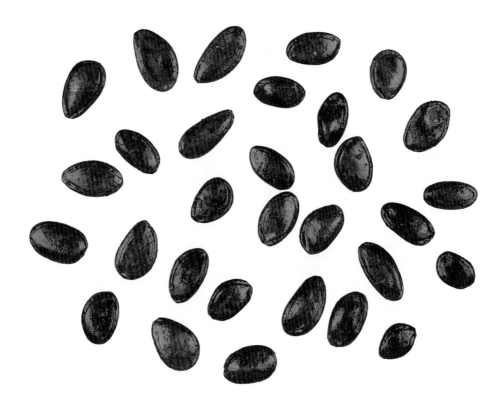

·蜜瓜蒌子

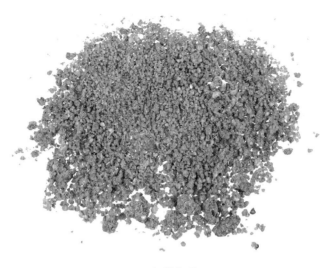

·瓜蒌仁霜

炮制作用

瓜蒌子　生品寒滑，润肺化痰，滑肠通便作用强。用于肺热咳嗽，肠燥便秘。

炒瓜蒌子　炒后质地酥脆，易于有效成分煎出，增强疗效，同时寒性减弱，宣肺化痰作用增强。用于痰饮结阻于肺，气失宣降，咳嗽，胸闷。

蜜瓜蒌子　蜜炙后寒性缓和，增强润肺止咳的作用。用于肺燥咳嗽。

瓜蒌仁霜　瓜蒌仁含油脂，能刺激胃黏膜引起恶心、呕吐和腹泻，制霜后除去了大量油脂以"免人恶心"。用于脾虚便溏之燥咳痰稠者。

炮制研究

瓜蒌子主要成分有蛋白质、油脂、氨基酸、纤维素等。

瓜蒌子的炮制方法沿用至今，继承了炒法和去油制霜法，增加了蜜炙法，却摒弃了蛤粉炒法。但蛤粉具有清热化痰的作用，瓜蒌子与蛤粉同炒，既增强了瓜蒌子化痰止咳作用，又能除去部分油脂，减轻或消除滑肠的不良反应，采用蛤粉炮制瓜蒌子具有一定的科学性。

瓜蒌皮

◆**药材来源**

本品为葫芦科植物栝楼 *Trichosanthes kirilowii* Maxim. 或双边栝楼 *Trichosanthes rosthornii* Harms 的干燥成熟果皮。秋季采摘成熟果实，剖开，除去果瓤及种子，阴干。

临方炮制品种

炒瓜蒌皮、蜜瓜蒌皮。

临方炮制方法

炒瓜蒌皮 取净瓜蒌皮丝，置炒制容器内，用文火加热，炒至棕黄色、略带焦斑时，取出晾凉，筛去碎屑。

蜜瓜蒌皮 取炼蜜，加适量开水稀释，淋入瓜蒌皮丝内拌匀，闷透，置炒制容器内，用文火加热，炒至黄棕色、不粘手时，取出晾凉。每100kg瓜蒌皮丝，用炼蜜15kg。

饮片性状

瓜蒌皮 呈丝条状。外表面橙红色或橙黄色，皱缩，有时可见残存果梗；内表面黄白色。质较脆。味淡、微酸。

炒瓜蒌皮 形如瓜蒌皮，外表面棕黄色，微有焦斑。

蜜瓜蒌皮 形如瓜蒌皮，外表面黄棕色，有光泽，略带黏性。味甜。

性味归经

甘、寒。归肺、胃经。

功效主治

清化热痰，利气宽胸。用于痰热咳嗽，胸闷胁痛。

炮制作用

瓜蒌皮 生品清化热痰，宽中开胸作用较强。用于热痰咳嗽，胸胁闷痛。

炒瓜蒌皮 炒后寒性减弱，具焦香气，增强利气宽胸作用。用于胸膈满闷，胁肋疼痛。

蜜瓜蒌皮 蜜炙增强润肺止咳的作用。用于肺燥伤阴，久咳少痰，咳痰不爽。

炮制研究

瓜蒌皮主要含有氨基酸、挥发油、生物碱、黄酮等成分，具有扩张冠状动脉、增加血流量、降脂等作用，现临床广泛应用于心血管疾病中。

研究表明，炒瓜蒌皮和蜜瓜蒌皮中所含的氨基酸含量均较生品少，但其机制尚不明确。

同时，不同炮制方法对其他成分含量的影响未见研究报道，所以还需进一步研究探讨。

山茱萸

◆**药材来源**

本品为山茱萸科植物山茱萸 *Cornus officinalis* Sieb. et Zucc. 的干燥成熟果肉。秋末冬初果皮变红色时采收果实，用文火烘或置沸水中略烫后，及时除去果核，干燥。

古法炮制

南北朝刘宋时代《雷公炮炙论》载"去核"。唐代《备急千金要方》载"多打碎"。宋代《圣济总录》载"酒浸，取肉焙"。明代《普济方》载"酒浸良久，取肉，去核"。清代《良朋汇集》载"酒浸一夜，蒸焙干"等炮制方法。

药典炮制方法

酒萸肉　取净山萸肉，照酒炖法或酒蒸法炖或蒸至酒吸尽。

临方炮制品种

酒萸肉。

临方炮制方法

酒萸肉　取净山萸肉，用黄酒拌匀，置适宜容器内，隔水加热，蒸至酒被吸尽，取出晾干。每 100kg 山萸肉，用黄酒 20kg。

饮片性状

山萸肉　呈不规则的片状或囊状。表面紫红色至紫黑色，皱缩，有光泽。顶端有的有圆形宿萼痕，基部有果梗痕。质柔软。气微，味酸、涩、微苦。

酒萸肉　形如山萸肉，表面紫黑色或黑色，质滋润柔软。微有酒香气。

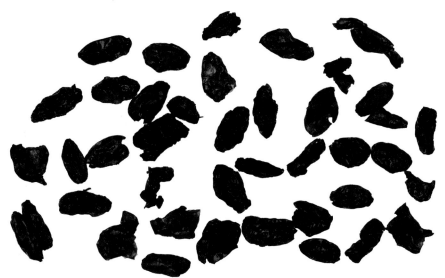

· 酒萸肉

性味归经

酸、涩，微温。归肝、肾经。

功效主治

补益肝肾，收涩固脱。用于眩晕耳鸣，腰膝酸痛，阳痿遗精，遗尿尿频，崩漏带下，大汗虚脱，内热消渴。

炮制作用

山茱萸　生品敛阴止汗作用强。用于自汗，盗汗，遗精，遗尿。

酒萸肉　酒制后降低酸性，增强补益肝肾的作用。用于眩晕，阳痿遗精，腰膝酸痛等。

炮制研究

山茱萸的主要活性成分有莫诺苷、马钱苷、齐墩果酸和熊果酸等。其中莫诺苷和马钱苷具有抗休克、固虚脱的作用，齐墩果酸与熊果酸具有抗病毒、抗炎及抗氧化、抗应激的作用。

研究表明，山茱萸生品中莫诺苷和马钱苷含量较高，酒蒸可促进它们分解，使含量降低，所以生品固脱敛汗作用较酒蒸品强。酒蒸后齐墩果酸和熊果酸含量增加，温补肝肾的作用增强。

苦杏仁

◆药材来源

本品为蔷薇科植物山杏 *Prunus armeniaca* L. var. *ansu* Maxim.、西伯利亚杏 *Prunus sibirica* L.、东北杏 *Prunus mandshurica* (Maxim.) Koehne 或杏 *Prunus armeniaca* L. 的干燥成熟种子。夏季采收成熟果实，除去果肉和核壳，取出种子，晒干。

古法炮制

汉代《金匮要略方论》载"去皮尖炒"。南北朝刘宋时代《雷公炮炙论》载"药汁制"。唐代《外台秘要》载"麸炒黄"。宋代《圣济总录》载"蜜拌炒黄"。元代《世医得效方》载"焙法"。明代《普济方》载"炒令黄"。清代《本草纲目拾遗》载"烧存性"，《增广验方新编》载"蒸熟去皮炒"等法。

药典炮制方法

燀苦杏仁　取净苦杏仁，照燀法去皮。用时捣碎。

炒苦杏仁　取燀苦杏仁，照清炒法炒至黄色。用时捣碎。

临方炮制品种

燀苦杏仁、炒苦杏仁、蜜砂炒苦杏仁。

临方炮制方法

燀苦杏仁　取净苦杏仁置 10 倍量沸水中略煮，加热约 5min，至种皮微膨起即捞起，用凉水浸泡，取出，搓开种皮和种仁，干燥，筛去种皮。用时捣碎。

炒苦杏仁　取燀苦杏仁，置锅内用文火炒至微黄色，略带焦斑，有香气，取出放凉。用时捣碎。

蜜砂炒苦杏仁　将蜜砂炒热，加入炼蜜，炒至冒烟，加入燀苦杏仁，炒至表面呈微黄色，取出，过筛，晾凉。用时捣碎。每 100kg 燀苦杏仁，用蜜砂 15kg、炼蜜 15kg。

蜜砂的制作方法：将麸皮炒热，每 100kg 麸皮加入蜂蜜 2~3kg，拌炒至呈细砂状颗粒，表面呈黑褐色即可。

饮片性状

苦杏仁　呈扁心形。表面黄棕色至深棕色，一端尖，另端钝圆，肥厚，左右不对称，尖端一侧有短线形种脐，圆端合点处向上具多数深棕色的脉纹。种皮薄，子叶 2，乳白色，富油性。气微，味苦。

焯苦杏仁 呈扁心形。无种皮或分离成单瓣，表面乳白色或黄白色。有特殊的香气，味苦。

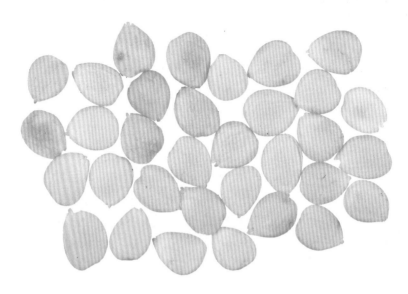

·焯苦杏仁

炒苦杏仁 形如焯苦杏仁，表面黄色至棕黄色，微带焦斑。有香气，味苦。

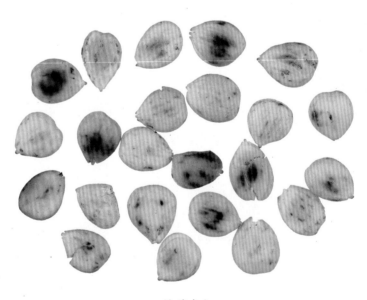

·炒苦杏仁

蜜砂炒苦杏仁 形如焯苦杏仁，表面微黄色，略有黏性。

性味归经

苦，微温；有小毒。归肺、大肠经。

功效主治

降气止咳平喘，润肠通便。用于咳嗽气喘，胸满痰多，肠燥便秘。

炮制作用

苦杏仁　生品有小毒，润肺止咳，润肠通便作用强。用于新病咳喘，肠燥便秘等。

燀苦杏仁　燀后去皮，降低毒性，除去非药用部位，便于有效成分煎出，又起到杀酶保苷的作用，利于保存苦杏仁苷。用于肺热咳喘，肠燥便秘。

炒苦杏仁　炒后降低毒性，温肺散寒作用强。用于肺寒咳喘，久喘肺虚。

蜜砂炒苦杏仁　蜜砂炒后增强润肺止咳作用。用于咳嗽气喘等。

炮制特色

蜜砂炒苦杏仁属福建省三明市特色炮制品种。

炮制研究

苦杏仁中含有苦杏仁苷、脂肪油、苦杏仁酶、苦杏仁苷酶等成分。其中苦杏仁苷是其发挥止咳平喘作用的主要药效成分。

研究表明，苦杏仁经加热炮制后，可以杀酶保苷，使苦杏仁苷在体内胃酸作用下缓慢地分解产生适量的氢氰酸，发挥镇咳平喘作用。同时采用炒、燀炮制苦杏仁是破坏苦杏仁酶和提高苦杏仁苷煎出率的最佳方法。

应用注意

因为小剂量的氢氰酸对呼吸中枢有镇静作用，大剂量则可发生中毒，甚至呼吸麻痹而死亡。因此，苦杏仁加热炮制后使用较安全，但剂量也不可过大。

桃仁

◆药材来源

本品为蔷薇科植物桃 *Prunus persica* (L.) Batsch 或山桃 *Prunus davidiana* (Carr.) Franch. 的干燥成熟种子。果实成熟后采收，除去果肉和核壳，取出种子，晒干。

古法炮制

汉代《金匮玉函经》载"去皮尖"。宋代《太平圣惠方》载"去皮尖麸炒"。元代《世医得效方》载"去皮尖焙"。明代《普济方》载"吴茱萸炒"，《本草纲目》载"桃仁行血，宜连皮尖生用；润燥活血，宜汤浸去皮尖炒黄用，或麦麸同炒，或烧存性，各随本方"。

药典炮制方法

燁桃仁　取净桃仁，照燁法去皮。用时捣碎。

炒桃仁　取燁桃仁，照清炒法炒至黄色。用时捣碎。

临方炮制品种

燁桃仁、炒桃仁、蜜砂炒桃仁。

临方炮制方法

燁桃仁　取净桃仁置沸水中略煮，加热烫至种皮微膨起即捞起，用凉水浸泡，取出，搓开种皮和种仁，干燥，筛去种皮。用时捣碎。

炒桃仁　取燁桃仁，置锅内用文火炒至微黄色，略带焦斑，有香气，取出放凉。用时捣碎。

蜜砂炒桃仁　将蜜砂炒热，加入炼蜜，炒至冒烟，加入燁桃仁，炒至表面呈微黄色，取出，过筛，晾凉。用时捣碎。每 100kg 燁桃仁，用蜜砂 15kg、炼蜜 10kg。

蜜砂的制作方法：将麸皮炒热，每 100kg 麸皮加入蜂蜜 2~3kg，拌炒至呈细砂状颗粒，表面呈黑褐色即可。

饮片性状

桃仁　呈扁长卵形。表面黄棕色至红棕色，密布颗粒状突起。一端尖，中部膨大，另端钝圆稍偏斜，边缘较薄。尖端侧有短线形种脐，圆端有颜色略深不甚明显的合点，自合点处散出多数纵向维管束。种皮薄，子叶 2，类白色，富油性。气微，味微苦。

燁桃仁　形如桃仁，无种皮，表面浅黄白色。一端尖，中部膨大，另端钝圆稍偏斜，边缘较薄。子叶 2，富油性。气微香，味微苦。

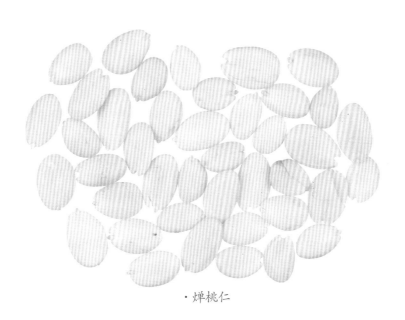

·焯桃仁

炒桃仁　形如焯桃仁，表面微黄色至棕黄色，略有焦斑。具香气。

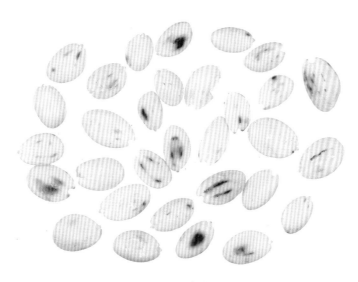

·炒桃仁

蜜砂炒桃仁　形如焯桃仁，表面微黄色，略有黏性。

性味归经

苦、甘，平。归心、肝、大肠经。

功效主治

活血祛瘀，润肠通便，止咳平喘。用于经闭痛经，癥瘕痞块，肺痈肠痈，跌扑损伤，肠燥便秘，咳嗽气喘。

炮制作用

桃仁　生品活血祛瘀作用强。用于血瘀经闭，产后瘀滞腹痛，跌打损伤。

燀桃仁　燀后去皮，除去非药用部位，利于有效成分煎出，提高疗效。用于血瘀经闭等。

炒桃仁　炒后增强润燥通便，和血的作用。用于肠燥便秘，心腹胀满等。

蜜砂炒桃仁　蜜砂炒后可加强活血作用。用于瘀血证。

炮制特色

蜜砂炒桃仁属福建省三明市特色炮制品种。

炮制研究

桃仁主要含苦杏仁苷、挥发油、脂肪油、蛋白质等成分。

研究表明，生桃仁入煎剂，苦杏仁苷在煎液中的含量甚微，不会导致中毒。生品、燀桃仁、炒桃仁、蒸桃仁以及桃仁皮中，生品的抗凝血、抗血栓、抗炎、肠胃推进等作用均最佳。李时珍在《本草纲目》中记载了"桃仁行血，宜连皮尖生用"，那么桃仁皮是否可作为药用部位保留还需进一步研究。

应用注意

孕妇慎用。

麦芽

◆**药材来源**

本品为禾本科植物大麦 *Hordeum vulgare* L. 的成熟果实经发芽干燥的炮制加工品。将麦粒用水浸泡后，保持适宜温、湿度，待幼芽长至约 5mm 时，晒干或低温干燥。

古法炮制

晋代《肘后备急方》载"熬令黄香"。唐代《备急千金要方》载"微炒"，《外台秘要》载"炒黄"。宋代《太平圣惠方》载"微炒黄"。明代《普济方》载"巴豆炒"。清代《得配本草》载"炒黑"，《本草害利》载"炒焦"等炮制方法。

药典炮制方法

炒麦芽　取净麦芽，照清炒法炒至棕黄色，放凉，筛去灰屑。

焦麦芽　取净麦芽，照清炒法炒至焦褐色，放凉，筛去灰屑。

临方炮制品种

炒麦芽、焦麦芽。

临方炮制方法

炒麦芽　取净麦芽，置热锅内，用文火加热，不断翻动，炒至表面棕黄色，鼓起并有香气时，取出，晾凉，筛去碎屑。

焦麦芽　取净麦芽，置热锅内，用中火加热，炒至有爆裂声，表面焦褐色，并有焦香气时，取出晾凉，筛去碎屑。

饮片性状

麦芽　呈梭形，长 8~12mm，直径 3~4mm。表面淡黄色，背面为外稃包围，具 5 脉；腹面为内稃包围。除去内外稃后，腹面有 1 条纵沟；基部胚根处生出幼芽和须根，幼芽长披针状条形，长约 5mm。须根数条，纤细而弯曲。质硬，断面白色，粉性。气微，味微甘。

炒麦芽　形如麦芽，表面棕黄色，偶有焦斑。有香气，味微苦。

焦麦芽　形如麦芽，表面焦褐色，有焦斑。有焦香气，味微苦。

性味归经

甘，平。归脾、胃经。

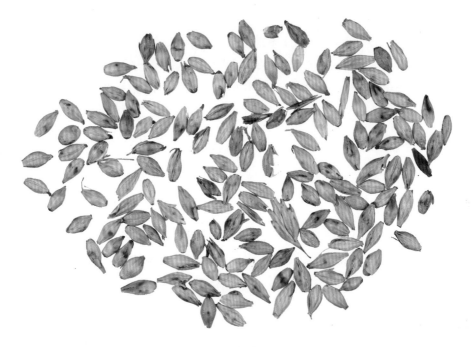

·炒麦芽

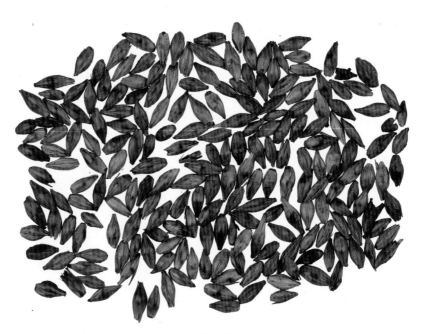

·焦麦芽

功效主治

　　行气消食，健脾开胃，回乳消胀。用于食积不消，脘腹胀痛，脾虚食少，乳汁郁积，乳房胀痛，妇女断乳，肝郁胁痛，肝胃气痛。

炮制作用

麦芽 生品健脾和胃，疏肝行气作用强。用于脾虚食少，乳汁郁积。

炒麦芽 炒后性温气香，具有行气，消食，回乳的作用。用于食积不消，妇女断乳。小剂量消食开胃，大剂量回乳。

焦麦芽 炒焦后性偏温，味甘微涩，消食化滞，止泻的作用增强。用于食积不消，脘腹胀痛。

炮制研究

麦芽的主要成分有酶类、生物碱类、蛋白质、氨基酸、维生素等。

研究表明，麦芽中生物碱对热不稳定，温度过高、浸泡溶剂酸碱性过强会影响麦芽淀粉酶活力；水分虽可加速麦芽生长，但超过 40% 后，麦芽就会发生霉变而停止发芽；光照、pH 值、种子储存、离子浓度等也会影响发芽。因此，从化学成分及生物碱含量角度考虑，建议发芽芽长 0.75~1.00cm；从回乳消食疗效角度考虑，建议发芽芽长 0.75~1.25cm。

五味子

◆药材来源

本品为木兰科植物五味子 *Schisandra chinensis* (Turcz.) Baill. 的干燥成熟果实。习称"北五味子"。秋季果实成熟时采摘，晒干或蒸后晒干，除去果梗及杂质。

古法炮制

南北朝刘宋时代《雷公炮炙论》载"用蜜浸蒸"。宋代《三因极一病证方论》载"微炒"。代《丹溪心法》载"酒浸"。明代《仁术便览》载"蜜拌蒸"。清代《外科大成》载"蜜拌炒"等炮制方法。

药典炮制方法

醋五味子 取净五味子，照醋蒸法蒸至黑色。用时捣碎。

临方炮制品种

醋五味子、酒五味子。

临方炮制方法

醋五味子 取净五味子，置适宜的容器内，用醋拌匀，稍闷，蒸至醋被吸尽，表面呈紫黑色时，取出，干燥。用时捣碎。每 100kg 净五味子，用醋 15kg。

酒五味子 取净五味子，置适宜的容器内，用定量黄酒拌匀，密闭，稍闷，隔水加热，蒸至酒被吸尽，表面呈乌黑色时，取出，干燥。用时捣碎。每 100kg 净五味子，用黄酒 20kg。

饮片性状

五味子 呈不规则的球形或扁球形，直径 5~8mm。表面红色、紫红色或暗红色，皱缩，显油润，有的表面呈黑红色或出现"白霜"。果肉柔软，种子 1~2，肾形，表面棕黄色，有光泽，种皮薄而脆。果肉气微，味酸；种子破碎后，有香气，味辛、微苦。

醋五味子 形如五味子，表面紫黑色，油润，稍有光泽。有醋香气。

酒五味子 形如五味子，表面乌黑色，质柔润或稍显油润。微有酒气。

性味归经

酸、甘，温。归肺、心、肾经。

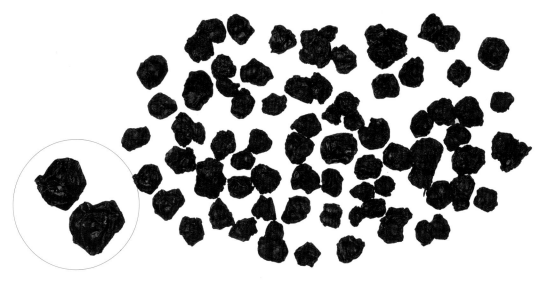

·醋五味子

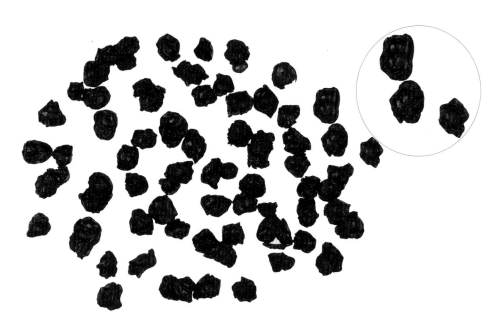

·酒五味子

功效主治

收敛固涩，益气生津，补肾宁心。用于久嗽虚喘，梦遗滑精，遗尿尿频，久泻不止，自汗，盗汗，津伤口渴，内热消渴，心悸失眠。

炮制作用

五味子　生品敛肺止咳，止汗作用强。用于咳喘，自汗，盗汗，口干作渴。

醋五味子　醋制增加酸敛收涩之性，增强涩精止泻作用。用于遗精滑泄，久泻不止等。

酒五味子　酒制增强补肾固精作用。用于肾虚遗精，心悸失眠等。

炮制研究

五味子的主要成分为木脂素、挥发油、多糖、有机酸、甾醇等。

研究表明，五味子经过酒蒸或醋蒸后，具有保肝、抗氧化作用的木脂素类和 5- 羟甲基糠醛含量均较生品增加，因此，传统中医理论认为五味子"入补药熟用"是有一定的科学道理。此外，酒五味子对肾阳虚、肾精亏虚模型大鼠的治疗作用，以及对受损肾细胞、小鼠巨噬细胞的修复作用均优于生五味子、醋五味子，表明酒五味子具有更明显的补益作用。醋五味子中有机酸煎出量较生品显著增加，这也与醋制增强其收敛作用的说法相符。

酸枣仁

◆药材来源

本品为鼠李科植物酸枣 *Ziziphus jujuba* Mill. var. *spinosa* (Bunge) Hu ex H. F. Chou 的干燥成熟种子。秋末冬初采收成熟果实，除去果肉和核壳，收集种子，晒干。

古法炮制

南北朝刘宋时代《雷公炮炙论》载"蒸半日了，去尖皮，任研用"。宋代《太平圣惠方》载"微炒""炒令香熟"。元代《丹溪心法》载"酒浸"。明代《普济方》载"去皮隔纸炒"。清代《本草新编》载"单炒"，《良朋汇集》载"炒研酒浸"等炮制方法。

药典炮制方法

炒酸枣仁　取净酸枣仁，照清炒法炒至鼓起，色微变深。用时捣碎。

临方炮制品种

蜜酸枣仁、炒酸枣仁。

临方炮制方法

蜜酸枣仁　取炼蜜加适量开水稀释，与酸枣仁拌匀，润透，置热锅内，用文火炒至不粘手，取出晾凉，及时收贮。用时捣碎。每 100kg 酸枣仁，用炼蜜 10kg。

炒酸枣仁　取净酸枣仁，置热锅内，用文火加热，炒至微鼓起，颜色加深时取出。用时捣碎。

饮片性状

酸枣仁　呈扁圆形或扁椭圆形，长 5~9mm，宽 5~7mm，厚约 3mm。表面紫红色或紫褐色，平滑有光泽，有的有裂纹。有的两面均呈圆隆状突起；有的一面较平坦，中间有 1 条隆起的纵线纹；另一面稍突起。一端凹陷，可见线形种脐；另端有细小突起的合点。种皮较脆，胚乳白色，子叶 2，浅黄色，富油性。气微，味淡。

蜜酸枣仁　形如酸枣仁，表面色略深，焦褐色。气微，味微甜。

炒酸枣仁　形如酸枣仁，表面微鼓起，微有焦斑。略有焦香气，味淡。

性味归经

甘、酸，平。归肝、胆、心经。

功效主治

养心补肝，宁心安神，敛汗，生津。用于虚烦不眠，惊悸多梦，体虚多汗，津伤口渴。

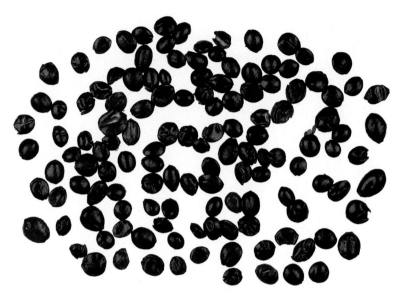

·蜜酸枣仁

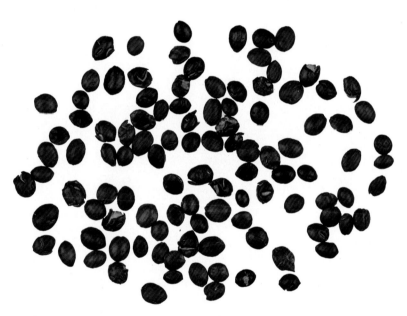

·炒酸枣仁

炮制作用

酸枣仁　生品性平，养心安神，滋补肝肾作用强。用于心阴不足，肝肾亏虚。

蜜酸枣仁　蜜炙可增强益阴敛汗的作用。用于治疗阳虚、盗汗、不眠。

炒酸枣仁　炒后种皮开裂，易于粉碎，利于有效成分煎出，同时起到杀酶保苷的作用，保留有效成分，增强养心安神的作用。用于气血亏虚，失眠多梦。

炮制特色

蜜酸枣仁属福建省特色中药炮制品种。

炮制研究

　　酸枣仁主要成分有皂苷、萜类、黄酮类及少量脂肪油，其中酸枣仁皂苷 A、皂苷 B 为主要药效成分。

　　研究证明，酸枣仁中酸枣仁皂苷 A 和皂苷 B 主要存在于子叶中，而种皮和胚乳中含量甚微。采用"用时捣碎"的方法将种皮和胚乳破碎，使子叶暴露出来，有利于酸枣仁皂苷 A 和皂苷 B 的充分提取，这与种子类药材多在临用时捣碎的操作要求相符。在提取液中，炒酸枣仁中的总皂苷含量明显高于生品，说明炒制有利于有效成分的煎出。

牛蒡子

◆药材来源

本品为菊科植物牛蒡 *Arctium lappa* L. 的干燥成熟果实。秋季果实成熟时采收果序，晒干，打下果实，除去杂质，再晒干。

古法炮制

唐代《食疗本草》载"入其子炒过，末之如茶"。宋代《太平圣惠方》载"生姜汁同酒制"，《博济方》载"隔纸炒令香"。金元时代《儒门事亲》载"烧存性"，《丹溪心法》载"炒黑"。明代《普济方》载"去油""焙黄色"，《证治准绳》载"水煮，一两，净，晒干，炒令香"。清代《本草述》载"酒浸三日，微焙干"等炮制方法。

药典炮制方法

炒牛蒡子　取净牛蒡子，照清炒法炒至略鼓起、微有香气。用时捣碎。

临方炮制品种

炒牛蒡子。

临方炮制方法

炒牛蒡子　取净牛蒡子，置炒制容器内，用文火加热，炒至略鼓起，断面浅黄色，略有香气逸出时，取出。用时捣碎。

饮片性状

牛蒡子　呈长倒卵形，略扁，微弯曲，长 5~7mm，宽 2~3mm。表面灰褐色，带紫黑色斑点，有数条纵棱，通常中间 1~2 条较明显。顶端钝圆，稍宽，顶面有圆环，中间具点状花柱残迹；基部略窄，着生面色较淡。果皮较硬，子叶 2，淡黄白色，富油性。气微，味苦后微辛而稍麻舌。

炒牛蒡子　形如牛蒡子，微鼓起，深灰色，微有光泽。略有香气。

性味归经

辛、苦，寒。归肺、胃经。

功效主治

疏散风热，宣肺透疹，解毒利咽。用于风热感冒，咳嗽痰多，麻疹，风疹，咽喉肿痛，痄腮，丹毒，痈肿疮毒。

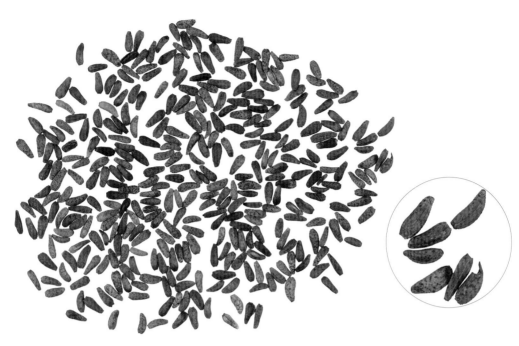

· 炒牛蒡子

炮制作用

牛蒡子　生品疏散风热，解毒散结作用强。用于风热感冒，痄腮肿痛，痈肿疮毒等。

炒牛蒡子　炒后缓和寒滑之性，以免伤中；气香，宣散作用更强；杀酶保苷，利于有效成分煎出。用于麻疹不透，咽喉肿痛，风热咳喘等。

炮制研究

牛蒡子主要含有木脂素类、脂肪酸、有机酸、糖类、萜类化合物等成分，其中牛蒡子苷元等木脂素类成分为牛蒡子发挥药效的主要有效成分。

研究表明，牛蒡子炒制后，质地松脆，总木脂素易于溶出，且炒制后可杀酶保苷，降低相关酶的活性，减少木脂素类成分的分解，使牛蒡子苷元含量升高，更有利于发挥疗效。

覆盆子

◆药材来源

本品为蔷薇科植物华东覆盆子 *Rubus chingii* Hu 的干燥果实。夏初果实由绿变绿黄时采收，除去梗、叶，置沸水中略烫或略蒸，取出，干燥。

古法炮制

南北朝刘宋时代《雷公炮炙论》载"酒蒸"。宋代《传信适用方》载"炒法"。元代《世医得效方》载"酒浸焙法"。清代《得配本草》载"酒煮"等炮制方法。

药典炮制方法

饮片炮制项下除生饮片外，无其他炮制品种。

临方炮制品种

盐覆盆子、酒覆盆子。

临方炮制方法

盐覆盆子 取净覆盆子，加盐水拌匀，闷润至盐水被吸尽，置蒸锅中蒸 2~4h，取出，干燥。每 100kg 覆盆子，用食盐 2kg。

酒覆盆子 取净覆盆子，加黄酒拌匀，闷润至酒被吸尽，置蒸锅中蒸 2~4h，取出，干燥。每 100kg 覆盆子，用黄酒 10kg。

饮片性状

覆盆子 呈圆锥形或扁圆锥形，高 0.6~1.3cm，直径 0.5~1.2cm。表面黄绿色或淡棕色，顶端钝圆，基部中心凹入。宿萼棕褐色，下有果梗痕。小果易剥落，每个小果呈半月形，背面密被灰白色茸毛，两侧有明显的网纹，腹部有突起的棱线。体轻，质硬。气微，味微酸涩。

盐覆盆子 形如覆盆子，颜色加深。味微咸。

酒覆盆子 形如覆盆子，表面颜色更深。略有酒香气。

性味归经

甘、酸、温。归肝、肾、膀胱经。

功效主治

益肾固精缩尿，养肝明目。用于遗精滑精，遗尿尿频，阳痿早泄，目暗昏花。

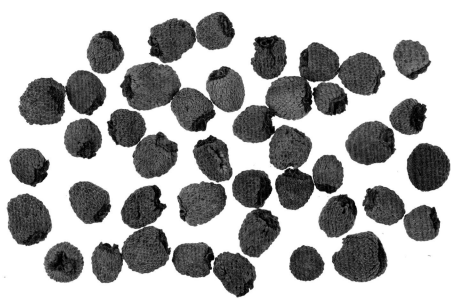

· 盐覆盆子

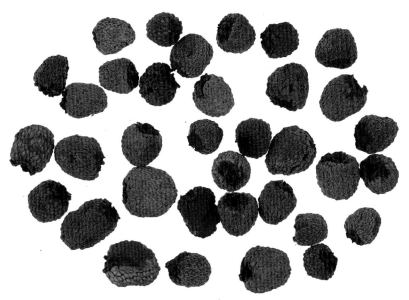

· 酒覆盆子

炮制作用

覆盆子　生品益肾固涩作用强。用于肾虚遗尿、尿频、遗精或滑精等。

盐覆盆子　盐制引药入肾，增强固精缩尿的作用。用于遗尿尿频。

酒覆盆子　酒制增强温肾助阳的作用。用于肾虚阳痿不育。

炮制研究

覆盆子主要成分有黄酮类、酚酸类、生物碱、氨基酸、有机酸、维生素等。其中覆盆子素、山柰酚、槲皮素为其主要活性成分，具有抗肿瘤、抗衰老、抗骨质疏松、改善学习记忆、温肾助阳等作用。

通过考察覆盆子不同炮制品对腺嘌呤所致的肾阳虚多尿模型大鼠醛固酮、尿量和脏器指数的影响，发现覆盆子盐制后作用增强。

乌梅

◆**药材来源**

本品为蔷薇科植物梅 *Prunus mume* (Sieb.) Sieb. et Zucc. 的干燥近成熟果实。夏季果实近成熟时采收，低温烘干后闷至色变黑。

古法炮制

汉代《金匮玉函经》载"以苦酒渍乌梅一宿，去核，蒸之五斗米下，饭熟取捣成泥"。晋代《肘后备急方》载"炙""熬"。唐代《备急千金要方》载"蜜醋渍蒸"。宋代《类编朱氏集验医方》载"炒焦"。元代《丹溪心法》载"烧灰存性"。明代《本草纲目》载"稻灰汁蒸制"。清代《本草便读》载"盐水浸"等炮制方法。

药典炮制方法

乌梅肉　取净乌梅，水润使软或蒸软，去核。

乌梅炭　取净乌梅，照炒炭法炒至皮肉鼓起。

临方炮制品种

醋乌梅、乌梅炭。

临方炮制方法

醋乌梅　取净乌梅，用米醋拌匀，闷润至醋被吸尽，置适宜容器内，密闭，隔水加热2~4h，取出干燥。每100kg净乌梅，用米醋10kg。

乌梅炭　取净乌梅，置炒制容器内，用武火加热，炒至皮肉发泡，表面呈焦黑色，取出晾凉，筛去碎屑。

饮片性状

乌梅　呈类球形或扁球形，直径1.5~3cm。表面乌黑色或棕黑色，皱缩不平，基部有圆形果梗痕。果核坚硬，椭圆形，棕黄色，表面有凹点；种子扁卵形，淡黄色。气微，味极酸。

醋乌梅　形如乌梅，质较柔润。略有醋气。

乌梅炭　形如乌梅，皮肉鼓起，表面焦黑色。味酸略有苦味。

性味归经

酸、涩，平。归肝、脾、肺、大肠经。

功效主治

敛肺，涩肠，生津，安蛔。用于肺虚久咳，久泻久痢，虚热消渴，蛔厥呕吐腹痛。

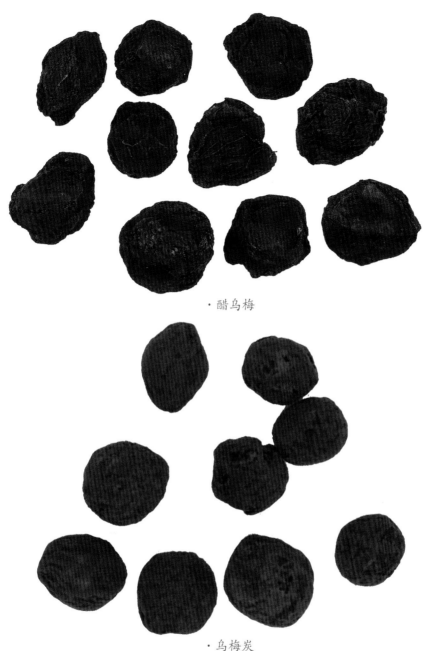

·醋乌梅

·乌梅炭

炮制作用

　　乌梅　生品生津止渴作用强。用于虚热消渴，肺虚久咳，蛔厥腹痛。

　　醋乌梅　醋制增强收敛固涩的作用。用于久咳不止，蛔厥腹痛。

　　乌梅炭　炒炭具有涩肠止泻，止血的作用。用于久泻久痢，便血，崩漏下血。

炮制研究

　　乌梅的主要成分为有机酸、萜类、甾醇、氨基类、糖类、挥发性脂类、黄酮类、生物碱、微量元素等。

　　乌梅经过炒炭及烘炭后，其有机酸和鞣质的含量均较生品明显降低，温度越高，含量越低。

　　但乌梅色黑，炒炭不易掌握颜色变化，炮制时以炒至皮肉鼓起、黏质变枯、色焦黑为宜。

金樱子

◆**药材来源**

本品为蔷薇科植物金樱子 *Rosa laevigata* Michx. 的干燥成熟果实。10~11 月果实成熟变红时采收，干燥，除去毛刺。

古法炮制

明代《普济方》载"去核酒浸"，《本草原始》载"酒洗"，《景岳全书》载"焙""蒸"。

清代《本草求真》载"生者酸涩，熟者甘涩，用当用其将熟之际，得微酸甘涩之妙……熟则纯甘，去刺核，熬膏甘多涩少"。

药典炮制方法

饮片炮制项下除生饮片外，无其他炮制品种。

临方炮制品种

蜜金樱子肉。

临方炮制方法

蜜金樱子肉　取炼蜜，加适量开水稀释，淋入金樱子肉拌匀，闷透，置炒制容器内，用文火加热，炒至表面红棕色、不粘手时，取出晾凉。每 100kg 金樱子肉，用炼蜜 20kg。

饮片性状

金樱子肉　呈倒卵形纵剖瓣。表面红黄色或红棕色，有突起的棕色小点。顶端有花萼残基，下部渐尖。花托壁厚 1~2mm，内面淡黄色，残存淡黄色绒毛。气微，味甘、微涩。

蜜金樱子肉　形如金樱子肉，表面暗棕色。有焦香气，味甜。

性味归经

酸、甘、涩，平。归肾、膀胱、大肠经。

功效主治

固精缩尿，固崩止带，涩肠止泻。用于遗精滑精，遗尿尿频，崩漏带下，久泻久痢。

炮制作用

金樱子肉　生品酸涩，固涩止脱作用强。用于遗精，滑精，遗尿，尿频，崩漏，带下病。

蜜金樱子肉　蜜炙甘涩，具有补中涩肠的作用。用于脾虚久泻，久痢。

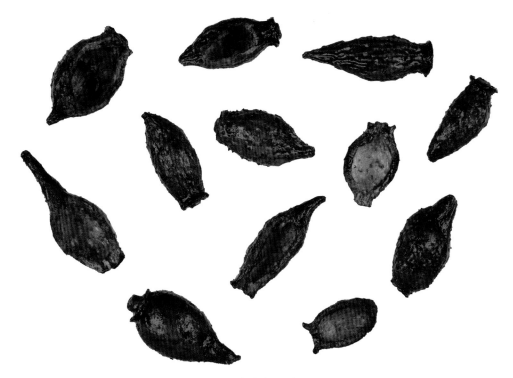

· 蜜金樱子肉

炮制研究

金樱子主要成分有柠檬酸、苹果酸、鞣质、树脂、糖类、维生素 C 及皂苷等。

研究表明，不同炮制品（蜜金樱子、樟帮蜜金樱子、炒金樱子、焦金樱子、麸炒金樱子、砂炒金樱子、蒸金樱子、盐金樱子）中，水、醇溶性浸出物及多糖的含量以蜜金樱子最高。

金樱子除去毛、核后，水溶性浸出物提高约 76%，醇溶性浸出物提高约 81%，多糖含量提高约 77%，所以金樱子的毛、核可作为非用药部位去掉。

川楝子

◆药材来源

本品为楝科植物川楝 *Melia toosendan* Sieb. et Zucc. 的干燥成熟果实。冬季果实成熟时采收，除去杂质，干燥。

古法炮制

南北朝刘宋时代《雷公炮炙论》载"酒拌浸令湿，蒸，待上皮软，剥去皮，取肉去核"。宋代《太平圣惠方》载"糯米拌炒，以米熟为度"。元代《丹溪心法》载"牡蛎炒"。明代《寿世保元》载"酒蒸"。清代《得配本草》载"清火生用，治疝煨用，气痛酒蒸用"等炮制方法。

药典炮制方法

炒川楝子　取净川楝子，切厚片或碾碎，照清炒法炒至表面焦黄色。

临方炮制品种

炒川楝子、盐川楝子。

临方炮制方法

炒川楝子　取净川楝子，切片或砸成小块，置炒制容器内，用中火加热，炒至表面焦黄色或焦褐色，取出晾凉，筛去灰屑。

盐川楝子　取净川楝子，切片或砸成小块，用盐水拌匀，稍闷，待盐水被吸尽后，置炒制容器内，用文火加热，炒至深黄色，取出，晾凉。每100kg川楝子，用食盐2kg。

饮片性状

川楝子　呈类球形，直径2~3.2cm。表面金黄色至棕黄色，微有光泽，少数凹陷或皱缩，具深棕色小点。顶端有花柱残痕，基部凹陷，有果梗痕。外果皮革质，与果肉间常成空隙，果肉松软，淡黄色，遇水润湿显黏性。果核球形或卵圆形，质坚硬，两端平截，有6~8条纵棱，内分6~8室，每室含黑棕色长圆形的种子1粒。气特异，味酸、苦。

炒川楝子　呈半球状、厚片或不规则的碎块，表面焦黄色，偶见焦斑。有焦香气，味酸、苦。

盐川楝子　呈半球状、厚片或不规则碎块，表面深黄色。味微咸。

性味归经

苦，寒；有小毒。归肝、小肠、膀胱经。

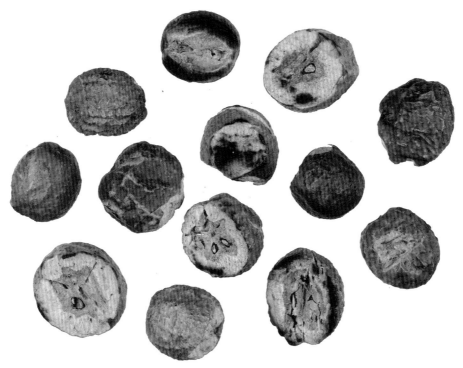

·炒川楝子

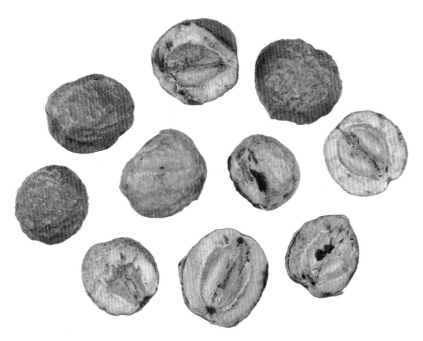

·盐川楝子

功效主治

疏肝泄热，行气止痛，杀虫。用于肝郁化火，胸胁、脘腹胀痛，疝气疼痛，虫积腹痛。

炮制作用

川楝子　生品有小毒，具有杀虫，疗癣，止痛的作用。用于虫积腹痛，头癣。

炒川楝子　炒后苦寒之性缓和，毒性降低，滑肠作用减弱，行气止痛作用增强。用于胁肋疼痛，脘腹胀痛。

盐川楝子　盐炙引药下行，具有疗疝止痛的作用。用于疝气疼痛，睾丸坠痛。

炮制研究

川楝子主要成分有三萜类、挥发油、黄酮类、脂肪酸、酚酸类和多糖等，其中川楝素是其发挥药效的主要活性成分。

研究表明，川楝子生品中含呋喃丹类化合物，其属于氨基甲酸酯类农药，中毒后临床特征与有机磷中毒相似，出现不同程度的恶心、呕吐、瞳孔缩小、视力模糊、多汗、流涎等，经炮制后该类成分消失，所以川楝子炮制后毒性降低。

益智

◆药材来源

本品为姜科植物益智 *Alpinia oxyphylla* Miq. 的干燥成熟果实。夏、秋间果实由绿变红时采收，晒干或低温干燥。

古法炮制

唐代《仙授理伤续断秘方》载"去壳炒"。宋代《洪氏集验方》载"取仁盐炒用"。明代《普济方》载"米泔制""姜汁炒"，《明医杂著》载"蜜炙"，《济阴纲目》载"炒黑为末"。清代《本草述钩元》载"煨法"等炮制方法。

药典炮制方法

盐益智仁　取益智仁，照盐水炙法炒干。用时捣碎。

临方炮制品种

盐益智仁。

临方炮制方法

盐益智仁　取净益智仁，用盐水拌匀，略闷，待盐水被吸尽后，置炒制容器内，用文火加热，炒干，取出，晾凉。用时捣碎。每 100kg 益智仁，用食盐 2kg。

饮片性状

益智仁　为集结成团的种子，呈椭圆形，为三瓣，中有隔膜。去壳碾压后多散成不规则的碎块或单粒种子。种子呈不规则的扁圆形，略有钝棱，直径约 3mm，表面灰褐色或灰黄色，外被淡棕色膜质的假种皮；质硬，胚乳白色。有特异香气，味辛、微苦。

盐益智仁　形如益智仁，表面棕褐色至黑褐色，质硬，胚乳白色。有特异香气，味辛、微咸、苦。

性味归经

辛，温。归脾、肾经。

功效主治

暖肾固精缩尿，温脾止泻摄唾。用于肾虚遗尿，小便频数，遗精白浊，脾寒泄泻，腹中冷痛，口多唾涎。

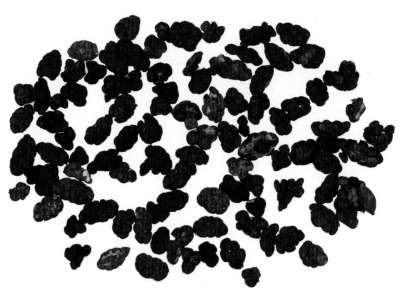

· 盐益智仁

炮制作用

益智仁　生品摄涎唾作用强。用于脾胃虚寒，腹痛吐泻，涎唾常流。

盐益智仁　盐炙减弱辛辣之性，专行下焦，增强温肾固精缩尿的作用。用于肾气虚寒的遗精，遗尿，尿频，白浊，寒疝疼痛。

炮制研究

益智仁主要含有挥发油、维生素、氨基酸、脂肪酸等成分。

研究表明，益智仁的盐炙品浸出物含量比生品高，挥发油含量则比生品低。通过益智仁盐炙前后的药效研究，益智仁生品的止泻作用强于盐炙品，而盐炙品缩尿作用明显优于生品，作用机理为盐炙品增加了身体抗利尿激素的分泌，从而增加了身体对水液的重吸收。这与中医传统理论"益智仁生品入脾，温脾止泻见长；盐炙后入肾，温肾缩尿作用增强"相一致。

沙苑子

◆药材来源

本品为豆科植物扁茎黄芪 *Astragalus complanatus* R. Br. 的干燥成熟种子。秋末冬初果实成熟尚未开裂时采割植株，晒干，打下种子，除去杂质，晒干。

古法炮制

元代《瑞竹堂经验方》载"炒法"。明代《滇南本草》载"微焙"，《证治准绳》载"马乳浸蒸焙干"。清代《本经逢原》载"酒蒸"，《良朋汇集》载"酒洗炒"，《增广验方新编》载"盐水炒"，《得配本草》载"入补剂炒熟，入凉药生用"等炮制方法。

药典炮制方法

盐沙苑子　取净沙苑子，照盐水炙法炒干。

临方炮制品种

盐沙苑子。

临方炮制方法

盐沙苑子　取净沙苑子，用盐水拌匀，稍闷，待盐水被吸尽后，置炒制容器内，文火炒干，晾凉。每 100kg 沙苑子，用食盐 2kg。

饮片性状

沙苑子　略呈肾形而稍扁，长 2~2.5mm，宽 1.5~2mm，厚约 1mm。表面光滑，褐绿色或灰褐色，边缘一侧微凹处具圆形种脐。质坚硬，不易破碎。子叶 2，淡黄色，胚根弯曲，长约 1mm。气微，味淡，嚼之有豆腥味。

盐沙苑子　形如沙苑子，表面鼓起，深褐绿色或深灰褐色。气微，味微咸，嚼之有豆腥味。

性味归经

甘，温。归肝、肾经。

功效主治

补肾助阳，固精缩尿，养肝明目。用于肾虚腰痛，遗精早泄，遗尿尿频，白浊带下，眩晕，目暗昏花。

炮制作用

沙苑子　生品固精缩尿作用强。用于肝虚目昏，尿频，遗尿等。

盐沙苑子　盐炙引药入肾，增强补肾固精的作用。用于肾虚腰痛，梦遗滑精，白浊带下。

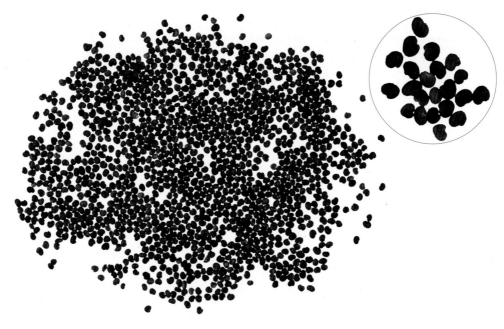

· 盐沙苑子

炮制研究

沙苑子化学成分主要有氨基酸、黄酮类、三萜类、脂肪酸及微量元素等。

研究表明，沙苑子在炮制加热过程中酶解沙苑子苷 A 的自生酶被破坏，起到杀酶保苷作用，故盐炙沙苑子中的沙苑子苷 A 和鼠李柠檬素的含量均较生品高。而沙苑子苷 A 具有保护肝细胞、抑制肝纤维化形成的作用，鼠李柠檬素对体外部分肿瘤细胞有直接抑制作用。

芥子

◆药材来源

本品为十字花科植物白芥 *Sinapis alba* L. 或芥 *Brassica juncea* (L.) Czern. et Coss. 的干燥成熟种子。前者习称"白芥子"，后者习称"黄芥子"。夏末秋初果实成熟时采割植株，晒干，打下种子，除去杂质。

古法炮制

唐代《备急千金要方》载"蒸熟"，《外台秘要》载"微熬"。宋代《重修政和经史证类备用本草》载"炒熟，勿令焦"。明代《医学入门》载"微炒"等炮制方法。

药典炮制方法

炒芥子　取净芥子，照清炒法炒至淡黄色至深黄色（炒白芥子）或深黄色至棕褐色（炒黄芥子），有香辣气。用时捣碎。

临方炮制品种

炒芥子。

临方炮制方法

炒芥子　取净芥子，置炒制容器内，用文火炒至淡黄色至深黄色（炒白芥子）或深黄色至棕褐色（炒黄芥子），有爆裂声，并逸出香辣气时，取出。用时捣碎。

饮片性状

芥子　呈圆球形。表面灰白色至淡黄色（白芥子），或黄色至棕黄色（黄芥子）。气微，味辛辣。

炒芥子　形如芥子，表面淡黄色至深黄色（炒白芥子）或深黄色至棕褐色（炒黄芥子），偶有焦斑。有香辣气。

性味归经

辛，温。归肺经。

功效主治

温肺豁痰利气，散结通络止痛。用于寒痰咳嗽，胸胁胀痛，痰滞经络，关节麻木、疼痛，痰湿流注，阴疽肿毒。

炮制作用

芥子　生品辛散力强，通络止痛作用强。用于胸闷胁痛，关节疼痛，痈肿疮毒等。

炒芥子　炒后缓和辛散之性，避免耗气伤阴，增强顺气豁痰的作用。用于寒痰咳嗽。

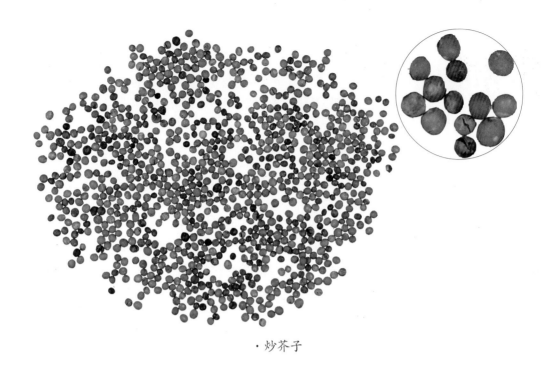

·炒芥子

炮制研究

芥子的主要成分有白芥子苷、芥子酶、芥子碱、脂肪油、蛋白质和黏液质等。

因为白芥子苷在芥子酶的作用下，水解生成异硫氰酸酯类成分白芥子油，而白芥子油易挥发，会降低临床疗效，所以需要炮制以达到杀酶保苷的目的，即通过灭活芥子酶以防止白芥子苷的降解。

槟榔

◆药材来源

本品为棕榈科植物槟榔 *Areca catechu* L. 的干燥成熟种子。春末至秋初采收成熟果实，用水煮后，干燥，除去果皮，取出种子，干燥。

古法炮制

唐代《新修本草》载"捣末服""煮熟蒸干后用"。宋代《太平圣惠方》载"细锉为炒，捣为末"，《博济方》载"炮"，《小儿卫生总微论方》载"面裹煨熟"。元代《丹溪心法》载"纸裹煨"。明代《普济方》载"灰火煨"。清代《本草述》载"醋制"，《幼幼集成》载"童便洗晒"等炮制方法。

药典炮制方法

炒槟榔　取槟榔片，照清炒法炒至微黄色。

焦槟榔　取槟榔片，照清炒法炒至焦黄色。

临方炮制品种

炒槟榔、焦槟榔。

临方炮制方法

炒槟榔　取净槟榔片，置热锅内，用文火加热，炒至表面微黄色，取出晾凉，筛去碎屑。

焦槟榔　取净槟榔片，置热锅内，用文火加热，炒至焦黄色，取出晾凉，筛去碎屑。

饮片性状

槟榔　呈类圆形的薄片。切面可见棕色种皮与白色胚乳相间的大理石样花纹。气微，味涩、微苦。

炒槟榔　形如槟榔片，表面微黄色，可见大理石样花纹。

焦槟榔　形如槟榔片，表面焦黄色，可见大理石样花纹。质脆，易碎。气微，味涩、微苦。

性味归经

苦、辛，温。归胃、大肠经。

功效主治

杀虫，消积，行气，利水，截疟。用于绦虫病，蛔虫病，姜片虫病，虫积腹痛，积滞泻痢，里急后重，水肿脚气，疟疾。

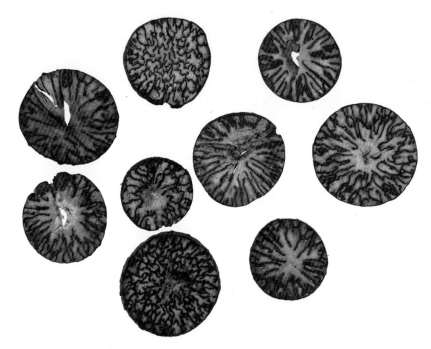

· 炒槟榔

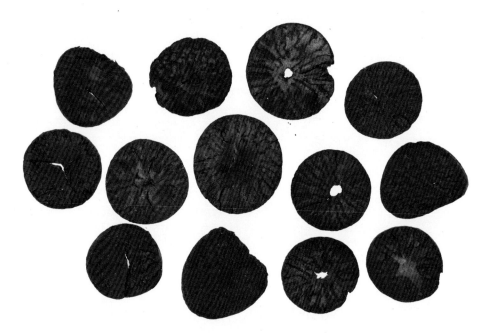

· 焦槟榔

炮制作用

　　槟榔　生品杀虫，利水作用强。用于肠道寄生虫病，水肿，脚气，疟疾等。

　　炒槟榔　炒后缓和药性，避免克伐太过而耗伤正气，同时减少恶心、腹泻、腹痛的副作用，具有消食导滞的作用。用于积滞泻痢，里急后重。

　　焦槟榔　炒焦药性更缓和。用于食积不消，泻痢后重，且身体较差的患者。

炮制研究

槟榔含总生物碱、脂肪油、鞣质、氨基酸等成分。

槟榔中主要成分槟榔碱属季铵型生物碱，极易溶于水，传统炮制法采用清水浸泡润透后切片，此法浸泡时间长，槟榔碱随水流失严重，所以炮制时应遵循"少泡多润"的原则。

不同炮制方法对槟榔水溶物及醚溶性生物碱含量测定的研究表明，采用蒸制法对槟榔碱及水溶物的损失最小，所以为防止槟榔碱的流失，最好蒸制后再切片。

小茴香

◆**药材来源**

本品为伞形科植物茴香 *Foeniculum vulgare* Mill. 的干燥成熟果实。秋季果实初熟时采割植株，晒干，打下果实，除去杂质。

古法炮制

宋代《博济方》载"炒"，《普济本事方》载"炒令香""焙"。元代《瑞竹堂经验方》载"盐炒香"。明代《普济方》载"盐炒熟""斑蝥制""青盐酒制"，《仁术便览》载"青盐水拌炒"。清代《握灵本草》载"生姜制"，《食物本草会纂》载"麸炒"等炮制方法。

药典炮制方法

盐小茴香 取净小茴香，照盐水炙法炒至微黄色。

临方炮制品种

盐小茴香。

临方炮制方法

盐小茴香 取净小茴香，用盐水拌匀，略闷，待盐水被吸尽后，置炒制容器内，用文火炒至有香气逸出时，取出，晾凉。每100kg净小茴香，用食盐2kg。

饮片性状

小茴香 为双悬果，呈圆柱形，有的稍弯曲，长4~8mm，直径1.5~2.5mm。表面黄绿色或淡黄色，两端略尖，顶端残留有黄棕色突起的柱基，基部有时有细小的果梗。分果呈长椭圆形，背面有纵棱5条，接合面平坦而较宽。横切面略呈五边形，背面的四边约等长。有特异香气，味微甜、辛。

盐小茴香 形如小茴香，微鼓起，颜色加深，偶有焦斑，香气更浓，略有咸味。

性味归经

辛，温。归肝、肾、脾、胃经。

功效主治

散寒止痛，理气和胃。用于寒疝腹痛，睾丸偏坠，痛经，少腹冷痛，脘腹胀痛，食少吐泻。

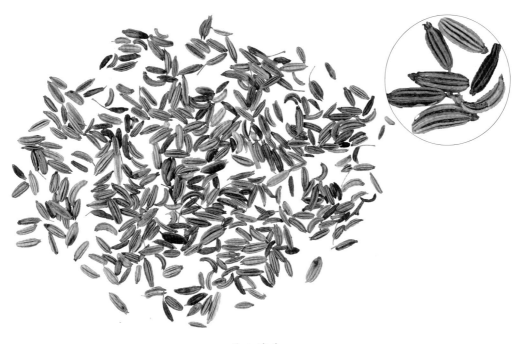

· 盐小茴香

炮制作用

小茴香　生品辛散，理气和胃作用强。用于胃寒呕吐，小腹冷痛，脘腹胀痛等。

盐小茴香　盐炙后缓和辛散之性，入下焦，增强暖肾散寒止痛的作用。用于寒疝腹痛，睾丸偏坠，经寒腹痛。

炮制研究

小茴香主要含脂肪油、挥发油、甾醇及糖苷、氨基酸等成分。

研究表明，小茴香清炒、盐炙后挥发油含量均较生品降低，而盐炙品降低更多，故小茴香盐炙后辛散作用降低。通过 ICP-MS 分析，小茴香生品和盐炙品中微量必需元素锰的含量较高，而含锰高的中药可能具有收涩、芳香化湿、温里补阳等作用，这可能与小茴香散寒止痛作用有一定的关系。

桑椹

◆药材来源

本品为桑科植物桑 *Morus alba* L. 的干燥果穗。4~6 月果实变红时采收，晒干，或略蒸后晒干。

古法炮制

明代《本草品汇精要》载"微炒用"。清代《修事指南》载"熬膏用"，《得配本草》载"酒蒸晒""熟地黄汁拌蒸晒"等炮制方法。

药典炮制方法

饮片炮制项下除生饮片外，无其他炮制品种。

临方炮制品种

酒桑椹。

临方炮制方法

酒桑椹 取净桑椹用黄酒拌匀，闷润，置于热水锅内，蒸至药物呈黑褐色时，取出，晒干。每 100kg 桑椹，用黄酒 20kg。

饮片性状

桑椹 为聚花果，由多数小瘦果集合而成，呈长圆形，长 1~2cm，直径 0.5~0.8cm。黄棕色、棕红色或暗紫色，有短果序梗。小瘦果卵圆形，稍扁，长约 2mm，宽约 1mm，外具肉质花被片 4 枚。气微，味微酸而甜。

酒桑椹 形如桑椹，黑褐色。微有酒香气。

性味归经

甘、酸，寒。归心、肝、肾经。

功效主治

滋阴补血，生津润燥。用于肝肾阴虚，眩晕耳鸣，心悸失眠，须发早白，津伤口渴，内热消渴，肠燥便秘。

炮制作用

桑椹 生品滋阴润燥的作用强。用于肝肾阴虚等。

酒桑椹 酒制后滋阴补血作用增强。用于血虚心悸失眠等。

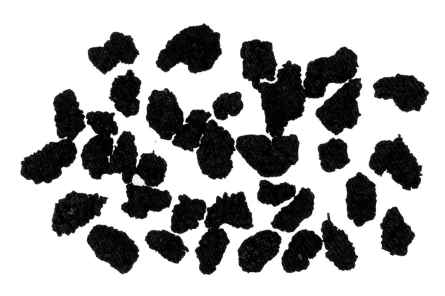

· 酒桑椹

炮制研究

桑椹主要含有花青素、维生素、多糖、氨基酸等成分。

研究表明，采用酶法提取、超声波辅助提取、酶－超声波联合提取、微波辅助提取及大孔树脂吸附提取等方法，较传统的水煎煮提取法，能显著提高桑椹多糖的提取效率，是桑椹多糖较优的提取方法。

车前子

◆药材来源

本品为车前科植物车前 *Plantago asiatica* L. 或平车前 *Plantago depressa* Willd. 的干燥成熟种子。夏、秋二季种子成熟时采收果穗，晒干，搓出种子，除去杂质。

古法炮制

宋代《太平惠民和剂局方》载"微炒"，《圣济总录》载"酒浸炒"。明代《先醒斋广笔记》载"米泔水浸蒸"。清代《本草备要》载"入滋补药，酒蒸捣饼""入利水泄泻药，炒研"，《幼幼集成》载"青盐水炒七次"等炮制方法。

药典炮制方法

盐车前子 取净车前子，照盐水炙法炒至起爆裂声时，喷洒盐水，炒干。

临方炮制品种

炒车前子、盐车前子。

临方炮制方法

炒车前子 取净车前子，置炒制容器内，用文火加热，炒至略有爆裂声，并有香气逸出时，取出晾凉。

盐车前子 取净车前子，置炒制容器内，用文火加热，炒至略有爆裂声时，喷淋盐水，炒干，取出晾凉。每 100kg 车前子，用食盐 2kg。

饮片性状

车前子 呈椭圆形、不规则长圆形或三角状长圆形，略扁，长约 2mm，宽约 1mm。表面黄棕色至黑褐色，有细皱纹，一面有灰白色凹点状种脐。质硬。气微，味淡。

炒车前子 形如车前子，表面黑褐色或黄棕色。有香气。

盐车前子 形如车前子，表面黑褐色。气微香，味微咸。

性味归经

甘，寒。归肝、肾、肺、小肠经。

功效主治

清热利尿通淋，渗湿止泻，明目，祛痰。用于热淋涩痛，水肿胀满，暑湿泄泻，目赤肿痛，痰热咳嗽。

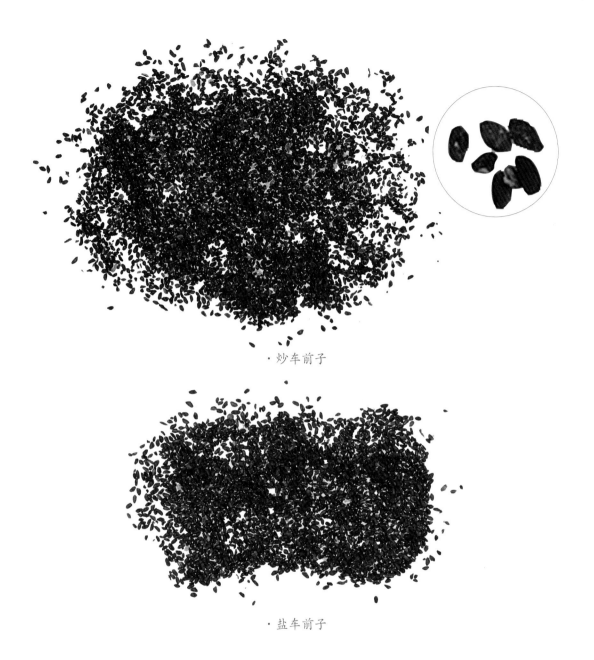

· 炒车前子

· 盐车前子

炮制作用

车前子　生品性寒。用于热淋涩痛等。

炒车前子　炒后寒性降低，渗湿止泻，祛痰止咳作用强。用于湿浊泄泻等。

盐车前子　盐炙后引药下行，泄热利尿而不伤阴。用于肾虚脚肿，眼目昏暗，虚劳梦泄。

炮制研究

车前子主要化学成分有多糖、环烯醚萜、黄酮类、生物碱类及苯乙醇苷等。

现代研究表明，车前子不同炮制品（炒品、酒炙品、盐炙品）对蓖麻油所致的小鼠腹泻均有止泻作用，作用由强到弱依次为炒品、酒炙品、盐炙品。因生品中含有多聚糖、黏液质，盐炙时需先将药物加热炒去部分水分，使药物质地变疏松，再喷洒盐水，以免粘锅，且利于盐水渗入。

菟丝子

◆药材来源

本品为旋花科植物南方菟丝子 *Cuscuta australis* R. Br. 或菟丝子 *Cuscuta chinensis* Lam. 的干燥成熟种子。秋季果实成熟时采收植株，晒干，打下种子，除去杂质。

古法炮制

晋代《肘后备急方》载"酒渍服"。南北朝刘宋时代《雷公炮炙论》载"苦酒、黄精汁浸"。宋代《圣济总录》载"入盐少许炒"，《洪氏集验方》载"酒浸两宿，炒令半干，捣作饼子，焙"。明代《本草纲目》载"炒法"。清代《得配本草》载"酒米拌炒"，《本草纲目拾遗》载"四物汤制"等炮制方法。

药典炮制方法

盐菟丝子 取净菟丝子，照盐炙法炒至微鼓起。

临方炮制品种

炒菟丝子、盐菟丝子、菟丝子饼。

临方炮制方法

炒菟丝子 取净菟丝子，置炒制容器内，用文火加热，炒至微黄色，有爆裂声，取出晾凉。

盐菟丝子 取净菟丝子，加盐水拌匀，闷润，待盐水被吸尽后，置炒制容器内，用文火加热，炒至略鼓起，微有爆裂声，并有香气逸出时，取出晾凉。每 100kg 菟丝子，用食盐 2kg。

菟丝子饼 取净菟丝子置锅内，加清水没过药物，煮至呈黏性丝状；加面粉调匀，捣成糊状，压成饼，切小块，干燥。每 100kg 菟丝子，用面粉 12~20kg。

饮片性状

菟丝子 呈类球形，直径 1~2mm。表面灰棕色至棕褐色，粗糙，种脐线形或扁圆形。质坚实，不易以指甲压碎。气微，味淡。

炒菟丝子 形如菟丝子，表面黄棕色，可见裂口。气微香，味淡。

盐菟丝子 形如菟丝子，表面黄褐色或棕褐色，可见裂口。味微咸。

菟丝子饼 呈小块状，表面灰褐色或棕黄色。气微。

性味归经

辛、甘，平。归肝、肾、脾经。

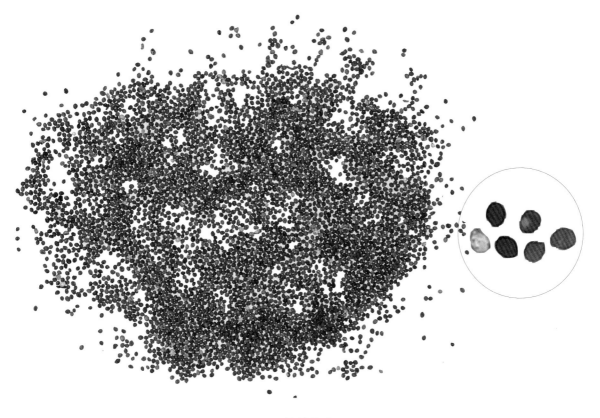

· 炒菟丝子

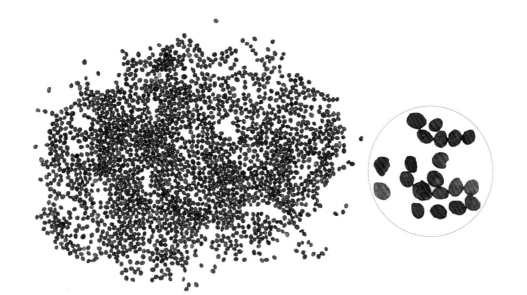

· 盐菟丝子

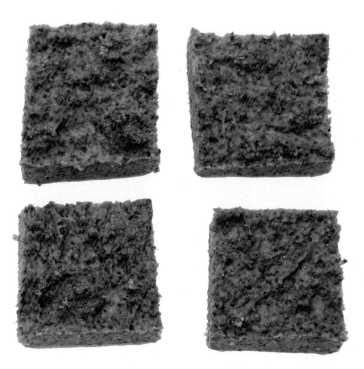

· 菟丝子饼

功效主治

补益肝肾，固精缩尿，安胎，明目，止泻；外用消风祛斑。用于肝肾不足，腰膝酸软，阳痿遗精，遗尿尿频，肾虚胎漏，胎动不安，目昏耳鸣，脾肾虚泻；外治白癜风。

炮制作用

菟丝子　生品性偏温，补阳作用强于补阴作用。

炒菟丝子　炒后利于有效成分的煎出，且便于粉碎和制剂。其功用与生品相似。

盐菟丝子　盐制后性不温不寒，平补阴阳，补肾固精安胎的作用增强。用于阳痿，滑精，遗尿，带下病，胎气不固，消渴。

菟丝子饼　制饼后方便服用，并有利于菟丝子有效成分的煎出。

炮制研究

菟丝子含有黄酮（金丝桃苷、芦丁、槲皮素）、多糖、有机酸、脂肪酸、氨基酸等成分。研究表明，菟丝子炮制品的浸出物较生品均有不同程度的增加，且易于破碎，其中制饼方法的浸出率最高。菟丝子饼常用的炮制方法有水煮制饼、酒煮制饼、水蒸制饼和酒蒸制饼四种，其中水煮菟丝饼中所含的总黄酮含量较其他三种高。

决明子

◆**药材来源**

本品为豆科植物钝叶决明 *Cassia obtusifolia* L. 或决明（小决明）*Cassia tora* L. 的干燥成熟种子。秋季采收成熟果实，晒干，打下种子，除去杂质。

古法炮制

梁代《本草经集注》载"打碎"。唐代《千金翼方》载"醋渍"。宋代《太平圣惠方》载"微炒"。清代《握灵本草》载"酒煮"等炮制方法。

药典炮制方法

炒决明子 取净决明子，照清炒法炒至微鼓起、有香气。用时捣碎。

临方炮制品种

炒决明子。

临方炮制方法

炒决明子 取净决明子，置炒制容器内，用中火加热，炒至颜色加深，微鼓起，并有香气逸出时，取出。用时捣碎。

饮片性状

决明子 略呈菱方形或短圆柱形，两端平行倾斜。表面绿棕色或暗棕色，平滑有光泽。一端较平坦，另端斜尖，背腹面各有 1 条突起的棱线，棱线两侧各有 1 条斜向对称而色较浅的线形凹纹。质坚硬，不易破碎。气微，味微苦。

炒决明子 形如决明子，微鼓起，表面绿褐色或暗棕色，偶见焦斑。微有香气。

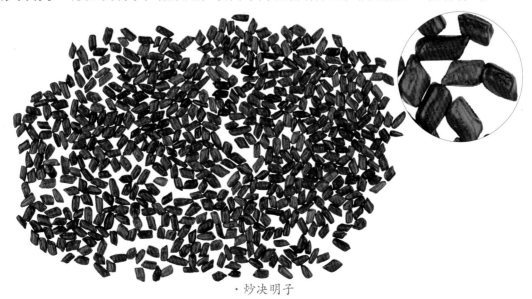

· 炒决明子

性味归经

甘、苦、咸，微寒。归肝、大肠经。

功效主治

清热明目，润肠通便。用于目赤涩痛，羞明多泪，头痛眩晕，目暗不明，大便秘结。

炮制作用

决明子 生品性寒，脾虚肠寒者不宜使用，具有清肝热，润肠燥的作用。用于风热上犯，肠燥便秘。

炒决明子 炒后可缓和寒凉之性，素体虚寒者也可使用，具有平肝益肾的作用。用于肝肾不足，青盲内障。

炮制研究

决明子的化学成分主要有蒽醌类、萘并吡喃酮苷类、脂肪酸类等。其中蒽醌类化合物有大黄素、大黄酚、大黄素甲醚及其苷类。

研究表明，结合型蒽醌类化合物是决明子致泻下的主要成分，大黄酚和萘并吡喃酮苷是决明子保肝作用的主要成分。决明子炒制后大量蒽醌类成分被破坏，故炒后能缓和寒泻之性；而大黄酚和萘并吡喃酮苷含量增加，所以炒后保肝作用增强。

芡实

◆**药材来源**

本品为睡莲科植物芡 *Euryale ferox* Salisb. 的干燥成熟种仁。秋末冬初采收成熟果实，除去果皮，取出种子，洗净，再除去硬壳（外种皮），晒干。

古法炮制

唐代《食疗本草》载"蒸后晒干，去皮取仁"。明代《景岳全书》载"炒制"，《本草纲目》载"防风汤浸"等炮制方法。

药典炮制方法

麸炒芡实　取净芡实，照麸炒法炒至微黄色。

临方炮制品种

炒芡实、麸炒芡实。

临方炮制方法

炒芡实　取净芡实，置炒制容器内，用文火加热，炒至表面微黄色，取出晾凉。用时捣碎。

麸炒芡实　先将锅用中火加热，均匀撒入麦麸，即刻烟起。随即倒入净芡实，迅速拌炒至表面亮黄色时，取出，筛去麸皮，放凉。用时捣碎。每100kg芡实，用麦麸15kg。

饮片性状

芡实　呈类球形，多为破粒，完整者直径5~8 mm。表面有棕红色或红褐色内种皮，一端黄白色，约占全体1/3，有凹点状的种脐痕，除去内种皮显白色。质较硬，断面白色，粉性。气微，味淡。

炒芡实　形如芡实，表面淡黄色至黄色，偶有焦斑。

麸炒芡实　形如芡实，表面亮黄色或黄色。略有香气，味淡，微酸。

性味归经

甘、涩，平。归脾、肾经。

功效主治

益肾固精，补脾止泻，除湿止带。用于遗精滑精，遗尿尿频，脾虚久泻，白浊，带下病。

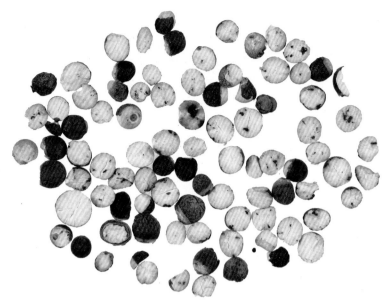

· 炒芡实

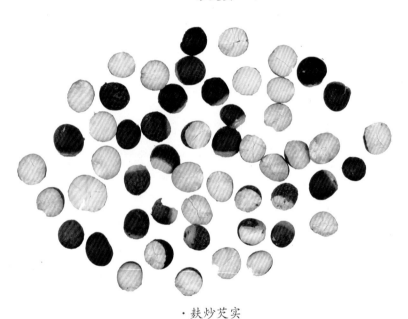

· 麸炒芡实

炮制作用

芡实 生品性平，涩而不滞，补脾肾，祛湿作用强。用于遗精，带下病，白浊，小便不禁，兼有湿浊者。

炒芡实 清炒后性偏温，可增强补脾固涩的作用。用于脾虚泄泻者。

麸炒芡实 麸炒后，补脾固涩作用更强。用于脾虚泄泻，肾虚滑精，脾虚带下。

炮制研究

芡实主要含有黄酮类、多种氨基酸、微量元素等成分。其中黄酮、多酚、生育酚、环二肽、倍半新木脂素为其主要药效成分，具有抗氧化、调节血脂、降低血糖等作用。

研究表明，芡实麸炒后总黄酮含量增加，其抗氧化作用也增强。

白扁豆

◆**药材来源**

本品为豆科植物扁豆 *Dolichos lablab* L. 的干燥成熟种子。秋、冬二季采收成熟果实，晒干，取出种子，再晒干。

古法炮制

宋代《博济方》载"炒"，《太平惠民和剂局方》载"姜汁炒"。元代《世医得效方》载"煮""去皮"。明代《本草纲目》载"连皮炒熟"。清代《得配本草》载"同陈皮炒""醋制"等炮制方法。

药典炮制方法

炒白扁豆　取净白扁豆，照清炒法炒至微黄色、具焦斑。用时捣碎。

临方炮制品种

炒白扁豆、土炒白扁豆、蜜砂炒白扁豆。

临方炮制方法

炒白扁豆　取净白扁豆至热锅内，用文火炒至表面微黄，略有焦斑时，取出晾凉。用时捣碎。

土炒白扁豆　将黄土粉倒入炒制容器内，用中火炒至灵动状态时，倒入白扁豆，翻炒至表面挂匀土色时，取出，筛去多余土粉，晾凉。用时捣碎。每100kg白扁豆，用黄土粉20kg。

蜜砂炒白扁豆　将蜜砂用文火炒热，加入蜂蜜，炒至冒烟，加入白扁豆，炒至微黄色，取出，过筛，晾凉。用时捣碎。每100kg白扁豆，用蜜砂15kg、蜂蜜10kg。

蜜砂的制作方法：将麸皮炒热，每100kg麸皮加入蜂蜜2~3kg，拌炒至呈细砂状颗粒，表面呈黑褐色即可。

饮片性状

白扁豆　呈扁椭圆形或扁卵圆形。表面淡黄白色或淡黄色，平滑，略有光泽，一侧边缘有隆起的白色眉状种阜。质坚硬。种皮薄而脆，子叶2，肥厚，黄白色。气微，味淡，嚼之有豆腥气。

炒白扁豆　形如白扁豆，表面微黄色，略具焦斑。有香气。

土炒白扁豆　形如白扁豆，表面有土色。气微香。

蜜砂炒白扁豆　形如白扁豆，表面微黄色，略有黏性。有蜜香气。

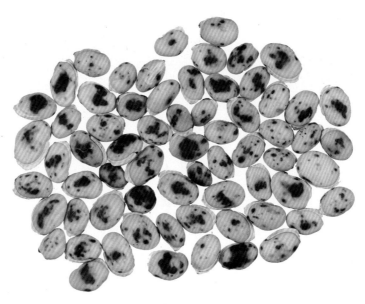

·炒白扁豆

性味归经

甘，微温。归脾、胃经。

功效主治

健脾化湿，和中消暑。用于脾胃虚弱，食欲不振，大便溏泻，白带过多，暑湿吐泻，胸闷腹胀。

炮制作用

白扁豆　生品消暑化湿作用强。用于暑湿内蕴，呕吐泄泻，消渴。

炒白扁豆　炒后性温，健脾化湿作用增强。用于脾虚泄泻，白带过多。

土炒白扁豆　土炒后健脾止泻作用增强。用于脾虚泄泻。

蜜砂炒白扁豆　蜜砂炒后可增进食欲，增强健胃燥湿之功。用于脾胃虚弱等。

炮制特色

蜜砂炒白扁豆属福建省三明市特色炮制品种。

炮制研究

白扁豆主要含多糖、磷脂、蛋白质、钙、磷、铁、维生素等成分。

研究表明，白扁豆经土炒后，可显著抑制小鼠的胃排空和小肠的蠕动作用，并且可以恢复脾虚泄泻小鼠胃肠激素水平，使其趋于正常值，所以土炒后健脾止泻作用增强。

紫苏子

◆**药材来源**

本品为唇形科植物紫苏 *Perilla frutescens* (L.) Britt. 的干燥成熟果实。秋季果实成熟时采收，除去杂质，晒干。

古法炮制

唐代《外台秘要》载"一升，研，以酒一升绞取汁"。宋代《重修政和经史证类备用本草》载"杵碎"，《太平圣惠方》载"微炒"，《校正集验背疽方》载"蜜炙微炒"。明代《医宗必读》载"酒炒"。清代《吴鞠通医案》载"制霜"等炮制方法。

药典炮制方法

炒紫苏子　取净紫苏子，照清炒法炒至有爆裂声。

临方炮制品种

炒紫苏子、蜜紫苏子。

临方炮制方法

炒紫苏子　取净紫苏子，置炒制容器内，用文火加热，炒至有爆裂声，表面颜色加深，断面浅黄色，并逸出香气时，取出晾凉。

蜜紫苏子　取炼蜜，用适量开水稀释后，淋入净紫苏子中，拌匀，闷润，置炒制容器内，用文火加热，炒至不粘手时，取出晾凉。每 100kg 紫苏子，用炼蜜 10kg。

饮片性状

紫苏子　呈卵圆形或类球形，直径约 1.5 mm。表面灰棕色或灰褐色，有微隆起的暗紫色网纹，基部稍尖，有灰白色点状果梗痕。果皮薄而脆，易压碎。种子黄白色，种皮膜质，子叶 2，类白色，有油性。压碎有香气，味微辛。

炒紫苏子　形如紫苏子，表面黄褐色，有细裂口。有焦香气。

蜜紫苏子　形如紫苏子，表面深棕色，有黏性。具蜜香气，味微甜。

性味归经

辛，温。归肺经。

功效主治

降气化痰，止咳平喘，润肠通便。用于痰壅气逆，咳嗽气喘，肠燥便秘。

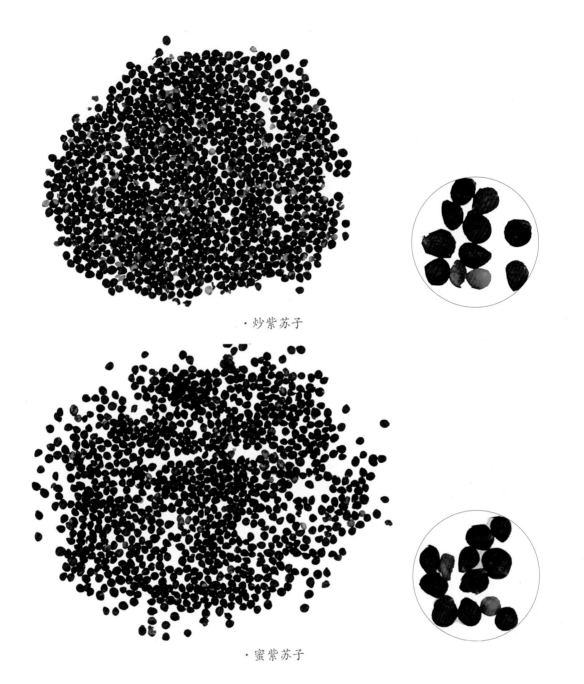

·炒紫苏子

·蜜紫苏子

炮制作用

紫苏子　生品富含油脂。用于肠燥便秘。

炒紫苏子　炒后缓和辛散之性，利于有效成分煎出，降气化痰，止咳平喘作用增强。用于风寒咳喘。

蜜紫苏子　蜜炙后润肺止咳，降气平喘作用增强。用于咳嗽气喘。

炮制研究

紫苏子主要含脂肪油、黄酮、氨基酸、微量元素等成分。

研究表明，紫苏子炒制后抗氧化作用增强，总黄酮、多糖含量有所升高，挥发性成分含量降低，可除去部分油脂，利于有效成分的溶出。

莱菔子

◆**药材来源**

本品为十字花科植物萝卜 *Raphanus sativus* L. 的干燥成熟种子。夏季果实成熟时采割植株，晒干，搓出种子，除去杂质，再晒干。

古法炮制

宋代《太平圣惠方》载"微炒""炒黄"。元代《丹溪心法》载"蒸法"。明代《鲁府禁方》载"生姜炒"等炮制方法。

药典炮制方法

炒莱菔子　取净莱菔子，照清炒法炒至微鼓起。用时捣碎。

临方炮制品种

炒莱菔子。

临方炮制方法

炒莱菔子　取净莱菔子，置炒制容器内，用文火加热，不断翻炒至鼓起，有爆裂声（用手一搓皮即脱落），并有香气逸出时，取出晾凉。用时捣碎。

饮片性状

莱菔子　呈类卵圆形或椭圆形，稍扁，长 2.5~4mm，宽 2~3mm。表面黄棕色、红棕色或灰棕色。一端有深棕色圆形种脐，一侧有数条纵沟。种皮薄而脆，子叶 2，黄白色，有油性。气微，味淡、微苦辛。

炒莱菔子　形如莱菔子，表面微鼓起，色泽加深，质酥脆。有香气。

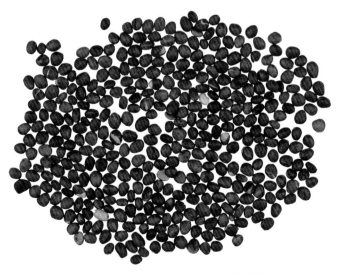
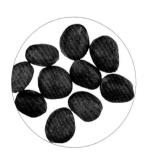

·炒莱菔子

性味归经

辛、甘，平。归肺、脾、胃经。

功效主治

消食除胀，降气化痰。用于饮食停滞，脘腹胀痛，大便秘结，积滞泻痢，痰壅喘咳。

炮制作用

莱菔子 生品升散，涌吐风痰作用强。用于痰涎壅盛者。

炒莱菔子 炒后作用由升变降，具有消食除胀，降气化痰的作用。用于食积腹胀，气喘咳嗽等。

炮制研究

莱菔子的主要成分为脂肪油、挥发油及少量的莱菔子素、芥子碱、黄酮类等。其中莱菔子素为其活性物质，具有抗菌的作用。

莱菔子具有"生升熟降、生熟异治"的特点，炮制与服用方法的不同可导致硫苷类成分降解产物在机体不同部位发挥不同的作用。生品研汁服，在酶的作用下，硫苷类成分大部已在体外降解，产物会刺激咽喉和胃等上消化道部位，产生涌吐作用；炒制后可"杀酶保苷"，即破坏了莱菔子硫苷分解酶的活性，抑制了硫苷类成分在煎煮过程中产生对胃有刺激性的异硫氰酸-4-甲基己酯、异硫氰酸己酯等成分，同时防止萝卜苷在煎煮过程中分解为莱菔子素等。因酶被破坏，硫苷类成分主要在肠道环境下分解，刺激小肠促进肠蠕动，并与莱菔子脂肪油等其他成分产生协同作用，使性转沉降，发挥消食除胀、降气化痰的作用。

栀子

◆药材来源

本品为茜草科植物栀子 *Gardenia jasminoides* Ellis 的干燥成熟果实。9~11 月果实成熟呈红黄色时采收，除去果梗和杂质，蒸至上汽或置沸水中略烫，取出，干燥。

古法炮制

晋代《肘后备急方》载"烧末"。南北朝刘宋时代《雷公炮炙论》载"甘草水浸一宿……焙干"。宋代《产宝杂录》载"姜汁炒焦，煮"。元代《世医得效方》载"蒸"。明代《外科理例》载"酒浸"，《寿世保元》载"蜜制"，《宋氏女科秘书》载"盐水炒黑"。清代《外科大成》载"酒炒"，《本经逢原》载"姜汁炒黑"等炮制方法。

药典炮制方法

炒栀子　取净栀子，照清炒法炒至黄褐色。

焦栀子　取净栀子，或碾碎，照清炒法用中火炒至表面焦褐色或焦黑色，果皮内表面和种子表面为黄棕色或棕褐色，取出，晾凉。

临方炮制品种

姜栀子、炒栀子、焦栀子、栀子炭。

临方炮制方法

姜栀子　取栀子，加姜汁拌匀，润透，用文火加热炒干。每 100kg 栀子，用生姜 10 kg。

炒栀子　取栀子，置炒制容器内，用文火加热，炒至深黄色，取出，晾凉。

焦栀子　取栀子，置炒制容器内，用中火加热，炒至焦黄色，取出，晾凉。

栀子炭　取栀子，置炒制容器内，用武火加热，炒至黑褐色，喷淋少许清水熄灭火星，取出，晾干。

饮片性状

栀子　呈不规则的碎块。果皮表面红黄色或棕红色，有的可见翅状纵棱。种子多数，扁卵圆形，深红色或红黄色。气微，味微酸且苦。

姜栀子　形如栀子，表面金黄色，具姜辣味。

炒栀子　形如栀子，表面深黄色或黄褐色。

焦栀子　形如栀子，表面焦黄色。

栀子炭　形如栀子，表面黑褐色或焦黑色。

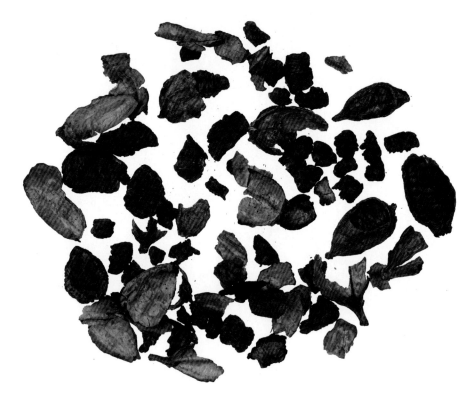

· 姜栀子

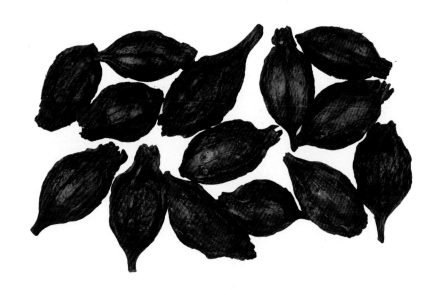

· 炒栀子

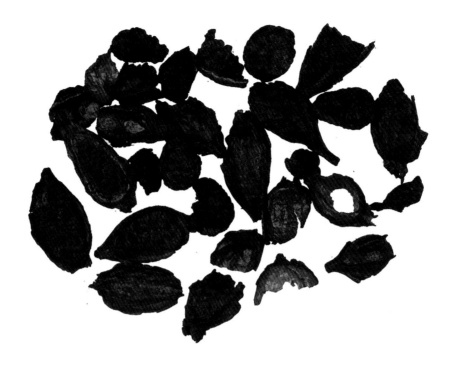

· 焦栀子

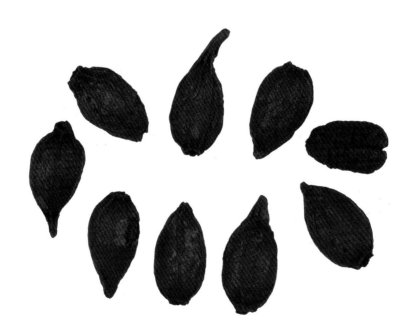

· 栀子炭

性味归经

苦，寒。归心、肺、三焦经。

功效主治

泻火除烦，清热利湿，凉血解毒；外用消肿止痛。用于热病心烦，湿热黄疸，淋证涩痛，血热吐衄，目赤肿痛，火毒疮疡；外治扭挫伤痛。

炮制作用

栀子 生品苦寒之性甚强，易伤中气，对胃的刺激性较强，具有泻火利湿，凉血解毒的作用。用于温病高热，湿热黄疸等。

姜栀子 经姜汁炮制后，可缓和苦寒之性，增强温中止呕的作用。用于热病呕吐者。

炒栀子 炒后降低苦寒之性，具有清热除烦的作用。用于热郁心烦，肝热目赤。

焦栀子 炒焦后苦寒之性较炒栀子更小。用于热病心烦且脾胃较虚弱者。

栀子炭 炒炭后具有凉血止血的作用。用于吐血，咯血，尿血，衄血，崩漏下血等。

炮制研究

栀子中主要含有环烯醚萜类、黄酮类、挥发油、多糖类等成分。其中栀子苷、京尼平苷、栀子苷酸等环烯醚萜类成分为其主要活性成分。

栀子苷成分既是栀子保肝利胆的药效物质，也是产生肝肾毒性的主要物质基础。栀子不同炮制品姜栀子、炒栀子、焦栀子和栀子炭中所含的栀子苷、西红花苷Ⅰ和西红花苷Ⅱ成分含量均比生品少，栀子炭中含量最低；姜栀子中去乙酰车叶草酸甲酯、京尼平龙胆双糖苷的含量较生品高；焦栀子和栀子炭中的栀子苷酸含量较生品高，所以栀子炮制后可以减轻肝肾毒性，且不同炮制品功效有别。

胡芦巴

◆药材来源

本品为豆科植物胡芦巴 *Trigonella foenum-graecum* L. 的干燥成熟种子。夏季果实成熟时采割植株，晒干，打下种子，除去杂质。

古法炮制

宋代《太平圣惠方》载"微炒"。元代《丹溪心法》载"炒""酒炒""酒浸炒"。明代《校注妇人良方》载"酒浸炒"，《本草纲目》载"以酒浸一宿，晒干，蒸熟，或炒过用"。清代《本草备要》载"酒浸曝，或蒸或炒"等炮制方法。

药典炮制方法

盐胡芦巴　取净胡芦巴，照盐水炙法炒至鼓起，微具焦斑，有香气溢出时，取出，晾凉。用时捣碎。

临方炮制品种

炒胡芦巴、盐胡芦巴、酒胡芦巴。

临方炮制方法

炒胡芦巴　取净胡芦巴，置炒制容器内，用文火加热，炒至有香气逸出，色泽加深时，取出。用时捣碎。

盐胡芦巴　取净胡芦巴，用盐水拌匀，闷润，待盐水被吸尽，置炒制容器内，用文火加热，炒至有香气逸出时，取出晾凉。用时捣碎。每 100kg 胡芦巴，用食盐 2kg。

酒胡芦巴　取净胡芦巴，用黄酒拌匀，闷润，置炒制容器内，用文火加热，炒至有香气逸出时，取出晾凉。用时捣碎。每 100kg 胡芦巴，用黄酒 20kg。

饮片性状

胡芦巴　略呈斜方形或矩形。表面黄绿色或黄棕色，平滑，两侧各具一深斜沟，相交处有点状种脐。质坚硬，不易破碎。气香，味微苦。

炒胡芦巴　形如胡芦巴，表面黄棕色，微鼓起，有裂纹。气香。

盐胡芦巴　形如胡芦巴，表面黄棕色至棕色，偶见焦斑。略具香气，味微咸。

酒胡芦巴　形如胡芦巴，表面呈深黄棕色，微鼓起。略有酒香气。

性味归经

苦，温。归肾经。

功效主治

温肾助阳，祛寒止痛。用于肾阳不足，下元虚冷，小腹冷痛，寒疝腹痛，寒湿脚气。

炮制作用

胡芦巴 生品散寒逐湿作用强。用于寒湿脚气。

炒胡芦巴 炒后缓和苦燥之性，温肾作用增强。用于肾虚冷胀。

盐胡芦巴 盐炙可引药入肾，温补肾阳作用增强。用于疝气疼痛，肾虚腰痛，阳痿遗精。

酒胡芦巴 酒炒后增强温肾的作用。用于肾阳不足等。

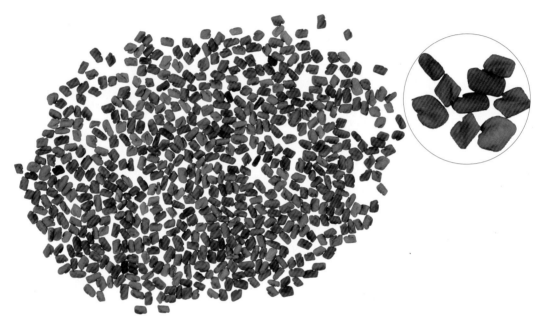

· 炒胡芦巴

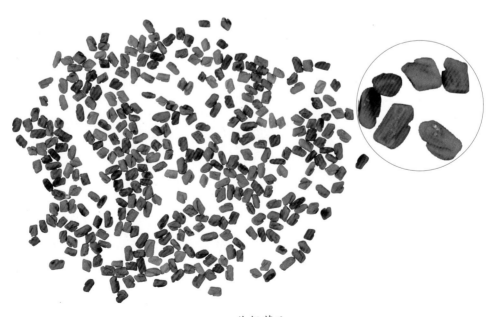

· 盐胡芦巴

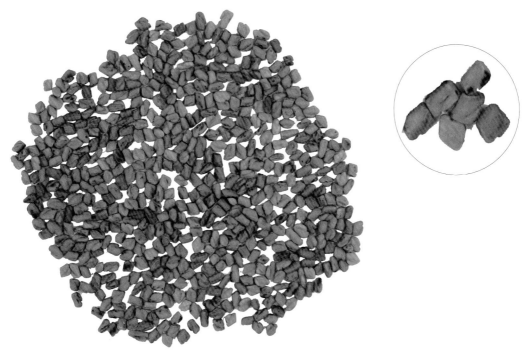

· 酒胡芦巴

炮制研究

胡芦巴主要有甾体皂苷、黄酮类、生物碱、香豆素、有机酸、油脂、多糖等成分。

研究发现，胡芦巴中所含的胡芦巴碱、薯蓣皂苷元、胡芦巴多糖的含量随着炮制温度的升高和时间的延长呈先上升后下降的趋势。含量升高主要是炮制后种子膨胀、种皮爆破、质地疏松，有利于有效成分的煎出，同时盐水闷润后，苷类发生水解产生苷元和糖。但随着长时间的高温炮制，4-羟基异亮氨酸和胡芦巴多糖发生美拉德反应，含量降低；胡芦巴碱和薯蓣皂苷元挥发或分解，含量也降低。

山楂

◆药材来源

本品为蔷薇科植物山里红 *Crataegus pinnatifida* Bge. var. *major* N. E. Br. 或山楂 *Crataegus pinnatifida* Bge. 的干燥成熟果实。秋季果实成熟时采收，切片，干燥。

古法炮制

元代《丹溪心法》载"炒"。清代《医宗说约》载"捣末用炒黑，炒黑能治血积"，《温热暑疫全书》载"姜汁炒"，《本经逢原》载"去核，童便浸"等炮制方法。

药典炮制方法

炒山楂　取净山楂，照清炒法炒至色变深。

焦山楂　取净山楂，照清炒法炒至表面焦褐色，内部黄褐色。

临方炮制品种

炒山楂、焦山楂、山楂炭。

临方炮制方法

炒山楂　取净山楂，置炒制容器内，用中火加热，炒至颜色加深，取出晾凉。

焦山楂　取净山楂，置炒制容器内，用武火加热，炒至外表焦褐色，内部黄褐色，取出晾凉。

山楂炭　取净山楂，置炒制容器内，用武火加热，炒至表面焦黑色，内部焦褐色，取出晾凉。

饮片性状

山楂　为圆形片，皱缩不平。外皮红色，具皱纹，有灰白色小斑点，微有光泽；切面黄白色，边缘多内卷，中间有浅黄色果核，多脱落。气微清香，味酸微甜。

炒山楂　形如山楂片，表面颜色加深，偶见焦斑。味酸微甜。

焦山楂　形如山楂片，表面焦褐色，内部黄褐色。味微酸。

山楂炭　形如山楂片，表面焦黑色，内部焦褐色。味涩。

性味归经

酸、甘，微温。归脾、胃、肝经。

功效主治

消食健胃，行气散瘀，化浊降脂。用于肉食积滞，胃脘胀满，泻痢腹痛，瘀血经闭，产后瘀阻，心腹刺痛，胸痹心痛，疝气疼痛，高脂血症。

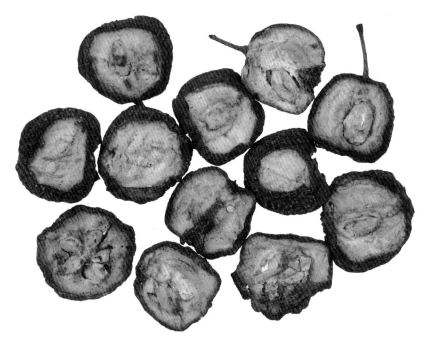

·炒山楂

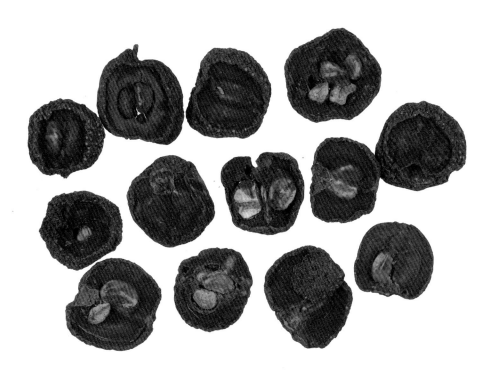

·焦山楂

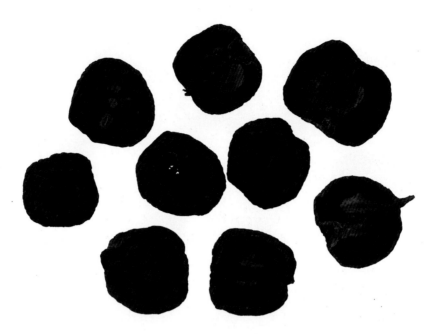

· 山楂炭

炮制作用

山楂 生品活血化瘀作用强。用于血瘀经闭，高脂血症等。

炒山楂 炒黄后酸味减弱，缓和对胃的刺激性，消食化积作用强。用于积食停滞，脾虚食滞。

焦山楂 炒焦后不仅酸味减弱，并增加了苦味，消食导滞作用增强。用于肉食积滞，泻痢不爽。

山楂炭 炒炭味微苦涩，偏于止泻、止血。用于脾虚泄泻，胃肠出血。

炮制研究

山楂主要含黄酮类、有机酸类、三萜类、甾体类、鞣质、维生素 C、微量元素及磷脂等成分。其中有机酸类是山楂消食开胃，降血脂、抗动脉粥样硬化的药效成分，但对胃具有一定的刺激性。

研究表明，山楂炮制时随温度升高和加热时间延长，其所含的总黄酮、有机酸、总磷脂的含量均有所下降。炒焦后消化酶作用增强；炒炭生成的类黑素有止血作用。因此，临床上治疗心血管疾病，以生品为宜；若病人虽瘀滞明显，但兼有脾虚腹胀时，则选用炒山楂；若兼有泛酸、泻痢现象者，则以焦山楂为宜；若有出血症状，则用山楂炭。

蔓荆子

◆**药材来源**

本品为马鞭草科植物单叶蔓荆 *Vitex trifolia* L. var. *simplicifolia* Cham. 或蔓荆 *Vitex trifolia* L. 的干燥成熟果实。秋季果实成熟时采收，除去杂质，晒干。

古法炮制

南北朝刘宋时代《雷公炮炙论》载"去蒂子下白膜一重，用酒浸一伏时后蒸"。元代《丹溪心法》载"炒黑"。明代《炮炙大法》载"酒浸"。清代《本草备要》载"酒蒸""酒拌"，《本草害利》载"用酒浸一伏时，蒸之三时，熬干用"等炮制方法。

药典炮制方法

炒蔓荆子　取净蔓荆子，照清炒法微炒。用时捣碎。

临方炮制品种

炒蔓荆子。

临方炮制方法

炒蔓荆子　取净蔓荆子，置炒制容器内，用文火加热，炒至颜色加深，取出晾凉，揉搓去膜，筛净灰屑。用时捣碎。

饮片性状

蔓荆子　呈球形。表面灰黑色或黑褐色，被灰白色粉霜状茸毛，有纵向浅沟 4 条，顶端微凹，基部有灰白色宿萼及短果梗。体轻，质坚韧，不易破碎。气特异而芳香，味淡、微辛。

炒蔓荆子　形如蔓荆子，表面黑色或黑褐色，基部有的可见残留宿萼及短果梗。气特异而芳香，味淡、微辛。

性味归经

辛、苦，微寒。归膀胱、肝、胃经。

功效主治

疏散风热，清利头目。用于风热感冒头痛，齿龈肿痛，目赤多泪，目暗不明，头晕目眩。

炮制作用

蔓荆子　生品辛散，疏散风热作用强。用于风热感冒头痛，鼻塞等。

炒蔓荆子　炒后缓和辛散之性，升清阳之气，增强祛风止痛的作用。用于耳目失聪，风湿痹痛，偏正头痛。

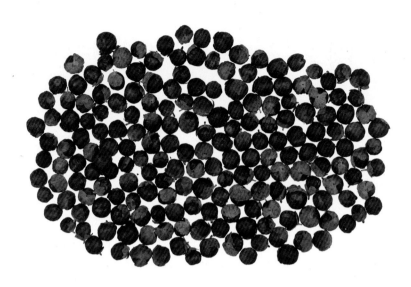

· 炒蔓荆子

炮制研究

蔓荆子主要含挥发油、生物碱、蔓荆子黄酮苷、维生素 A、γ - 氨基丁酸等成分。其中挥发油和黄酮类是蔓荆子镇痛作用的有效成分。

研究表明，随着炮制温度的升高和时间的延长，蔓荆子中所含的化学成分会发生变化，其挥发油含量明显下降；总黄酮含量先上升后下降，炒制太过则总黄酮基本损失殆尽；蔓荆子黄素的含量炒黄时略有上升，但炒焦、炒炭时含量下降。因此，为了更好地发挥蔓荆子的药效，其炮制工艺以清炒法微炒为佳。

补骨脂

◆药材来源

本品为豆科植物补骨脂 *Psoralea corylifolia* L. 的干燥成熟果实。秋季果实成熟时采收果序，晒干，搓出果实，除去杂质。

古法炮制

南北朝刘宋时代《雷公炮炙论》载"酒浸蒸以除燥"。宋代《太平惠民和剂局方》载"盐炒"。明代《普济方》载"泽泻制"。清代《本草述钩元》载"麻子仁炒"，《本草备要》载"童便乳浸，盐水炒"等炮制方法。

药典炮制方法

盐补骨脂　取净补骨脂，照盐炙法炒至微鼓起。

临方炮制品种

盐补骨脂。

临方炮制方法

盐补骨脂　取净补骨脂，加入盐水拌匀，润透，用文火炒至鼓起，颜色加深，有香气逸出时，取出晾凉。每100kg补骨脂，用食盐2kg。

饮片性状

补骨脂　呈肾形，略扁。表面黑褐色或灰褐色，具细微网状皱纹。质坚硬。种仁显油性。气香，味辛、微苦。

盐补骨脂　形如补骨脂，表面黑色或黑褐色，微鼓起。略有咸味。

性味归经

辛、苦，温。归肾、脾经。

功效主治

温肾助阳，纳气平喘，温脾止泻；外用消风祛斑。用于肾阳不足，阳痿遗精，遗尿尿频，腰膝冷痛，肾虚作喘，五更泄泻；外用治白癜风，斑秃。

炮制作用

补骨脂　生品辛燥，温肾壮阳作用强。用于脾肾阳虚，五更泄泻；外用治银屑病，白癜风。

盐补骨脂　盐炙缓和辛燥之性，避免伤阴，引药入肾，增强补肾纳气的作用。用于阳痿遗精，肾虚腰痛，肾虚喘促等。

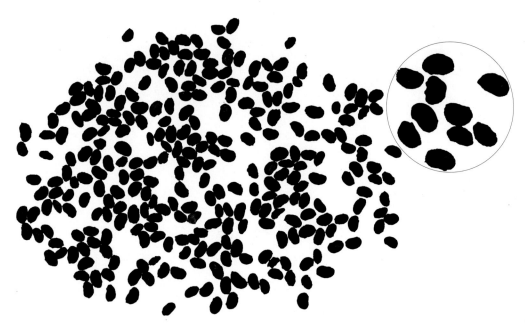

· 盐补骨脂

炮制研究

　　补骨脂主要成分有香豆素类、黄酮类、单萜酚类以及挥发油等。其中补骨脂素和异补骨脂素具有较强的光敏化作用和镇静、解痉、止血作用，是治疗白癜风、斑秃、牛皮癣以及瘤样皮肤病的有效物质。

　　研究表明，补骨脂炮制后，补骨脂酚（毒性成分）的含量减少，毒性减弱，即炮制减毒与补骨脂酚相对含量降低有关。补骨脂中挥发油和油脂类成分因受热被破坏，减弱了辛燥之性，避免生品辛窜、温燥，出现口干、舌燥、咽痛等伤阴之弊，所以临床上口服时宜选用炮制后的补骨脂。

草果

◆药材来源

本品为姜科植物草果 *Amomum tsao-ko* Crevost et Lemaire 的干燥成熟果实。秋季果实成熟时采收，除去杂质，晒干或低温干燥。

古法炮制

宋代《太平惠民和剂局方》载"面裹煨香熟，去皮"，《扁鹊心书》载"去壳炒"。明代《奇效良方》载"炒存性"，《医学入门》载"去内外壳取仁""面裹煨熟"，《证治准绳》载"茴香制"。清代《温热暑疫全书》载"炒黄"，《嵩崖尊生全书》载"醋煮"，《幼幼集成》载"姜汁炒极熟"等炮制方法。

药典炮制方法

姜草果仁　取净草果仁，照姜汁炙法炒干。用时捣碎。

临方炮制品种

炒草果仁、姜草果仁。

临方炮制方法

炒草果仁　取净草果仁，用文火加热，炒至微黄色，表皮鼓起，取出晾凉。用时捣碎。

姜草果仁　取净草果仁，加姜汁拌匀，稍闷，待姜汁被吸尽后，置炒制容器内，用文火加热，炒至深黄色，取出晾凉。用时捣碎。每100kg草果仁，用生姜10kg。

饮片性状

草果仁　呈不规则的多角形颗粒。表面棕色至红棕色，偶附有灰白色或淡黄色薄膜状的假种皮。质坚硬。具有浓郁香气，味辛辣、微苦。

炒草果仁　形如草果仁，微黄色，表皮鼓起，偶有焦斑。香气特异。

姜草果仁　形如草果仁，深黄色，表皮鼓起，偶见焦斑。有特异香气，味辛辣、微苦。

性味归经

辛，温。归脾、胃经。

功效主治

燥湿温中，截疟除痰。用于寒湿内阻，脘腹胀痛，痞满呕吐，疟疾寒热，瘟疫发热。

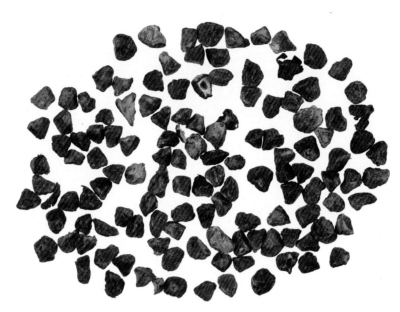

· 姜草果仁

炮制作用

草果仁　生品辛温燥烈，具有燥湿散寒，祛痰截疟的作用。用于疟疾，瘟疫初起。

炒草果仁　炒后缓和燥烈之性，增强健胃止呕的作用。用于脘腹胀满，呕吐等。

姜草果仁　姜汁炙后缓和燥烈之性，增强燥湿化痰，温中止呕的作用。用于寒湿阻滞脾胃，脘腹胀满，反胃呕吐，疟疾。

炮制研究

草果主要含挥发油、黄酮、多糖等成分。其中挥发油为主要药效成分，具有调节胃肠功能、抗氧化等作用。

研究表明，草果生品及炮制品（炒草果仁、姜草果仁）均有调节胃肠功能的作用。在离体肠管活动中，表现为拮抗肾上腺素引起的回肠运动抑制和乙酰胆碱引起的回肠痉挛，其中姜草果仁的作用最强，表明姜汁炙后确能提高其燥湿健胃的作用。

橘核

◆药材来源
本品为芸香科植物橘 *Citrus reticulata* Blanco 及其栽培变种的干燥成熟种子。果实成熟后收集，洗净，晒干。

古法炮制

宋代《重修政和经史证类备用本草》载"炒法"。清代《类证治裁》载"盐拌炒""酒焙"，《笔花医镜》载"盐酒炒"等炮制方法。

药典炮制方法

盐橘核 取净橘核，照盐水炙法炒干。用时捣碎。

临方炮制品种

盐橘核。

临方炮制方法

盐橘核 取净橘核，用盐水拌匀，闷润，至盐水被吸尽后，置炒制容器内，用文火加热，炒至微黄色并有香气逸出时，取出晾凉。用时捣碎。每 100kg 橘核，用食盐 2kg。

饮片性状

橘核 略呈卵形。表面淡黄白色或淡灰白色，光滑，一侧有种脊棱线，一端钝圆，另端渐尖成小柄状。气微，味苦。

盐橘核 形如橘核，表面淡黄色，多有裂纹。略有咸味。

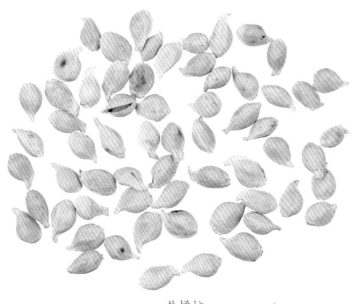

·盐橘核

性味归经

苦，平。归肝、肾经。

功效主治

理气，散结，止痛。用于疝气疼痛，睾丸肿痛，乳痈乳癖。

炮制作用

橘核 生品理气散结作用较强。用于乳痈肿痛。

盐橘核 盐炙可引药下行，入肾经，理气止痛作用增强。用于疝气疼痛，睾丸肿痛。

炮制研究

橘核中主要的活性成分为柠檬苦素类化合物，具有显著的抗肿瘤、镇痛、抗炎及杀虫的药理作用。

研究表明，生橘核和盐橘核对醋酸所致的小鼠疼痛反应均有明显的镇痛作用，而盐橘核的作用更强，其作用增强可能与柠檬苦素、黄柏酮、诺米林含量增加有一定的相关性。

苍耳子

◆**药材来源**
本品为菊科植物苍耳 *Xanthium sibiricum* Patr. 的干燥成熟带总苞的果实。秋季果实成熟时采收，干燥，除去梗、叶等杂质。

古法炮制

南北朝刘宋时代《雷公炮炙论》载"凡采得，去心。取黄精，用竹刀细切，拌之，同蒸，从巳至亥，去黄精，取出，阴干用"。唐代《备急千金要方》载"烧灰"。宋代《太平圣惠方》载"微炒，捣碎"。明代《本草乘雅半偈》载"炒熟，去外刺，取仁，酒拌蒸，晒干"，《炮炙大法》载"蒸用，捣去刺"等炮制方法。

药典炮制方法

炒苍耳子　取净苍耳子，照清炒法炒至黄褐色，去刺，筛净。

临方炮制品种

炒苍耳子。

临方炮制方法

炒苍耳子　取净苍耳子，置炒制容器内，用中火加热，炒至表面黄褐色，刺焦时，碾去刺，筛净。

饮片性状

苍耳子　呈纺锤形或卵圆形，长 1~1.5cm，直径 0.4~0.7cm。表面黄棕色或黄绿色，全体有钩刺，顶端有 2 枚较粗的刺，分离或相连，基部有果梗痕。质硬而韧，横切面中央有纵隔膜，2 室，各有 1 枚瘦果。瘦果略呈纺锤形，一面较平坦，顶端具 1 突起的花柱基，果皮薄，灰黑色，具纵纹。种皮膜质，浅灰色，子叶 2，有油性。气微，味微苦。

炒苍耳子　形如苍耳子，表面黄褐色，有刺痕。微有香气。

性味归经

辛、苦，温；有毒。归肺经。

功效主治

散风寒，通鼻窍，祛风湿。用于风寒头痛，鼻塞流涕，鼻鼽，鼻渊，风疹瘙痒，湿痹拘挛。

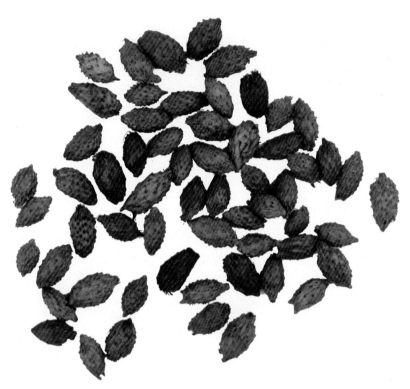

· 炒苍耳子

炮制作用

苍耳子　生品消风止痒作用强。用于皮肤痒疹、白癜风等皮肤病。

炒苍耳子　炒后降低毒性，便于去刺，通鼻窍，祛风湿作用强。用于鼻渊头痛，风湿痹痛。

炮制研究

苍耳子主要成分有苍耳子苷、脂肪油、生物碱等。

毒理研究表明，苍耳子的毒性成分主要有两类：①水溶性苷类。代表性成分为羧基苍术苷和苍术苷，可抑制体内 ADP/ATP 对蛋白的转运，引起恶心呕吐反应等。②毒蛋白。其主要存在脂肪油中，经加热炮制，脂肪油中所含蛋白变形，凝固在细胞中不被溶出，从而达到去除毒性的目的。

研究表明，苍耳子经炒后质地变疏松，有利于水溶性成分的煎出，同时降低了脂肪油的含量，所以苍耳子炒后碾去刺（炒苍耳子）镇痛作用增强，毒性降低。

淡豆豉

◆药材来源

本品为豆科植物大豆 *Glycine max* (L.) Merr. 的干燥成熟种子（黑豆）的发酵加工品。

古法炮制

晋代《肘后备急方》载"熬令黄香"。唐代《食医心鉴》载"九蒸九曝"，《食疗本草》载"酒制"，《外台秘要》载"醋制"。宋代《太平圣惠方》载"炒令烟出，微焦"。明代《本草纲目》详细记载了淡豆豉的发酵工艺。清代《本草述》载"清蒸法""酒浸制法"。

药典炮制方法

取桑叶、青蒿各 70~100g，加水煎煮，滤过，煎液拌入净大豆 1000g 中，待吸尽后，蒸透，取出，稍晾，再置容器内，用煎过的桑叶、青蒿渣覆盖，闷使发酵至黄衣上遍时，取出，除去药渣，洗净，置容器内再闷 15~20 天，至充分发酵、香气溢出时，取出，略蒸，干燥，即得。

临方炮制方法

将黑豆 100kg 洗净，置于清水中浸泡一夜，捞起，以鲜桑叶 15kg 调拌，层层相间装入木甑内，武火沸蒸约 6h 至冒足热气，以豆熟胀透为度。取出，散放在簸箕中，待外皮稍干，贮存于瓷缸中，上面盖一层桑叶，周围用麻布塞密，任其发酵。7 天左右，待生有白色毛衣转为绿色斑点时，取出放置露天处夜露一星期（阴雨天收进屋内），晒足干后，将煎好的五叶饮（即鲜竹叶、鲜荷叶、鲜桑叶、鲜紫苏叶、鲜枇杷叶各 1kg）热汁拌入豆豉中吸尽。按照前法炮制，再蒸，再发酵，再晒，再露，再拌汁，如此反复七次，每次约七天，至气味发香放入水中浮而不沉即成，又名"香豆豉"。每 100kg 黑豆，用鲜桑叶 16kg，鲜荷叶、鲜竹叶、鲜紫苏叶、鲜枇杷叶各 1kg。

饮片性状

淡豆豉（药典法炮制）　呈椭圆形，略扁，长 0.6~1cm，直径 0.5~0.7cm。表面黑色，皱缩不平，一侧有长椭圆形种脐。质稍柔软或脆，断面棕黑色。气香，味微甘。

淡豆豉（福建法炮制）　呈椭圆形，略扁，表面黑色或灰褐色，皱缩不平。质柔软，断面棕黑色。气香，味微甘。

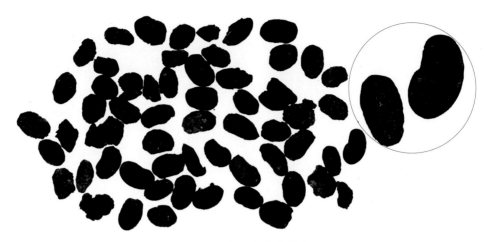

· 淡豆豉（福建法炮制）

性味归经

苦、辛，凉。归肺、胃经。

功效主治

解表，除烦，宣发郁热。用于感冒，寒热头痛，烦躁胸闷，虚烦不眠。

炮制作用

黑豆经过蒸熟发酵与药汁拌入的多次操作后，可起到清热解表，除烦消闷的作用。

炮制特色

现行药典中淡豆豉的制作采用黑豆与桑叶、青蒿发酵，而福建省淡豆豉的制作则采用黑豆与鲜竹叶、鲜荷叶、鲜桑叶、鲜紫苏叶、鲜枇杷叶发酵，加强了清热升宣的作用，使清热解表、除烦消闷的作用更强。需要注意的是炮制时间最好选在"三伏天"（夏至后），每次蒸时都要用鲜桑叶夹蒸。

炮制研究

淡豆豉主要成分有异黄酮、大豆素、染料木素等。

研究表明，采用古法炮制方法（即《本草纲目》所载的方法）制备的淡豆豉较药典法制备的淡豆豉，外观性状较优，主要活性成分染料木素和大豆苷元的含量均较高。同时表明了再闷的发酵工艺是影响成品质量的关键步骤。

杜仲

◆药材来源

本品为杜仲科植物杜仲 *Eucommia ulmoides* Oliv. 的干燥树皮。4~6 月剥取，刮去粗皮，堆置"发汗"至内皮呈紫褐色，晒干。

古法炮制

南北朝刘宋时代《雷公炮炙论》载"酥蜜炙"。宋代《扁鹊心书》载"盐水炒"，《太平惠民和剂局方》载"炒断丝"，《普济本事方》载"炒令黑"。明代《奇效良方》载"姜蜜炒"，《医宗必读》载"去皮醋炙"。清代《本草述》载"童便浸焙"等炮制方法。

药典炮制方法

盐杜仲 取杜仲块或丝，照盐炙法炒至断丝、表面焦黑色。

临方炮制品种

盐杜仲。

临方炮制方法

盐杜仲 取净杜仲块或丝，炒至表面黑褐色，内心呈将次断丝状，略冒黑烟时，喷洒盐水，不断上下左右翻动，使其吸收均匀，炒至内表面褐色至黑褐色，取出存性尽散火气后使用。或用砂烫法，炒至杜仲断丝后，喷洒盐水，干燥。每 100kg 杜仲，用食盐 2kg。

饮片性状

杜仲 呈小方块或丝状。外表面淡棕色或灰褐色，有明显的皱纹。内表面暗紫色，光滑。质脆，易折断，断面有细密、银白色、富弹性的橡胶丝相连。气微，味稍苦。

盐杜仲 形如杜仲块或丝，表面灰褐色至黑褐色，内表面褐色至黑褐色，折断时胶丝易断裂。气焦香，味微咸。

· 盐杜仲

性味归经

甘，温。归肝、肾经。

功效主治

补肝肾，强筋骨，安胎。用于肝肾不足，腰膝酸痛，筋骨无力，头晕目眩，妊娠漏血，胎动不安。

炮制作用

杜仲 生品性偏温燥，能补肝肾、强筋骨。

盐杜仲 杜仲炒后可破坏杜仲中含有的杜仲胶、树脂等成分，盐水炙后利于有效成分的煎出，引药入肾，温而不燥，增强补肝肾的作用。用于肝肾亏虚，胎动不安等。

炮制特色

福建盐杜仲的炮制采用先炒杜仲再喷盐水的操作方法，不同于《中国药典》用盐水拌匀再炮制。采用先炒断丝，在温度高时，会略有焦化，此时喷以盐水，一是起到控温的作用，二是在高温时喷洒盐水能使盐分透达到药材内部，产生的咸味，力专，泻相火。故福建盐杜仲在杜仲炒断丝后，喷洒盐水，更有利于增强疗效。

炮制研究

杜仲的主要成分有杜仲胶、杜仲苷、木脂素类、环烯醚萜类、苯丙素类、多糖等。

研究表明，在盐炙过程中，木脂素苷元的含量上升，环烯醚萜类化合物的含量下降。其中降压成分松脂醇二葡萄糖苷、绿原酸的含量均大于清炒法，说明了炮制后可破坏杜仲中的橡胶丝，促使有效成分的溶出。而采用砂炒断丝后喷洒盐水的炮制方法，可以提高炒制温度，传热更均匀，杜仲硬性橡胶丝更易断裂，断丝率高达 90% 以上，断丝后喷洒盐水，更增加了有效成分的溶出，增强了补肝肾的作用。

桑白皮

◆药材来源

本品为桑科植物桑 *Morus alba* L. 的干燥根皮。秋末叶落时至次春发芽前采挖根部，刮去黄棕色粗皮，纵向剖开，剥取根皮，晒干。

古法炮制

汉代《金匮要略方论》载"烧灰存性，勿令灰过"。唐代《千金翼方》载"炙令黄黑"。宋代《太平惠民和剂局方》载"蜜炒"。明代《医宗粹言》载"刮去红皮，用酒炒微黄色"，《医学入门》载"蜜蒸"。清代《本经逢原》载"桑白皮须蜜酒相和，拌令湿透，炙熟用，否则伤肺泄气，大不利人"等炮制方法。

药典炮制方法

蜜桑白皮　取净桑白皮丝，照蜜炙法炒至不粘手。

临方炮制品种

炒桑白皮、蜜桑白皮。

临方炮制方法

炒桑白皮　取净桑白皮丝，置炒制容器内，用文火加热，炒至呈黄色时，取出晾凉。

蜜桑白皮　取炼蜜，用适量开水稀释后，加入净桑白皮丝中，拌匀，闷润，置炒制容器内，用文火加热，炒至呈黄色、不粘手时，取出晾凉。每100kg桑白皮，用炼蜜25kg。

饮片性状

桑白皮　呈丝条状。外表面白色或淡黄白色，有的残留橙黄色或棕黄色鳞片状粗皮。内表面黄白色或灰黄色，有细纵纹。体轻，质韧，纤维性强。气微，味微甘。

炒桑白皮　形如桑白皮丝，表面黄白色或淡黄色，偶有焦斑。

蜜桑白皮　形如桑白皮丝，表面深黄色或棕黄色，略具光泽。具蜜香气，味甜。

性味归经

甘，寒。归肺经。

功效主治

泻肺平喘，利水消肿。用于肺热喘咳，水肿胀满尿少，面部肌肤浮肿。

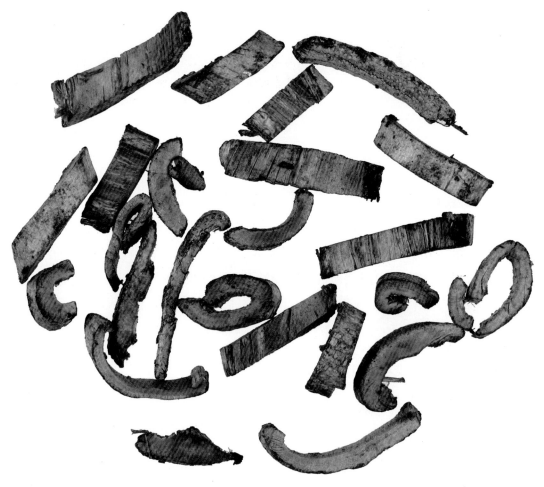

·蜜桑白皮

炮制作用

桑白皮　生品性寒，泻肺利水作用强。用于水肿，尿少，面部肌肤浮肿。

炒桑白皮　炒后降气平喘作用强。用于水饮停肺。

蜜桑白皮　蜜炙后缓和寒泻之性，增强润肺清热，止咳平喘的作用。用于肺热喘咳。

炮制研究

桑白皮主要有伞形花内酯、东莨菪素等香豆素类化合物及桑根皮素、桑素等黄酮类成分。

生桑白皮性味甘寒，清热力强，利尿，泻肺平喘的作用；蜜桑白皮性寒偏润，清热、利尿作用减弱，但镇咳平喘得以保存，体现了炮制理论 "去性存用"的效果，符合肺喜润而恶燥的特性，所以蜜桑白皮长于润肺清热，止咳平喘。这与现代研究发现的 "蜜炙桑白皮对组胺所引起的豚鼠离体气管条收缩有明显的解痉作用，蜜炙后的桑白皮利尿作用减弱，而镇咳作用增强"相一致。

牡丹皮

◆**药材来源**

本品为毛茛科植物牡丹 *Paeonia suffruticosa* Andr. 的干燥根皮。秋季采挖根部，除去细根和泥沙，剥取根皮，晒干；或刮去粗皮，除去木心，晒干。前者习称"连丹皮"，后者习称"刮丹皮"。

古法炮制

汉代《金匮要略方论》载"去心"。南北朝刘宋时代《雷公炮炙论》载"清酒拌蒸"。宋代《传信适用方》载"去心及粗皮，酒浸一宿"。元代《十药神书》载"烧灰存性"。明代《审视瑶函》载"童便浸炒"。清代《外科全生集》载"麸裹煨熟"等炮制方法。

药典炮制方法

饮片炮制项下除生饮片外，无其他炮制品种。

临方炮制品种

牡丹皮炭、鳖血丹皮、酒丹皮。

临方炮制方法

牡丹皮炭　取净牡丹皮片，置炒制容器内，用中火加热，炒至表面黑褐色，内部黄褐色，微有火星时，喷淋清水，取出，摊凉。

鳖血丹皮　取净牡丹皮片，放在盆内，将活杀的鳖血滴入随即搅拌均匀，以药片染上通红血色为度，取出，摊置风口处晾干。

酒丹皮　取净牡丹皮片，用黄酒拌匀，闷润，置炒制容器内，用文火加热，炒至微黄色。每 100kg 牡丹皮，用黄酒 15kg。

饮片性状

牡丹皮　呈圆形或卷曲形的薄片。连丹皮外表面灰褐色或黄褐色，栓皮脱落处粉红色；刮丹皮外表面红棕色或淡灰黄色。内表面有时可见发亮的结晶。切面淡粉红色，粉性。气芳香，味微苦而涩。

牡丹皮炭　形如牡丹皮，表面黑褐色。气香，味微苦而涩。

鳖血丹皮　形如牡丹皮，表面红色。

酒丹皮　形如牡丹皮，表面微黄色。有酒香气。

性味归经

苦、辛，微寒。归心、肝、肾经。

功效主治

清热凉血，活血化瘀。用于热入营血，温毒发斑，吐血衄血，夜热早凉，无汗骨蒸，经闭痛经，跌扑伤痛，痈肿疮毒。

炮制作用

牡丹皮　生品清热凉血，活血散瘀作用强。用于温毒发斑，无汗骨蒸等。

牡丹皮炭　炒炭入血分，具有凉血止血的作用。用于血热出血等。

鳖血丹皮　鳖血拌制具有滋阴养血的作用。用于阴虚发热。

酒丹皮　酒制后增强活血化瘀的作用。用于血瘀证。

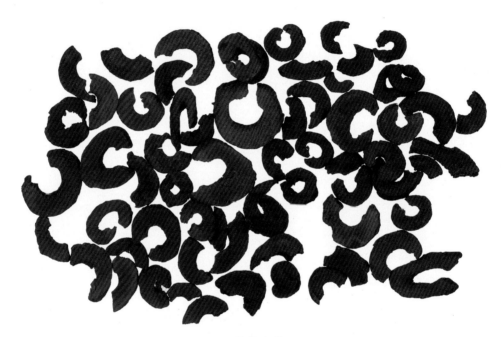

·牡丹皮炭

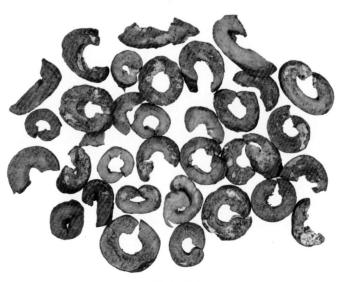

·鳖血丹皮

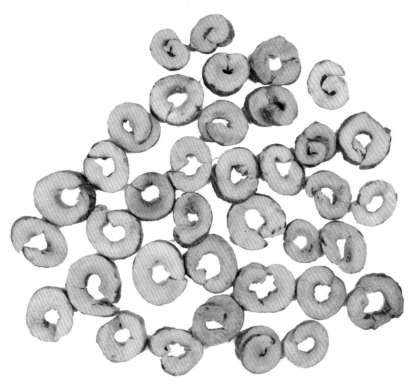

· 酒丹皮

炮制特色

鳖血丹皮属福建省特色中药炮制品种。

炮制研究

牡丹皮的主要活性成分有丹皮酚、芍药苷、没食子酸、氧化芍药苷等。其中没食子酸、儿茶素等鞣质类成分具有收敛止血的作用；丹皮酚具有清热、活血化瘀的作用。

研究表明，不同炮制方法对牡丹皮中丹皮酚含量的影响从高到低为酒炙品、生品、炒黄品、炒焦品、炒炭品。由此可见，酒中含有的乙醇有利于丹皮酚的溶出，所以酒炙品中丹皮酚含量最高；而清炒品随着炮制温度的增高，丹皮酚挥发，含量逐渐降低，所以牡丹皮炭中丹皮酚含量最少，活血化瘀作用最弱。

应用注意

孕妇慎用。

厚朴

◆药材来源

本品为木兰科植物厚朴 *Magnolia officinalis* Rehd. et Wils. 或凹叶厚朴 *Magnolia officinalis* Rehd. et Wils. var. *biloba* Rehd. et Wils. 的干燥干皮、根皮及枝皮。4~6月剥取，根皮和枝皮直接阴干；干皮置沸水中微煮后，堆置阴湿处，"发汗"至内表面变紫褐色或棕褐色时，蒸软，取出，卷成筒状，干燥。

古法炮制

南北朝刘宋时代《雷公炮炙论》载"酥炙法""姜汁炙法"。宋代《圣济总录》载"姜煮""生姜枣制"。明代《医宗必读》载"酒浸炒"，《普济方》载"姜蜜制"。清代《医方集解》载"醋炒"等炮制方法。

药典炮制方法

姜厚朴 取厚朴丝，照姜汁炙法炒干。

临方炮制品种

姜厚朴。

临方炮制方法

姜厚朴 取厚朴丝，用生姜汁拌匀，闷润，待姜汁被吸尽后，放入锅内，用文火炒干，取出摊凉。每100kg厚朴，用生姜10kg。

饮片性状

厚朴 呈弯曲的丝条状或单、双卷筒状。外表面灰褐色，有时可见椭圆形皮孔或纵皱纹。内表面紫棕色或深紫褐色，较平滑，具细密纵纹，划之显油痕。切面颗粒性，有油性，有的可见小亮星。气香，味辛辣、微苦。

姜厚朴 形如厚朴丝，色泽加深，偶见焦斑。略有姜辣气。

性味归经

苦、辛，温。归脾、胃、肺、大肠经。

功效主治

燥湿消痰，下气除满。用于湿滞伤中，脘痞吐泻，食积气滞，腹胀便秘，痰饮喘咳。

炮制作用

厚朴 生品辛味峻烈，对咽喉有刺激性。故一般内服都不生用。

姜厚朴 姜炙后可消除对咽喉的刺激性，增强行气消胀的作用。用于湿阻气滞，脘腹胀痛等。

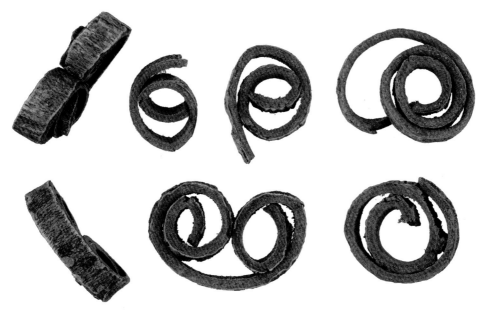

· 姜厚朴

炮制研究

厚朴主要成分有厚朴酚、和厚朴酚、四氢厚朴酚、异厚朴酚、厚朴碱、β–桉叶醇等。《重刊·本草衍义》记载"厚朴味苦，不以姜制，则棘人喉舌"，与厚朴中所含燥性成分有关，而厚朴的有效成分厚朴酚与和厚朴酚在加热过程中含量均有所增加，因此临床上一般不用生厚朴，而使用姜厚朴。在炮制姜厚朴时，可以炒至无冒蒸汽为准。姜汁缓和了厚朴的燥性，有一定的和胃降逆的功效，可与厚朴共同发挥调节气机的作用。有从业者发现，采用微波炮制方法炮制姜厚朴比传统炮制方法更简便可控，具有无烟尘污染、外观美观、杂质较少等优点，且炮制品的总酚含量高于传统炮制品。

黄柏

◆**药材来源**

本品为芸香科植物黄皮树 *Phellodendron chinense* Schneid. 的干燥树皮。习称"川黄柏"。剥取树皮后，除去粗皮，晒干。

古法炮制

南北朝刘宋时代《雷公炮炙论》载"蜜炙"。唐代《外台秘要》载"去栓皮炙"。宋代《苏沈良方》载"炒"。明代《校注妇人良方》载"炒炭"，《增补万病回春》载"乳汁炒""童便炒"。清代《本经逢原》载"姜制"等炮制方法。

药典炮制方法

盐黄柏 取黄柏丝，照盐水炙法炒干。

黄柏炭 取黄柏丝，照炒炭法炒至表面焦黑色。

临方炮制品种

盐黄柏、酒黄柏、黄柏炭。

临方炮制方法

盐黄柏 取黄柏丝，用盐水拌匀，稍闷，待盐水被吸尽后，置炒制容器内，用文火炒干，取出，晾凉。每 100kg 黄柏，用食盐 2kg。

酒黄柏 取黄柏丝，用黄酒拌匀，稍闷，待酒被吸尽后，置炒制容器内，用文火炒干，取出，晾凉。每 100kg 黄柏，用黄酒 10kg。

黄柏炭 取黄柏丝，置炒制容器内，用武火加热，炒至表面焦黑色，内部深褐色，喷淋少许清水灭尽火星，取出晾干，筛去碎屑。

饮片性状

黄柏 呈丝条状。外表面黄褐色或黄棕色。内表面暗黄色或淡棕色，具纵棱纹。切面纤维性，呈裂片状分层，深黄色。味极苦。

盐黄柏 形如黄柏丝，表面深黄色，偶有焦斑。味苦，微咸。

酒黄柏 形如黄柏丝，表面深黄色，偶有焦斑。有酒香气，味苦。

黄柏炭 形如黄柏丝，表面焦黑色，内部深褐色。体轻，质脆，易折断。味苦涩。

性味归经

苦，寒。归肾、膀胱经。

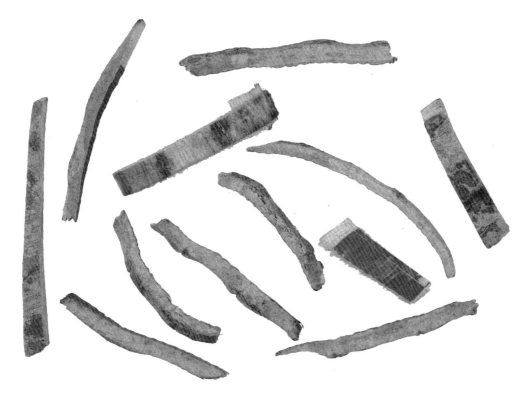

· 盐黄柏

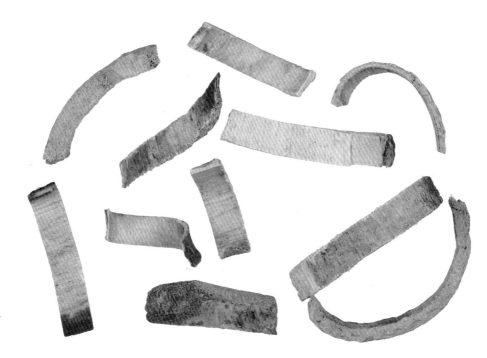

· 酒黄柏

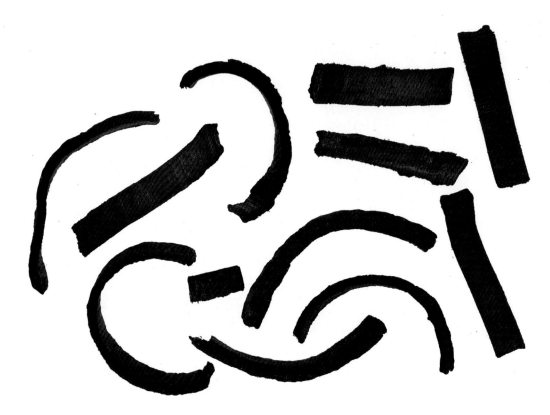

·黄柏炭

功效主治

清热燥湿，泻火除蒸，解毒疗疮。用于湿热泻痢，黄疸尿赤，带下阴痒，热淋涩痛，脚气痿躄，骨蒸劳热，盗汗，遗精，疮疡肿毒，湿疹湿疮。

炮制作用

黄柏　生品苦寒，具有清热，燥湿，解毒的作用。用于热毒疮疡，湿疹，痢疾，黄疸。

盐黄柏　盐炙可引药下行，缓和寒性，增强滋阴降火的作用。用于阴虚火旺，盗汗骨蒸。

酒黄柏　酒炙后降低苦寒之性，引药上行，清血分湿热。用于热壅上焦诸证及热在血分。

黄柏炭　炒炭后功偏清湿热，止血。用于便血，崩漏下血。

炮制研究

黄柏的主要成分为盐酸小檗碱、黄柏碱、木兰花碱、药根碱等生物碱类化合物。

研究表明，盐酸小檗碱是黄柏"苦燥性寒"的物质基础，生黄柏清热燥湿力强，盐炙后盐酸小檗碱部分转化为盐酸小檗红碱，盐酸黄柏碱含量增加，清热力量减弱，但具引药入经的作用。同时药理研究也表明，黄柏盐炙品对神经内分泌系统的调节作用明显增强，滋肾阴作用增加。

竹茹

◆**药材来源**

本品为禾本科植物青秆竹 *Bambusa tuldoides* Munro、大头典竹 *Sinocalamus beecheyanus* (Munro) McClure var. *pubescens* P. F. Li 或淡竹 *Phyllostachys nigra* (Lodd.) Munro var. *henonis* (Mitf.) Stapf ex Rendle 的茎秆的干燥中间层。全年均可采制，取新鲜茎，除去外皮，将稍带绿色的中间层刮成丝条，或削成薄片，捆扎成束，阴干。前者习称"散竹茹"，后者称"齐竹茹"。

古法炮制

宋代《太平圣惠方》载"炒令焦"，《圣济总录》载"微炒"。清代《医宗金鉴》载"醋浸"，《本草害利》载"姜汁炒"等炮制方法。

药典炮制方法

姜竹茹 取净竹茹，照姜汁炙法炒至黄色。

临方炮制品种

鲜竹茹、姜竹茹、盐竹茹、秋石拌竹茹、砂仁拌竹茹、玫瑰汁炒竹茹。

临方炮制方法

鲜竹茹 将生长 1~2 年的鲜竹（青秆竹）用湿布擦拭干净后，以刮刀刮去外面一层青衣，然后再用刮刀斜刮，刮成丝条即可。

姜竹茹 取净竹茹，加姜汁拌匀，稍润，待姜汁被吸尽后，用文火加热，不断拌炒，炒至呈黄色时，取出。每 100kg 竹茹，用生姜 10kg。

盐竹茹 取净竹茹，用适量盐水拌匀，烘干或晒干。每 100kg 竹茹，用食盐 2kg。

秋石拌竹茹 取竹茹丝用喷壶洒淋清水，将秋石粉（秋石磨成细粉）均匀撒在竹茹上，烘干或晒干。

砂仁拌竹茹 取竹茹丝用喷壶洒淋清水，将砂仁粉（砂仁磨成细粉）均匀撒在竹茹上，烘干或晒干。

玫瑰花汁炒竹茹 取净竹茹团,加玫瑰花汁拌匀,稍润,待汁被吸尽,置热锅内用文火加热,炒至竹茹团呈黄色,表面微具焦斑时取出,摊开晾干。每100kg竹茹,用玫瑰花15kg。

玫瑰花汁的制备方法:取玫瑰花置锅内用适量水煎取2次,合并煎液,备用。

饮片性状

竹茹 为卷曲成团的不规则丝条或呈长条形薄片状。宽窄厚薄不等,浅绿色、黄绿色或黄白色。纤维性,体轻,质柔韧,有弹性。气微,味淡。

鲜竹茹 呈不规则的丝状,浅绿色或黄绿色。

姜竹茹 形如竹茹,表面黄色。微有姜香气。

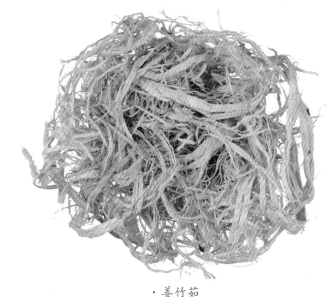

· 姜竹茹

盐竹茹 形如竹茹,表面黄色。味微咸。

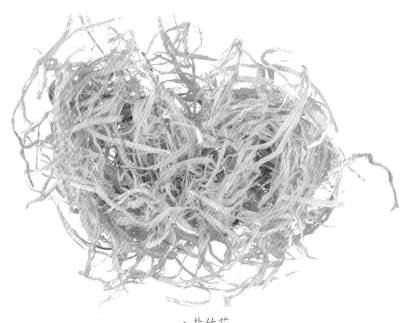

· 盐竹茹

秋石拌竹茹　形如竹茹，表面黄色。

砂仁拌竹茹　形如竹茹，表面有砂仁粉。

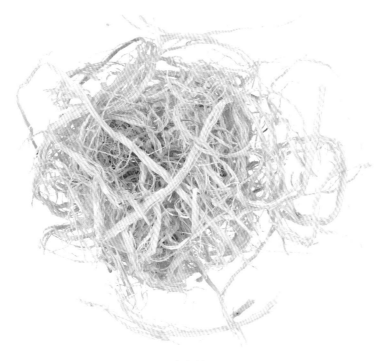

·砂仁拌竹茹

玫瑰花汁炒竹茹　形如竹茹，表面呈淡粉色。

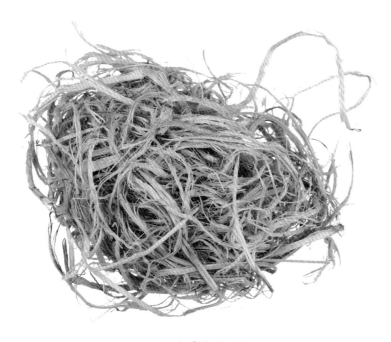

·玫瑰花汁炒竹茹

性味归经

甘，微寒。归肺、胃、心、胆经。

功效主治

清热化痰，除烦，止呕。用于痰热咳嗽，胆火挟痰，惊悸不宁，心烦失眠，中风痰迷，舌强不语，胃热呕吐，妊娠恶阻，胎动不安。

炮制作用

鲜竹茹 鲜品性寒，清肺化痰作用强。用于苔黄、口臭、热象重患者。

姜竹茹 姜汁制可减低寒性，增强温胃止呕，祛痰的作用。用于呕吐，中风痰壅，半身不遂等。

盐竹茹 盐炙增强清热除烦的作用。用于痰热，烦躁。

秋石拌竹茹 秋石拌后增强凉血止血的作用。用于痰热，牙龈出血。

砂仁拌竹茹 砂仁拌后具有化湿行气，温中止呕的作用。用于痰热兼胃脘不适。

玫瑰花汁炒竹茹 玫瑰花汁制具有行气化瘀，解郁安神的作用。用于胸闷心烦，惊悸怔忡，心烦失眠，中风偏瘫等。

炮制研究

竹茹主要成分有黄酮类、多糖、氨基酸、有机酸等。其中多糖为竹茹的主要药效成分，具有抗氧化、抗肿瘤、降血糖等作用。

竹茹为温胆汤的组成之一，方中竹茹根据炮制方法的不同，灵活应用，可发挥不同的疗效。鲜竹茹性寒，擅长清肺化痰，适用于苔黄、口臭、热象重患者，可根据需要加盐或秋石制成盐竹茹、秋石拌竹茹。各炮制品辅料用量可根据医生处方随证加减，如婴幼儿使用姜竹茹时，取竹茹滴几滴姜汁混合即可。福州市中医院举办的多期全国中药特色传承培训班，均有传授竹茹不同炮制品的制作与应用，得到了广大学员的高度认可，有多位学员在发表的结业论文中予以重点阐述，体现了福州市中药炮制的地域特色。

桂枝

◆**药材来源**

本品为樟科植物肉桂 *Cinnamomum cassia* Presl 的干燥嫩枝。春、夏二季采收，除去叶，晒干，或切片晒干。

古法炮制

汉代《金匮要略方论》载"去皮"。清代《幼幼集成》载"焙"，《得配本草》载"甘草汁浸，焙干用"，《本草害利》载"蜜炙"等炮制方法。

药典炮制方法

饮片炮制项下除生饮片外，无其他炮制品种。

临方炮制品种

炒桂枝、蜜桂枝。

临方炮制方法

炒桂枝　取净桂枝，置炒制容器内，用文火加热，炒至药物表面颜色加深，微具焦斑时，取出晾凉。

蜜桂枝　取炼蜜，用适量开水稀释后拌匀，加入净桂枝片中，闷润，置炒制容器内，用文火加热，炒至老黄色、不粘手时，取出晾凉。每 100kg 桂枝，用炼蜜 15kg。

饮片性状

桂枝　呈类圆形或椭圆形的厚片。表面红棕色至棕色，有时可见点状皮孔或纵棱线。切面皮部红棕色，木部黄白色或浅黄棕色，髓部类圆形或略呈方形。有特异香气，味甜、微辛。

炒桂枝　形如桂枝片，表面微具焦斑。

蜜桂枝　形如桂枝片，表面老黄色，微有光泽，略带黏性。香气减弱，味甜微辛。

性味归经

辛、甘，温。归心、肺、膀胱经。

功效主治

发汗解肌，温通经脉，助阳化气，平冲降气。用于风寒感冒，脘腹冷痛，血寒经闭，关节痹痛，痰饮，水肿，心悸，奔豚。

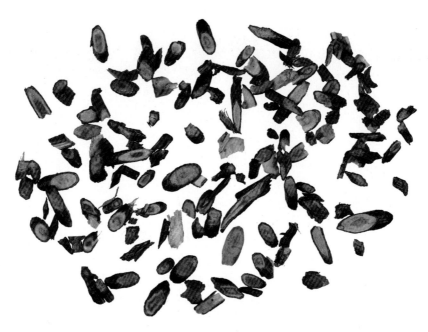

· 蜜桂枝

炮制作用

桂枝 生品辛散，发汗解肌，温经通阳作用强。用于风寒感冒，脘腹冷痛等。

炒桂枝 炒后缓和辛散之性，减弱发汗作用。用于寒湿痹痛等。

蜜桂枝 蜜炙缓和辛散之性，具有温中补虚，散寒止痛的作用。用于虚寒胃痛等。

炮制研究

桂枝主要含有挥发油。其中桂皮醛为主要药效成分，具有解热、促进血液循环、镇痛、抗真菌、抗肿瘤等作用。

桂枝生品中含挥发性成分较多，解热、解表、发散、扩张皮肤血管作用较强。炒桂枝、蜜桂枝经加热炮制后，桂枝醛受热挥发，含量下降，发汗解表作用减弱，而具温阳散寒作用的肉桂酸因沸点较高，小于300℃受热不易挥发，含量无明显的下降，因此温中散寒止痛作用较强。

应用注意

孕妇慎用。

桑枝

◆**药材来源**

本品为桑科植物桑 *Morus alba* L. 的干燥嫩枝。春末夏初采收，去叶，晒干；或趁鲜切片，晒干。

古法炮制

唐代《仙授理伤续断秘方》载"醋淬""制炭"。宋代《圣济总录》载"醋炙""米醋炒黑存性为末"，《普济本事方》载"细切炒香"。清代《得配本草》载"酒蒸"，《良朋汇集》载"蜜炙"等。

药典炮制方法

炒桑枝　取桑枝片，照清炒法炒至微黄色。

临方炮制品种

酒桑枝、炒桑枝。

临方炮制方法

酒桑枝　取桑枝片，用黄酒拌匀，待酒被吸尽后，置炒制容器内，用文火炒干，取出晾凉，筛去碎屑。每 100kg 桑枝，用黄酒 10kg。

炒桑枝　取桑枝片，置炒制容器内，用文火加热，炒至微黄色，取出晾凉，筛去碎屑。

饮片性状

桑枝　呈类圆形或椭圆形的厚片。外表皮灰黄色或黄褐色，有点状皮孔。切面皮部较薄，木部黄白色，射线放射状，髓部白色或黄白色。气微，味淡。

酒桑枝　形如桑枝片，表面黄色，略带焦斑。微有酒香气。

炒桑枝　形如桑枝片，表面微黄色，偶有焦斑。微有香气。

性味归经

微苦，平。归肝经。

功效主治

祛风湿，利关节。用于风湿痹痛，肩臂、关节酸痛麻木。

炮制作用

桑枝　生品祛血中风热作用强。用于风热入营血所致的遍体风痒、肌肤干燥。

酒桑枝　酒炙可增强祛风除湿，通络止痛的作用。用于风寒湿痹，关节疼痛。

炒桑枝　炒后增强通利关节的作用。用于肩臂、关节酸痛麻木，水肿脚气等。

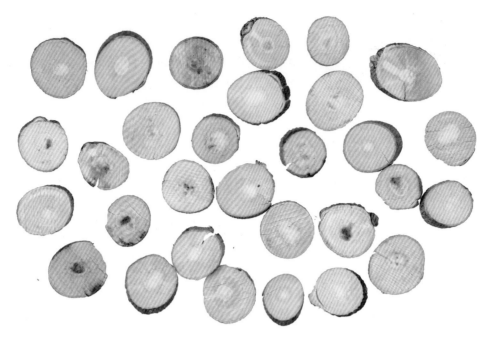

· 酒桑枝

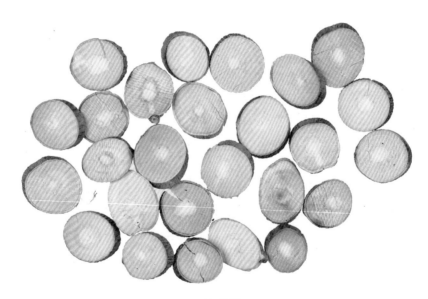

· 炒桑枝

炮制研究

桑枝主要含有多糖、黄酮类、香豆素类、生物碱等成分。

由于酒能活血行气祛湿，酒炙增强了桑枝祛风湿、利关节的作用，体现了"治风先治血，血行风自灭"及"气行则血行"的中医理论。因为黄酮类成分受高温易被破坏，所以桑枝炮制时需注意炮制温度，且炒制时间不宜过长，以免黄酮类成分受破坏而影响疗效。

桑寄生

◆药材来源

本品为桑寄生科植物桑寄生 *Taxillus chinensis* (DC.) Danser 的干燥带叶茎枝。冬季至次春采割，除去粗茎，切段，干燥；或蒸后干燥。

古法炮制

南北朝刘宋时代《雷公炮炙论》载"用铜刀和根、枝、茎细锉，阴干了任用，勿令见火"。

清代《本草害利》载"铜刀细切，阴干用，勿见火"。

药典炮制方法

饮片炮制项下除生饮片外，无其他炮制品种。

临方炮制品种

酒桑寄生。

临方炮制方法

酒桑寄生 取桑寄生，用黄酒拌匀，待酒被吸尽后，置炒制容器内，用文火炒干，取出晾凉。每 100kg 桑寄生，用黄酒 10kg。

饮片性状

桑寄生 为厚片或不规则短段。外表皮红褐色或灰褐色，具细纵纹，并有多数细小突起的棕色皮孔，嫩枝有的可见棕褐色茸毛。切面皮部红棕色，木部色较浅。叶多卷曲或破碎，完整者展平后呈卵形或椭圆形，表面黄褐色，幼叶被细茸毛，先端钝圆，基部圆形或宽楔形，全缘；革质。气微，味涩。

酒桑寄生 形如桑寄生，色深黄。微有酒香气。

性味归经

苦、甘，平。归肝、肾经。

功效主治

祛风湿，补肝肾，强筋骨，安胎元。用于风湿痹痛，腰膝酸软，筋骨无力，崩漏经多，妊娠漏血，胎动不安，头晕目眩。

炮制作用

桑寄生 生品补肝肾，强筋骨，安胎作用强。用于腰膝酸软，胎动不安等。

酒桑寄生 酒炙后增强祛风湿，补肝肾，通经络的作用。用于风湿痹痛等。

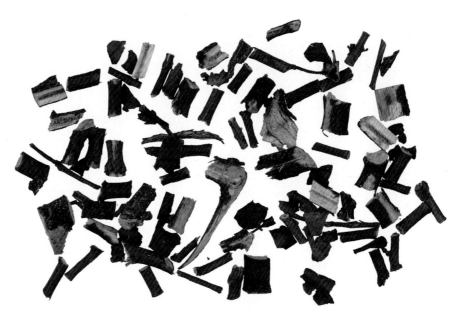

·酒桑寄生

炮制研究

桑寄生主要含黄酮、生物碱、萜类、多肽、多糖等成分。其中槲皮素和扁蓄苷为桑寄生的主要活性成分。

研究表明，桑寄生经炒制后，从生品到炒黄、炒焦、炒炭过程中，其总黄酮含量逐渐下降，是否存在着物质转化需进一步研究。桑寄生酒炙可提高槲皮素的溶出率，可用于降低血压，增强毛细血管的抵抗力等。桑寄生经醋炙后，苷类成分水解生成槲皮素和糖类成分，所以醋桑寄生所含槲皮素的含量比生品多，这也为开发桑寄生新的炮制方法提供了一定的理论依据。

铁皮石斛

◆药材来源

本品为兰科植物铁皮石斛 *Dendrobium oficinale* Kimura et Migo 的干燥茎。11 月至翌年 3 月采收，除去杂质，剪去部分须根，边加热边扭成螺旋形或弹簧状，烘干；或切成段，干燥或低温烘干；前者习称"铁皮枫斗"（耳环石斛），后者习称"铁皮石斛"。

古法炮制

唐代《新修本草》载"生酒渍服，乃言胜干者"。明代《本草蒙筌》载"以酒浸蒸，方宜入剂"。清代《得配本草》载"盐水拌炒，补肾兼清肾火、清胃火"等。

药典炮制方法

饮片炮制项下除生饮片外，无其他炮制品种。

临方炮制品种

鲜铁皮石斛汁。

临方炮制方法

鲜铁皮石斛汁　将新鲜铁皮石斛洗净，剪成 2~3cm 的小段，放入榨汁机内，加适量纯净水，启动榨汁机 3~5min，待榨好后，倒出，去渣，装袋，即可。每 10g 鲜铁皮石斛，用纯净水 200ml。

饮片性状

鲜铁皮石斛　呈圆柱形或扁圆柱形的段，直径 0.4~1.2cm。表面黄绿色，光滑或有纵纹，肉质多汁。气微，味微苦而回甘，嚼之有黏性。

鲜铁皮石斛汁　为绿色液汁。

性味归经

甘，微寒。归胃、肾经。

功效主治

益胃生津，滋阴清热。用于热病津伤，口干烦渴，胃阴不足，食少干呕，病后虚热不退，阴虚火旺，骨蒸劳热，目暗不明，筋骨痿软。

炮制作用

鲜铁皮石斛 清热生津作用强。用于热病肺胃火炽，津液已耗，口渴思饮者。

鲜铁皮石斛汁 榨汁后可充分利用铁皮石斛的有效成分，且夏季饮用可消暑解渴。

炮制特色

铁皮石斛鲜品中的活性成分未受到炮制影响，人体利用度更高。铁皮石斛鲜品榨汁时应先切短条再榨，并根据需求加入无核大枣 3 枚同榨，以达健胃调和药性，缓解鲜铁皮石斛的寒凉之性。

炮制研究

石斛的主要有效成分为生物碱及多糖。

石斛品种不同其功效有所差异，且不同炮制品所含的生物碱及多糖的含量也不同。研究表明，酒润蒸制法能增加石斛有效成分的溶解，因此应用石斛时不仅要选择品种，也要注意炮制方法，以发挥更好的疗效。鲜品榨汁品种以铁皮石斛为佳。

麻黄

◆药材来源

本品为麻黄科植物草麻黄 *Ephedra sinica* Stapf、中麻黄 *Ephedra intermedia* Schrenk et C. A. Mey. 或木贼麻黄 *Ephedra equisetina* Bge. 的干燥草质茎。秋季采割绿色的草质茎，晒干。

古法炮制

汉代《金匮要略方论》载"去节汤泡"。南北朝刘宋时代《雷公炮炙论》载"煎三四十沸，竹片掠去上沫尽，漉出"。宋代《太平圣惠方》载"酒煎"，《本草衍义》载"蜜炒"。元代《卫生宝鉴》载"切细""炒黄色"。明代《普济方》载"姜汁浸"，《仁术便览》载"去根节，滚醋汤泡片时，去沫发汗"，《景岳全书》载"酒蜜拌，炒焦"。清代《本草害利》载"蜜炙""醋泡"等。

药典炮制方法

蜜麻黄　取麻黄段，照蜜炙法炒至不粘手。每 100kg 麻黄，用炼蜜 20kg。

临方炮制品种

蜜麻黄、麻黄绒、蜜麻黄绒。

临方炮制方法

蜜麻黄　取炼蜜，用适量开水稀释后，淋入净麻黄段中，拌匀，闷润，置炒制容器内，用文火加热，炒至不粘手时，取出晾凉。每 100kg 麻黄，用炼蜜 20kg。

麻黄绒　取麻黄，置铁碾槽中推成绒，取出，筛去细粉，即得。

蜜麻黄绒　取炼蜜，用适量开水稀释后，淋入麻黄绒中，拌匀，闷润，置炒制容器内，用文火加热，炒至深黄色、不粘手时，取出晾凉。每 100kg 麻黄绒，用炼蜜 25kg。

饮片性状

麻黄　呈圆柱形的段。表面淡黄绿色至黄绿色，粗糙，有细纵脊线，节上有细小鳞叶。切面中心显红黄色。气微香，味涩、微苦。

蜜麻黄　形如麻黄段，表面深黄色，微有光泽，略有黏性。有蜜香气，味甜。

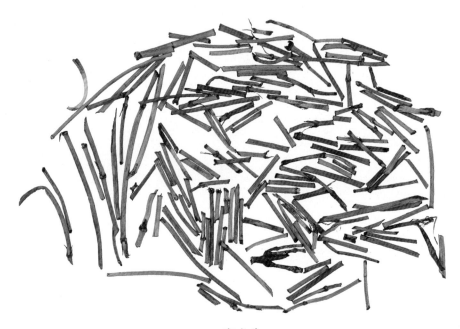

·蜜麻黄

麻黄绒　为黄绿色的松散绒状，体轻。

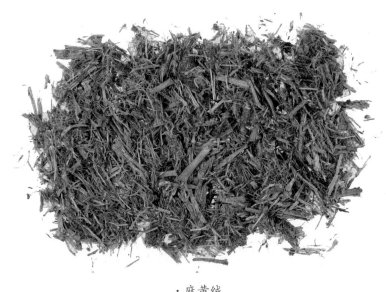

·麻黄绒

蜜麻黄绒　粘结的绒团状，深黄色，略带黏性。味微甜。

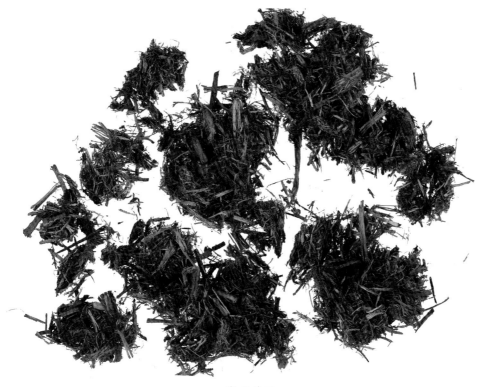

· 蜜麻黄绒

性味归经

辛、微苦，温。归肺、膀胱经。

功效主治

发汗散寒，宣肺平喘，利水消肿。用于风寒感冒，胸闷喘咳，风水浮肿。

炮制作用

麻黄　生品发汗解表，利水消肿作用强。用于风寒表实证。

蜜麻黄　蜜炙缓和发汗之力，增强宣肺平喘的作用。用于表证较轻，而肺气壅闭，咳嗽气喘较重的患者。

麻黄绒　制绒后发汗作用缓和。用于老人、幼儿、虚人风寒感冒。

蜜麻黄绒　制绒蜜炙后作用更缓和。用于表证已解而咳喘未愈的老人、幼儿、体虚患者。

炮制研究

麻黄主要成分为生物碱和挥发油。其中挥发油具有发汗作用，生物碱具有平喘等作用。研究表明,麻黄经蜜炙后挥发油含量降低,但具有平喘作用的L-α-萜品烯醇、四甲基吡嗪、石竹烯及具有镇咳祛痰、抗菌、抗病毒作用的柠檬烯、芳樟醇含量增高，所以蜜炙后发汗作用降低，平喘作用增强。而麻黄经制绒后麻黄碱和挥发油含量均降低，解表作用较生品弱，更适用于老人、小孩与体虚者。

益母草

◆药材来源

本品为唇形科植物益母草 *Leonurus japonicus* Houtt. 的新鲜或干燥地上部分。鲜品春季幼苗期至初夏花前期采割；干品夏季茎叶茂盛、花未开或初开时采割，晒干，或切段晒干。

古法炮制

宋代《太平圣惠方》载"烧灰存性"。明代《本草蒙筌》载"醋炒"。清代《得配本草》载"蜜水炒""酒拌蒸"，《本草汇纂》载"微炒"。

药典炮制方法

饮片炮制项下除生饮片外，无其他炮制品种。

临方炮制品种

酒益母草。

临方炮制方法

酒益母草　取益母草段，喷洒黄酒拌匀，闷润至透，置炒制容器内，用文火加热，炒干，取出晾凉。每 100kg 益母草，用黄酒 15kg。

饮片性状

干益母草　呈不规则的段。茎方形，四面凹下成纵沟，灰绿色或黄绿色。切面中部有白髓。叶片灰绿色，多皱缩、破碎。轮伞花序腋生，花黄棕色，花萼筒状，花冠二唇形。气微，味微苦。

酒益母草　形如益母草段，色泽加深，偶见焦斑。微有酒香气。

性味归经

苦、辛，微寒。归肝、心包、膀胱经。

功效主治

活血调经，利尿消肿，清热解毒。用于月经不调，痛经经闭，恶露不尽，水肿尿少，疮疡肿毒。

炮制作用

益母草　生品性微寒，清热解毒作用强。用于疮疡肿毒等。

酒益母草　酒炙缓其寒性，增强通经活血的作用。用于月经不调，经闭痛经等。

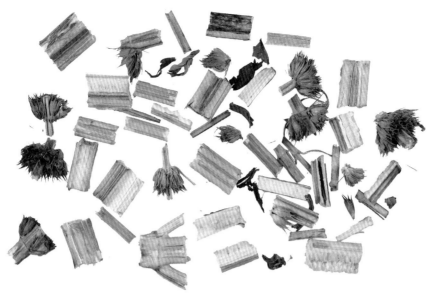

· 酒益母草

炮制研究

益母草含有生物碱类、黄酮类、挥发油等多种化学成分。

大量的毒理实验研究发现，益母草剂量过大或长时间应用可产生肾毒性，需减毒炮制。

鲜益母草急性毒性最大，干益母草次之，酒炙益母草毒性最低，通过炮制可降低益母草的毒性，且酒益母草实现了减毒增效的作用，妇科疾病使用尤佳。

应用注意

孕妇慎用。

大蓟

◆药材来源

本品为菊科植物蓟 *Cirsium japonicum* Fisch. ex DC. 的干燥地上部分。夏、秋二季花开时采割地上部分，除去杂质，晒干。

古法炮制

唐代《千金翼方》载"切制"，《食疗本草》载"捣汁"，《外台秘要》载"酒渍"。宋代《圣济总录》载"焙制"。元代《十药神书》载"烧灰存性"。明代《奇效良方》载"童便浸后曝干"。清代《本草汇》载"酒洗后童便拌炒"等炮制方法。

药典炮制方法

大蓟炭 取大蓟段，照炒炭法炒至表面焦黑色。

临方炮制品种

大蓟炭。

临方炮制方法

大蓟炭 取大蓟段，置炒制容器内，用武火加热，炒至表面焦黑色，内部棕褐色，喷淋少许清水，熄灭火星，倒出，摊凉。

饮片性状

大蓟 呈不规则的段。茎短圆柱形，表面绿褐色，有数条纵棱，被丝状毛；切面灰白色，髓部疏松或中空。叶皱缩，多破碎，边缘具不等长的针刺；两面均具灰白色丝状毛。头状花序多破碎。气微，味淡。

大蓟炭 形如大蓟段，表面焦黑色。质地松脆，断面棕黑色。具焦香气，味苦。

性味归经

甘、苦，凉。归心、肝经。

功效主治

凉血止血，散瘀解毒消痈。用于衄血，吐血，尿血，便血，崩漏，外伤出血，痈肿疮毒。

炮制作用

大蓟 生品凉血消肿作用强。用于热淋，痈肿疮毒等。

大蓟炭 炒炭后凉血作用减弱，收敛止血作用增强。用于吐血，呕血等出血较急剧者。

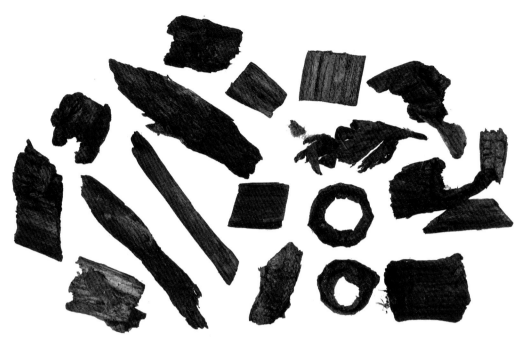

· 大蓟炭

炮制研究

大蓟主要成分有黄酮类和挥发油等。

研究表明，大蓟中含有的黄酮类化合物柳穿鱼叶苷，经炮制分解为抗炎止血作用更强的苷元柳穿鱼黄素，故大蓟炒炭后能缩短出血和凝血时间。注意炒炭应存性，以炒至"外面焦黑，里面焦黄"为度。为了去除火毒，传统炮制常用纸包或者拿碗扣在土地上过一夜，以大地的阴气去除炒炭的燥热之气。

青蒿

◆药材来源

本品为菊科植物黄花蒿 *Artemisia annua* L. 的干燥地上部分。秋季花盛开时采割,除去老茎,阴干。

古法炮制

晋代《肘后备急方》载"青蒿一握,以水二升渍,绞取汁"。唐代《食疗本草》载"治骨蒸,以小便渍一两宿,干,末为丸,甚去热劳"。明代《校注妇人良方》载"熬膏",《普济方》载"酒浸一宿焙"。清代《临证经应录》载"鳖血炒"等炮制方法。

药典炮制方法

饮片炮制项下除生饮片外,无其他炮制品种。

临方炮制品种

鳖血青蒿、炒青蒿。

临方炮制方法

鳖血青蒿　取青蒿段放置容器内;鳖血加适量温水稀释,淋入青蒿中,拌匀,闷润吸尽,阴干。每 100kg 青蒿,用鳖血 0.1kg、温水 0.15kg。

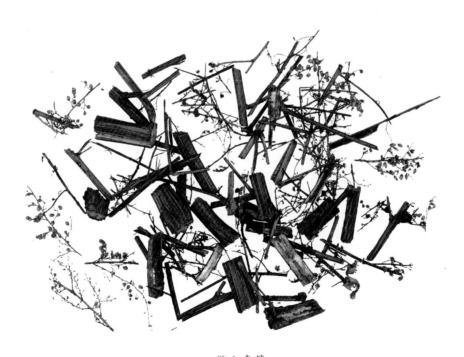

· 鳖血青蒿

炒青蒿　取青蒿段，用文火炒至微黄色或褐黄色、微焦为度。

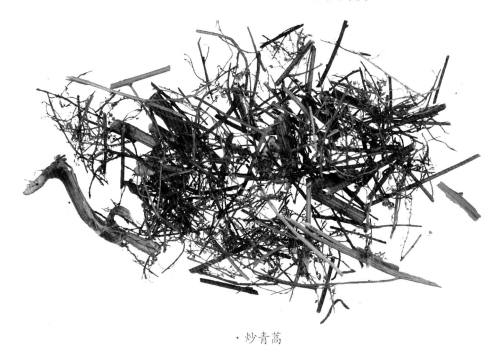

· 炒青蒿

饮片性状

青蒿　呈不规则的段。茎呈圆柱形，表面黄绿色或棕黄色，具纵棱线，质略硬，易折断，断面中部有髓。叶暗绿色或棕绿色，多皱缩或破碎。花黄色。气香特异，味微苦。

鳖血青蒿　形如青蒿段，色泽加深。略有血腥气。

炒青蒿　形如青蒿段，表面微黄色或褐黄色。

性味归经

苦、辛，寒。归肝、胆经。

功效主治

清虚热，除骨蒸，解暑热，截疟，退黄。用于温邪伤阴，夜热早凉，阴虚发热，骨蒸劳热，暑邪发热，疟疾寒热，湿热黄疸。

炮制作用

青蒿　生品性寒，清虚热，除骨蒸，截疟作用强。用于阴虚发热，骨蒸潮热等。

鳖血青蒿　用鳖血拌炒可增强清热，截疟的作用。用于阴虚发热等。

炒青蒿　炒后可缓和苦寒之性，免伤脾胃。用于湿热黄疸等。

炮制研究

青蒿的主要化学成分为倍半萜、二萜、黄酮、苯丙酸、香豆素和挥发油等。其中青蒿素为青蒿抗疟的主要活性成分。

青蒿辛散、苦寒，具芳香透泄的作用，其清热透热作用在气分。用鳖血制后入阴分，透阴分伏热，从阳分透热达外，达到除虚热的作用，且相配入血分而不滋腻。由于鳖血不易获得和保存，应现取现拌，且产量较低，所以鳖血拌炒青蒿不适合中药饮片生产企业大规模工业化生产，而医疗机构以中药临方炮制的形式加工炮制鳖血青蒿，将有助于开拓青蒿的临床应用。

荆芥

◆药材来源

本品为唇形科植物荆芥 *Schizonepeta tenuifolia* Briq. 的干燥地上部分。夏、秋二季花开到顶、穗绿时采割，除去杂质，晒干。

古法炮制

宋代《普济本事方》载"纸裹焙"，《太平惠民和剂局方》载"烧灰法"。明代《宋氏女科秘书》载"炒制"，《济阴纲目》载"烧灰存性为细末"。清代《本经逢原》载"童便制"，《玉楸要解》载"醋调制"，《类证治裁》载"醋炒黑"。

药典炮制方法

荆芥炭　取荆芥段，照炒炭法炒至表面焦黑色，内部焦黄色，喷淋清水少许，熄灭火星，取出，晾干。

临方炮制品种

炒荆芥、荆芥炭。

临方炮制方法

炒荆芥　取荆芥段，置炒药锅内，用文火加热，炒至微黄色，取出，晾凉。

荆芥炭　取荆芥段，置炒药锅内，用武火加热，炒至表面黑褐色，内部焦褐色时，喷淋少量盐水，灭尽火星，取出，晾干。

饮片性状

荆芥　呈不规则的段。茎呈方柱形，表面淡黄绿色或淡紫红色，被短柔毛。切面类白色。叶多已脱落。穗状轮伞花序。气芳香，味微涩而辛凉。

炒荆芥　形如荆芥段，表面棕黄色，略有焦斑。气味稍弱，微具焦香气。

荆芥炭　形如荆芥，表面棕褐色至棕黑色，内部焦黄色。味苦而稍辛香。

性味归经

辛，微温。归肺、肝经。

功效主治

解表散风，透疹，消疮。用于感冒，头痛，麻疹，风疹，疮疡初起。

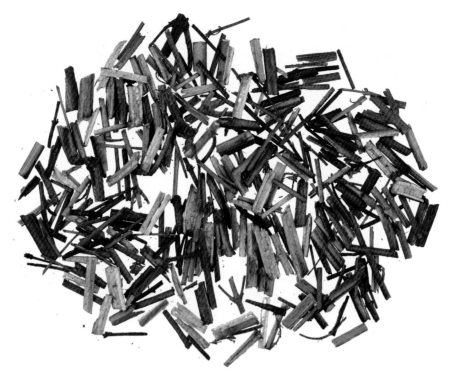

· 炒荆芥

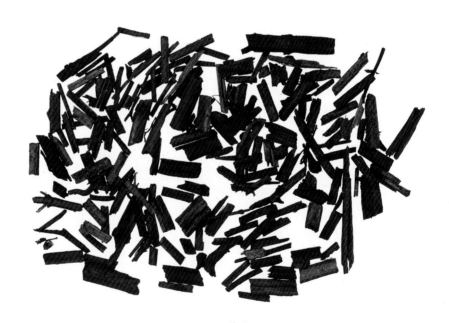

· 荆芥炭

炮制作用

荆芥　生品解表散风作用强。用于感冒，风寒、风热均可。

炒荆芥　炒后具有祛风理血的作用。用于妇人产后血晕。

荆芥炭　炒炭后辛散作用极弱，具有止血的作用。用于便血，崩漏，产后血晕。

炮制研究

荆芥主要含挥发油、萜类、黄酮类等成分，具有抗病毒、抗肿瘤、抗炎、镇痛、抗菌、免疫力调节、止血等多种药理作用。

通过炒制，荆芥的挥发油成分降低，解表作用减弱，但祛风作用增强。炒炭后通过激活外源性凝血系统和共同凝血系统、升高血浆中的血栓素 A2 含量、降低 6- 酮 - 前列腺素 F1α 含量等途径，从而促进血小板聚集，发挥止血作用。

第十一章
叶类中药

桑叶

◆药材来源

本品为桑科植物桑 *Morus alba* L. 的干燥叶。初霜后采收，除去杂质，晒干。

古法炮制

唐代《食疗本草》载"烧灰"。宋代《太平圣惠方》载"微炒"。明代《本草纲目》载"烧存性""蒸熟"，《证治准绳》载"焙""蜜炙"。清代《本经逢原》载"蜜水拌蒸"，《得配本草》载"芝麻研碎拌蒸"等炮制方法。

药典炮制方法

饮片炮制项下除生饮片外，无其他炮制品种。

临方炮制品种

蜜桑叶、炒桑叶。

临方炮制方法

蜜桑叶 取炼蜜，用适量开水稀释后，加入净桑叶中，拌匀，闷润，置炒制容器内，用文火加热，炒至表面深黄色、不粘手时，取出晾凉。每 100kg 桑叶，用炼蜜 25kg。

炒桑叶 取净桑叶置锅内，用文火清炒至微焦。

饮片性状

桑叶 为不规则的破碎叶片。叶片边缘可见锯齿或钝锯齿，有的有不规则分裂。上表面黄绿色或浅黄棕色；下表面颜色稍浅，叶脉突出，小脉网状，脉上被疏毛，脉基具簇毛。质脆。气微，味淡、微苦涩。

蜜桑叶 形如桑叶，表面暗黄色，微有光泽，略带黏性。味甜。

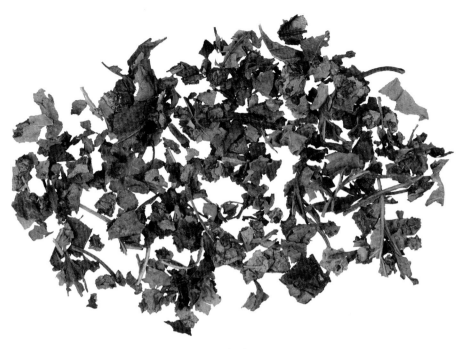

·蜜桑叶

炒桑叶 形如桑叶，有些表面微焦。

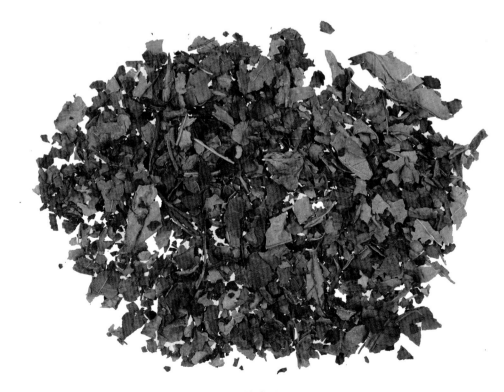

·炒桑叶

性味归经

甘、苦，寒。归肺、肝经。

功效主治

疏散风热，清肺润燥，清肝明目。用于风热感冒，肺热燥咳，头晕头痛，目赤昏花。

炮制作用

桑叶 生品疏散风热，清肝明目作用强。用于外感风热，目昏眼花等。

蜜桑叶 蜜炙后清肺润燥作用增强。用于肺热燥咳。

炒桑叶 炒制可缓和寒性，具有补益的作用。用于降血糖、降血脂等。

炮制研究

桑叶主要含芸香苷、槲皮素、异槲皮苷、桑苷、桑黄酮等黄酮类化合物，具有抗氧化、降血脂、降低心肌耗氧量、降血糖、抗肿瘤和提高免疫力等作用。

桑叶不同的采收期其药效不同，经研究表明桑叶中绿原酸、芦丁和紫云英苷的含量及三者的总含量在4~7月份整体呈下降趋势，在7~11月份呈上升趋势，且3种成分的总含量及共有峰总含量均在11月份时较高，这与中医药理论认为"霜桑叶"质量较好相一致。

福州市中医院黄秋云主任采用传统绿茶工艺手工制作桑叶茶，经杀青等工序去除桑叶苦涩之性，保留补益成分，适用于日常养生保健。

淫羊藿

◆**药材来源**

本品为小檗科植物淫羊藿 *Epimedium brevicornu* Maxim.、箭叶淫羊藿 *Epimedium sagittatum* (Sieb. et Zucc.) Maxim.、柔毛淫羊藿 *Epimedium pubescens* Maxim. 或朝鲜淫羊藿 *Epimedium koreanum* Nakai 的干燥叶。夏、秋二季茎叶茂盛时采收，晒干或阴干。

古法炮制

南北朝刘宋时代《雷公炮炙论》载"细锉，用羊脂相对拌炒……每修事一斤，用羊脂四两为度也"。宋代《太平圣惠方》载"酒煮"，《苏沈良方》载"酒浸"，《扁鹊心书》载"蜜水炙"，《圣济总录》载"鹅脂炙"。明代《普济方》载"醋炒"，《寿世保元》载"米泔水浸"。清代《本经逢原》载"酒炒"，《本草纲目拾遗》载"酒焙"，《类证治裁》载"酒拌蒸"。

药典炮制方法

炙淫羊藿 取羊脂油加热熔化，加入淫羊藿丝，用文火炒至均匀有光泽，取出，晾凉。每100kg淫羊藿，用羊脂油（炼油）20kg。

临方炮制品种

羊油炙淫羊藿。

临方炮制方法

羊油炙淫羊藿 将羊脂油加热熔化，加入淫羊藿丝，用中火炒至均匀有光泽，取出，晾凉。每100kg淫羊藿，用羊脂油（炼油）20kg。

饮片性状

淫羊藿 呈丝片状。上表面绿色、黄绿色或浅黄色，下表面灰绿色，网脉明显，中脉及细脉凸出，边缘具黄色刺毛状细锯齿。近革质。气微，味微苦。

羊油炙淫羊藿 形如淫羊藿丝。表面浅黄色显油亮光泽，微有羊脂油气。

性味归经

辛、甘，温。归肝、肾经。

功效主治

补肾阳，强筋骨，祛风湿。用于肾阳虚衰，阳痿遗精，筋骨痿软，风湿痹痛，麻木拘挛。

· 羊油炙淫羊藿

炮制作用

淫羊藿 生品祛风湿，强筋骨作用强。用于风湿痹痛等。

羊油炙淫羊藿 羊脂油性温，具有温散寒邪，补肾助阳的作用。经羊脂油炒后，增强温肾助阳的作用。用于阳痿，不孕等。

炮制研究

淫羊藿的化学成分主要为黄酮类和木脂素类化合物。

研究表明，淫羊藿能提高人体免疫力、抗肿瘤、改善心脑血管功能、抑制骨质疏松，但性燥烈，油炙可增强油润之性。淫羊藿经羊脂油炙后能促使淫羊藿中的黄酮苷类成分转化成分子量较小的次级苷或苷元，易进入血液，增强体内吸收；双糖苷转化为单糖苷，单糖苷转化为苷元，分子中的羟基增加，增强了淫羊藿的抗氧化性等。

艾叶

◆药材来源

本品为菊科植物艾 *Artemisia argyi* Lévl. et Vant. 的干燥叶。夏季花未开时采摘，除去杂质，晒干。

古法炮制

唐代《外台秘要》载"炙"，《备急千金要方》载"烧灰"。宋代《太平惠民和剂局方》载"醋炒，糯米糊调成饼，焙干为末"。元代《卫生宝鉴》载"盐炒"。明代《奇效良方》载"酒炒"，《济阴纲目》载"香附及酒醋制"。清代《本草从新》载"揉捣如绵，谓之熟艾，炙火用"等炮制方法。

药典炮制方法

醋艾炭　取净艾叶，照炒炭法炒至表面焦黑色，喷醋，炒干。每100kg艾叶，用米醋15kg。

临方炮制品种

醋艾叶、艾叶炭。

临方炮制方法

醋艾叶　取净艾叶，加入定量的米醋拌匀，闷润至醋被吸尽，置炒制容器内，用文火加热，炒干，取出晾凉。每100kg艾叶，用米醋15kg。

艾叶炭　取净艾叶，置炒制容器内，用中火加热，炒至表面焦黑色，喷淋少许盐水，熄灭火星，取出摊凉。

饮片性状

艾叶　多皱缩、破碎，有短柄。完整叶片展平后呈卵状椭圆形，羽状深裂，裂片椭圆状披针形，边缘有不规则的粗锯齿；上表面灰绿色或深黄绿色，有稀疏的柔毛和腺点；下表面密生灰白色绒毛。质柔软。气清香，味苦。

醋艾叶　形如艾叶，表面微黑色。略有醋气。

艾叶炭　形如醋艾叶，表面焦黑色，多卷曲，破碎。

性味归经

辛、苦，温；有小毒。归肝、脾、肾经。

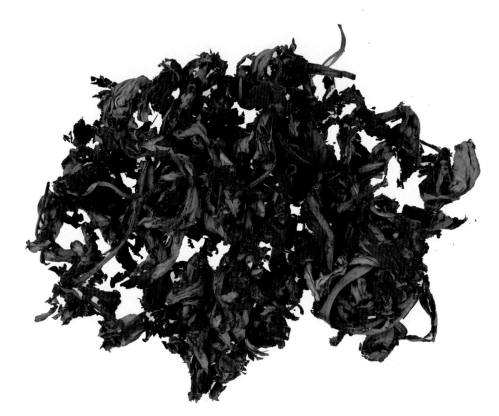

· 醋艾叶

· 艾叶炭

功效主治

温经止血，散寒止痛；外用祛湿止痒。用于吐血，衄血，崩漏，月经过多，胎漏下血，少腹冷痛，经寒不调，宫冷不孕；外治皮肤瘙痒。

炮制作用

艾叶 生品性燥，散寒燥湿作用强，但对胃有刺激性，多外用。

醋艾叶 醋炙缓和对胃的刺激，增强散寒止痛的作用。用于宫寒不孕等。

艾叶炭 炒炭后辛散之性大减，增强温经止血的作用。用于虚寒性出血，崩漏下血等。

炮制特色

艾叶炭炮制时，喷淋盐水，不同于药典喷醋，主要参考"咸走血"理论，在炒炭作用下，喷淋盐水可引经走血，增强止血作用。

炮制研究

艾叶主要含挥发油、黄酮类、鞣质、三萜类等成分。

研究表明，艾叶挥发油中含有一种神经毒物成分侧柏酮，该成分对胃壁刺激性较强，经醋炙后侧柏酮的含量显著减少，故艾叶醋炙后可明显降低毒性。炒炭后挥发油成分显著降低，温经作用保留，去性存用，与炭性吸附作用联合，达到温经止血的效果。

荷叶

◆**药材来源**

本品为睡莲科植物莲 *Nelumbo nucifera* Gaertn. 的干燥叶。夏、秋二季采收，晒至七八成干时，除去叶柄，折成半圆形或折扇形，干燥。

古法炮制

唐代《外台秘要》载"炙"，《经效产宝》载"炒令黄"。宋代《太平圣惠方》载"烧令烟尽，细研"。明代《本草纲目》载"炒香，为末"。清代《得配本草》载"活血生用，止血炒焦用"等炮制方法。

药典炮制方法

荷叶炭　取净荷叶，照煅炭法煅成炭。

临方炮制品种

荷叶炭、炊荷叶。

临方炮制方法

荷叶炭　将净荷叶丝置热锅内，中火炒至表面呈焦褐色时，喷淋清水少许，灭尽火星，取出，晾干。

炊荷叶　在蒸笼内铺上馒头，铺上荷叶丝约 10cm，蒸上汽后再蒸 40min，取出荷叶丝，阴干。

饮片性状

荷叶　为不规则的丝片状。上表面深绿色或黄绿色，较粗糙；下表面淡灰棕色，较平滑，叶脉明显凸起。质脆易碎。具清香气，味微苦。

荷叶炭　为不规则的丝片状，表面焦褐色。气焦香，味苦涩。

炊荷叶　为不规则的丝片状，灰褐黄色。

性味归经

苦，平。归肝、脾、胃经。

功效主治

清暑化湿，升发清阳，凉血止血。用于暑热烦渴，暑湿泄泻，脾虚泄泻，血热吐衄，便血崩漏。

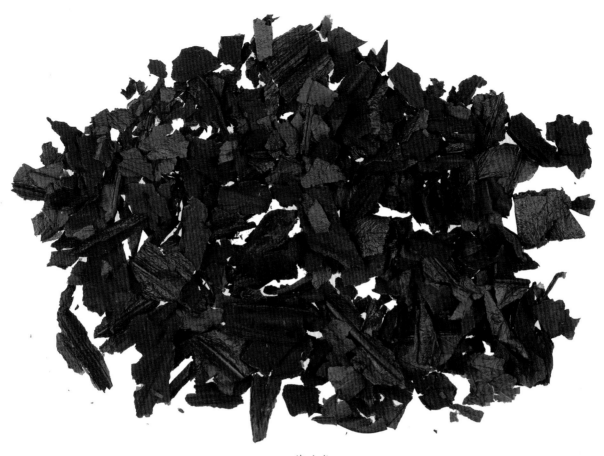

·荷叶炭

炮制作用

荷叶　生品清热解暑，凉血止血作用强。用于暑热烦渴，暑湿泄泻，血热吐衄等。

荷叶炭　炒炭具有收涩化瘀止血的作用。用于出血症和产后血晕。

炊荷叶　用馒头夹蒸可吸收谷物之气，借谷气提升脾胃之气，减少荷叶味苦伤脾胃的副作用。用于暑湿泄泻等。

炮制特色

炊荷叶属福建省宁德市特色炮制品种。

炮制研究

荷叶主要含生物碱、黄酮、挥发油、有机酸、维生素 C、β - 胡萝卜素等成分。

研究表明，荷叶生品和炭品均具有良好的止血作用，但炭品的止血作用与其采收期有关。采于 6 月生长旺盛的新荷叶与 11 月的枯败荷叶止血作用相当。新荷叶制炭后止血作用减弱，而老荷叶制炭后止血作用增强，验证了古书记载以霜败荷叶烧灰用治吐血等症的描述相一致。除此以外，荷叶炒炭后，槲皮素含量显著升高，金丝桃苷、异槲皮苷含量显著下降，因为槲皮素有较好的凝血活性，所以止血作用增强。

枇杷叶

◆药材来源

本品为蔷薇科植物枇杷 *Eriobotrya japonica* (Thunb.)Lindl. 的干燥叶。全年均可采收，晒至七八成干时，扎成小把，再晒干。

古法炮制

晋代《肘后备急方》载"去毛炙"。南北朝刘宋时代《雷公炮炙论》载"甘草汤洗……以酥一分炙之"。唐代《外台秘要》载"蜜炙"。宋代《圣济总录》载"枣汁炙""姜汁炙"等炮制方法。

药典炮制方法

蜜枇杷叶 取枇杷叶丝，照蜜炙法炒至不粘手。每 100kg 枇杷叶，用炼蜜 20kg。

临方炮制品种

蜜枇杷叶。

临方炮制方法

蜜枇杷叶 将炼蜜用适量开水稀释后，加入枇杷叶丝中拌匀，闷润，置炒制容器内，用文火加热炒至不粘手时，取出，晾凉。每 100kg 枇杷叶，用炼蜜 20kg。

饮片性状

枇杷叶 呈丝条状。表面灰绿色、黄棕色或红棕色，较光滑。下表面可见绒毛，主脉突出。革质而脆。气微，味微苦。

蜜枇杷叶 形如枇杷叶丝，表面黄棕色或红棕色，微显光泽，略带黏性。具蜜香气，味微甜。

性味归经

苦，微寒。归肺、胃经。

功效主治

清肺止咳，降逆止呕。用于肺热咳嗽，气逆喘急，胃热呕逆，烦热口渴。

炮制作用

枇杷叶 生品清热化痰，和胃降气。用于肺热咳嗽等。

蜜枇杷叶 蜜炙后增强润肺止咳的作用。用于肺燥咳嗽痰稠等。

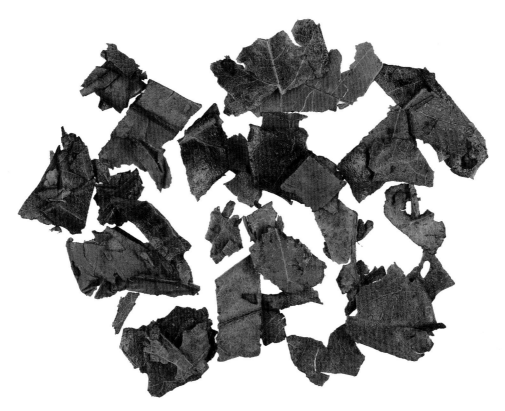

·蜜枇杷叶

炮制研究

枇杷叶主要含有熊果酸、齐墩果酸等成分，具有抗炎、镇咳、降血糖、抗病毒、保肝护肝等药理作用。

通过不同炮制辅料和炮制方法比较，枇杷叶蜜炙品的熊果酸含量较高，止咳化痰平喘效果明显优于生枇杷叶，而且水提物优于醇提物，证实了"枇杷叶止咳宜炙用"的中医理论及水提法的合理性。

侧柏叶

◆药材来源

本品为柏科植物侧柏 *Platycladus orientalis* (L.) Franco 的干燥枝梢和叶。多在夏、秋二季采收，阴干。

古法炮制

宋代《太平圣惠方》载"微炒""微炙"，《重修政和经史证类备用本草》载"九蒸九曝，捣罗为末"。元代《丹溪心法》载"酒浸"。明代《寿世保元》载"盐水炒"，《幼幼集成》载"烧灰"。清代《集验良方》载"先蒸后烧灰存性为末"等炮制方法。

药典炮制方法

侧柏炭　取净侧柏叶，照炒炭法炒至表面黑褐色，内部焦黄色。

临方炮制品种

侧柏叶炭。

临方炮制方法

侧柏叶炭　取净侧柏叶，置炒制容器内，用武火加热，炒至表面呈焦褐色，喷淋少许盐水，灭尽火星，取出晾干。

饮片性状

侧柏叶　多分枝，小枝扁平。叶细小鳞片状，交互对生，贴伏于枝上，深绿色或黄绿色。质脆，易折断。气清香，味苦涩、微辛。

侧柏叶炭　形如侧柏叶，表面黑褐色。质脆，易折断，断面焦黄色。气香，味微苦涩。

性味归经

苦、涩，寒。归肺、肝、脾经。

功效主治

凉血止血，化痰止咳，生发乌发。用于吐血，衄血，咯血，便血，崩漏下血，肺热咳嗽，血热脱发，须发早白。

炮制作用

侧柏叶　生品清热凉血，止咳祛痰作用强。用于咳嗽痰多，脱发。

侧柏叶炭　炒炭后缓和寒凉之性，具有收涩止血的作用。用于各种出血证。

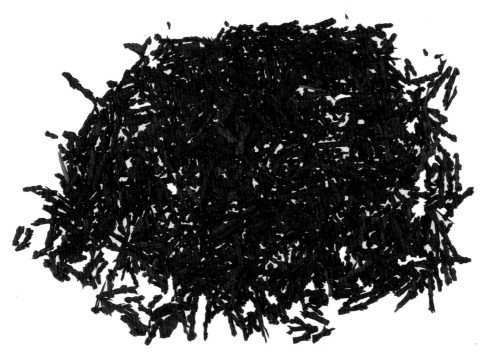

·侧柏叶炭

炮制特色

侧柏叶炭炮制时，喷淋盐水，主要参考"咸走血"理论，在炒炭作用下，喷淋盐水可引经走血，增强止血作用。

炮制研究

侧柏叶的化学成分主要有挥发油、黄酮、鞣质、无机元素等。

研究表明，侧柏叶炒炭时高温会使黄酮苷类成分破坏或分解，降低侧柏叶中黄酮类成分的稳定性，使总黄酮含量下降，相应的苷元槲皮素、山柰酚和芹菜素等含量增加。侧柏叶生品和炭品均有一定的止血作用，但炒炭后通过作用于内源性凝血途径改善凝血功能，止血作用增强。

第十二章
花类中药

金银花

◆**药材来源**

本品为忍冬科植物忍冬 *Lonicera japonica* Thunb. 的干燥花蕾或带初开的花。夏初花开放前采收，干燥。

古法炮制

宋代《集验背疽方》载"酒浸"。清代《良朋汇集》载"焙黄"，《温病条辨》载"炒黑"等炮制方法。

药典炮制方法

饮片炮制项下除生饮片外，无其他炮制品种。

临方炮制品种

金银花炭。

临方炮制方法

金银花炭　将净河砂置锅内用中火加热，炒至滑利状态，投入净金银花快速均匀翻炒，炒至表面呈焦褐色时，倒出，筛去河砂，摊凉。

饮片性状

金银花　呈棒状，上粗下细，略弯曲。表面黄白色或绿白色（贮久色渐深），密被短柔毛。偶见叶状苞片。花萼绿色。开放者花冠筒状，先端二唇形。气清香，味淡、微苦。

金银花炭　形如金银花，表面焦褐色，内部棕褐色。

性味归经

甘，寒。归肺、心、胃经。

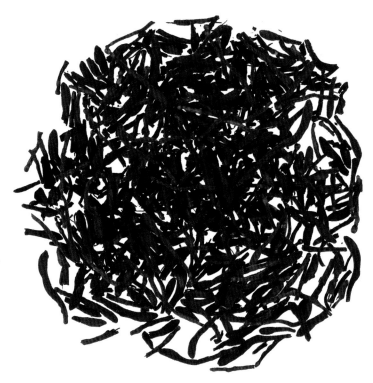

· 金银花炭

功效主治

清热解毒，疏散风热。用于痈肿疔疮，喉痹，丹毒，热毒血痢，风热感冒，温病发热。

炮制作用

金银花　生品性寒，善清解上焦和肌表之毒邪。用于温病初期发热，热毒等。

金银花炭　炒炭后寒性减弱，具有止血作用。用于血痢，肠风，崩漏，吐血，衄血等。

炮制特色

金银花炭如果采用传统的炒炭法炮制，实际操作不易掌握，操作难度大，损耗率高，成品质量不佳。福建省采用砂烫法炮制，操作容易，炮制时间缩短，成品质量好，损耗率低，且临床反映疗效好。该品种为福州市中医院特色的炮制品种。

炮制研究

金银花主要化学成分有有机酸、挥发油、黄酮、环烯醚萜等，其中绿原酸和异绿原酸为主要药效成分，具有抗菌、抗病毒、抗炎、保肝利胆等作用。

采用河砂炮制金银花时，因河砂接触药物面积大，受热均匀温度高，炒制过程中应注意金银花的颜色变化，炒至外表面呈焦褐色时马上出锅，摊开晾凉，不能完全炭化，手捏不能灰化，成品应以保持金银花的性状为佳。当温度不够高时，可加少许植物油以提高河砂的温度。

槐花

◆ 药材来源

本品为豆科植物槐 *Sophora japonica* L. 的干燥花及花蕾。夏季花开放或花蕾形成时采收，及时干燥，除去枝、梗及杂质。前者习称"槐花"，后者习称"槐米"。

古法炮制

宋代《太平圣惠方》载"微炒"，《产育宝庆集》载"地黄汁炒"。明代《寿世保元》载"瓦上慢火炒焦"，《炮炙大法》载"酒浸微炒""炒黑"。清代《时方妙用》载"炒香黄"等炮制方法。

药典炮制方法

炒槐花 取净槐花，照清炒法炒至表面深黄色。

槐花炭 取净槐花，照炒炭法炒至表面焦褐色。

临方炮制品种

炒槐花、槐花炭。

临方炮制方法

炒槐花 取净槐花，置炒制容器内，用文火加热，炒至表面深黄色，取出晾凉。

槐花炭 取净槐花，置于预热的锅内，用中火炒至表面焦褐色，喷洒少许盐水，熄灭火星，炒干，倒出，摊凉。

饮片性状

槐花 皱缩而卷曲，花瓣多散落。完整者花萼钟状，黄绿色，体轻。气微，味微苦。花蕾（槐米）呈卵形或椭圆形，花萼下部有数条纵纹。萼的上方为黄白色未开放的花瓣。花梗细小。体轻，手捻即碎。气微，味微苦涩。

炒槐花 形如槐花，表面深黄色。

槐花炭 形如槐花，表面焦褐色，内部深棕色。

性味归经

苦，微寒。归肝、大肠经。

功效主治

凉血止血，清肝泻火。用于便血，痔血，血痢，崩漏，吐血，衄血，肝热目赤，头痛眩晕。

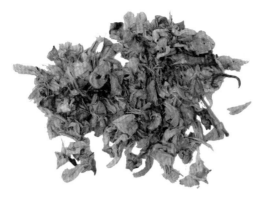

·炒槐花

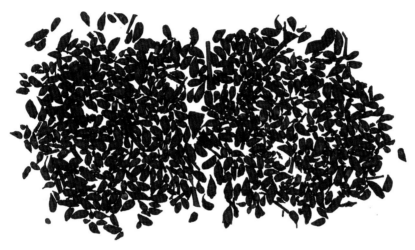

·槐花炭

炮制作用

槐花 生品清热凉血，清肝泻火的作用强。用于血热妄行，肝阳眩晕等。

炒槐花 炒黄缓和苦寒之性，并杀酶保苷利于有效成分的保存，具有凉血平肝的作用。用于肝热目赤等。

槐花炭 炒炭具涩性，凉血止血作用强。用于便血，血痢，崩漏下血等出血症。

炮制特色

槐花炭炮制时，喷淋盐水，不同于药典喷清水，主要参考"咸走血"理论，在炒炭的作用下，喷淋盐水可引经走血。

炮制研究

槐花主要含黄酮及其苷类、皂苷类、甾类、鞣质等成分。

研究表明，槐花炒炭后具有收敛作用的鞣质含量增加，与蛋白质结合形成不溶于水的大分子化合物，沉淀在黏膜表面，从而起到止血、保护黏膜等多种作用；且止血活性成分槲皮素含量增加，抑制槲皮素止血作用的异鼠李素降低，所以止血作用增强。

蒲黄

◆药材来源

本品为香蒲科植物水烛香蒲 *Typha angustifolia* L.、东方香蒲 *Typha orientalis* Presl 或同属植物的干燥花粉。夏季采收蒲棒上部的黄色雄花序，晒干后碾轧，筛取花粉。

古法炮制

南北朝刘宋时代《雷公炮炙论》载"须隔三重纸焙令色黄，蒸半日，却焙令干，用之妙"。唐代《经效产宝》载"炒黄"。宋代《太平圣惠方》载"微炒"，《产宝杂录》载"微炒令赤"。清代《增补本草备要》载"炒黑性涩，止一切血、崩、带、泄精"等炮制方法。

药典炮制方法

蒲黄炭　取净蒲黄，照炒炭法炒至棕褐色。

临方炮制品种

蒲黄炭。

临方炮制方法

蒲黄炭　取净蒲黄，放入炒制容器内，用中火翻炒至棕褐色，喷入少许盐水，灭尽火星，取出晾干。

饮片性状

蒲黄　为黄色粉末。体轻，放水中则飘浮水面。手捻有滑腻感，易附着手指上。气微，味淡。

蒲黄炭　形如蒲黄，表面棕褐色。具焦香气，味微苦、涩。

性味归经

甘，平。归肝、心包经。

功效主治

止血，化瘀，通淋。用于吐血，衄血，咯血，崩漏，外伤出血，经闭痛经，胸腹刺痛，跌扑肿痛，血淋涩痛。

炮制作用

蒲黄　生品活血化瘀，利尿通淋作用强。用于心腹疼痛，血淋涩痛等。

蒲黄炭　炒炭性涩，增强止血的作用。用于崩漏，尿血，外伤出血等。

· 蒲黄炭

炮制特色

蒲黄炭炮制时，喷淋盐水，不同于药典喷清水，主要参考"咸走血"理论，在炒炭的作用下，喷淋盐水可引经走血。

炮制研究

蒲黄主要成分有槲皮素、柚皮素、异鼠李素、山柰素等。

因蒲黄为花粉类药物，质轻松，炒制时火力不宜过大，出锅后应摊晾散热，防止复燃，检查确已凉透，才可收贮。如果喷盐水较多，则须晾干，以免发霉。蒲黄炒炭止血作用增强主要是因为具有活血作用的总黄酮和总多糖含量减少，而具有止血作用的鞣质含量增加。

应用注意

孕妇慎用。

款冬花

◆**药材来源**

本品为菊科植物款冬 *Tussilago farfara* L. 的干燥花蕾。12 月或地冻前当花尚未出土时采挖，除去花梗和泥沙，阴干。

古法炮制

南北朝刘宋时代《雷公炮炙论》载"甘草水浸一宿……取款冬花叶相拌"。宋代《博济方》载"炒法"，《洪氏集验方》载"焙法"。明代《本草蒙筌》载"甘草水浸"，《医宗必读》载"蜜水炒"等炮制方法。

药典炮制方法

蜜款冬花　取净款冬花，照蜜炙法用蜜水炒至不粘手。

临方炮制品种

蜜款冬花。

临方炮制方法

蜜款冬花　取炼蜜，用适量开水稀释后，加入净款冬花中，拌匀，闷润，用文火加热，炒至微黄色、不粘手时，取出晾凉。每 100kg 款冬花，用炼蜜 25kg。

饮片性状

款冬花　呈长圆棒状。单生或 2~3 个基部合生。上端较粗，下端渐细或带有短梗，外面被有多数鱼鳞状苞片。苞片外表面紫红色或淡红色，内表面密被白色絮状茸毛。体轻，撕开后可见白色茸毛。气香，味微苦而辛。

蜜款冬花　形如款冬花，表面棕黄色或棕褐色，稍带黏性。具蜜香气，味微甜。

性味归经

辛、微苦，温。归肺经。

功效主治

润肺下气，止咳化痰。用于新久咳嗽，喘咳痰多，劳嗽咳血。

炮制作用

款冬花　生品散寒止咳作用强。用于风寒久咳等。

蜜款冬花　蜜炙可增强润肺止咳的作用。用于肺虚久咳，阴虚燥咳等。

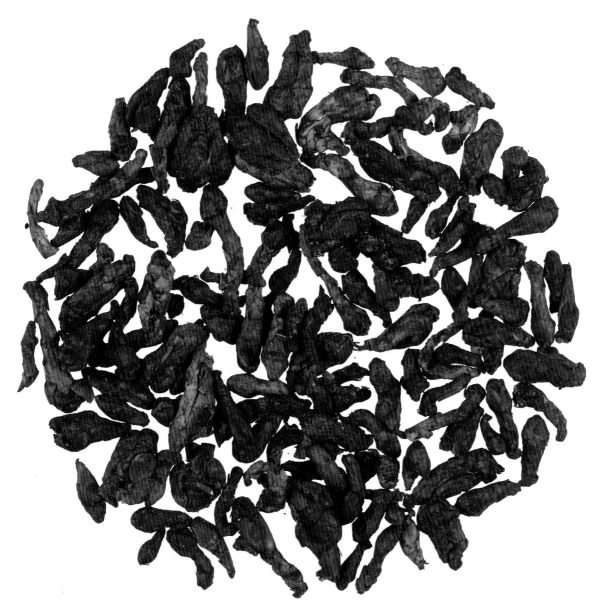

· 蜜款冬花

炮制研究

款冬花主要含有黄酮类、萜类、酚类、生物碱类、挥发油等成分。其中黄酮类成分主要有芸香苷、金丝桃苷、槲皮素、山奈素等，生物碱类成分主要有款冬酮等。

研究表明，款冬花采用蜜炙可降低肝毒性吡咯里西啶生物碱的含量，防止肝巨细胞症、肝细胞出血性坏死及静脉闭塞等。款冬花经甘草制后，总生物碱含量较生品明显降低，而款冬酮和醇浸出物含量较生品显著提高，甘草制后可降低款冬花的肝毒性，因此临床可开展甘草制款冬花的临方炮制及临床疗效观察，并加以推广应用。

第十三章
树脂类中药

乳香

◆ **药材来源**

本品为橄榄科植物乳香树 *Boswellia carterii* Birdw. 及同属植物 *Boswellia bhaw-dajiana* Birdw. 树皮渗出的树脂。分为索马里乳香和埃塞俄比亚乳香，每种乳香又分为乳香珠和原乳香。

古法炮制

唐代《经效产宝》载"研法"。宋代《重修政和经史证类备用本草》载"入丸散微炒杀毒"，《圣济总录》载"姜制""米制"，《太平惠民和剂局方》载"醋制"，《洪氏集验方》载"酒制"，《卫生家宝产科备要》载"竹叶制"。明代《普济方》载"黄连水飞过""慢火炒令焦"，《奇效良方》载"用灯心研末"，《医宗金鉴》载"童便酒炒"等炮制方法。

药典炮制方法

醋乳香 取净乳香，照醋炙法炒至表面光亮。每 100kg 乳香，用醋 5kg。

临方炮制品种

醋乳香、香附制乳香、乳香粉。

临方炮制方法

醋乳香 取净乳香，置锅内，用文火加热，炒至冒烟，表面微熔，喷淋定量的米醋，边喷边炒至表面呈油亮光泽时，迅速取出，摊开晾凉。每 100kg 乳香，用米醋 10kg。

香附制乳香 先将香附粉碎成细粉，过筛，备用。再将乳香炒至表面熔化出现油亮光泽并有气味外溢时，取出，筛入香附粉，拌匀。

乳香粉 将乳香捣碎，倒入锅内，加等量的水，加热煮开，上下搅拌，除去漂浮的杂质，浓缩至稠膏状，倒出，烘干，切块，粉碎。

饮片性状

乳香 呈长卵形滴乳状、类圆形颗粒或粘合成大小不等的不规则块状物。表面黄白色，半透明，被有黄白色粉末，久存则颜色加深。质脆，遇热软化。破碎面有玻璃样或蜡样光泽。具特异香气，味微苦。

醋乳香 形如乳香颗粒或块，表面深黄色，显油亮。略有醋气。

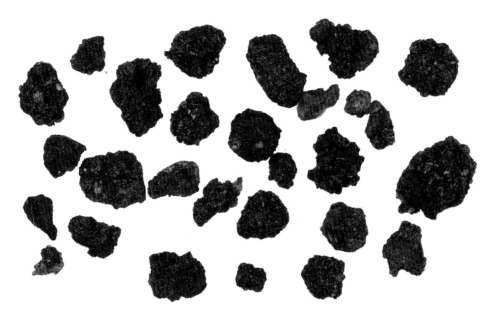

·醋乳香

香附制乳香 呈不规则小颗粒或类圆形颗粒，表面附有香附粉。

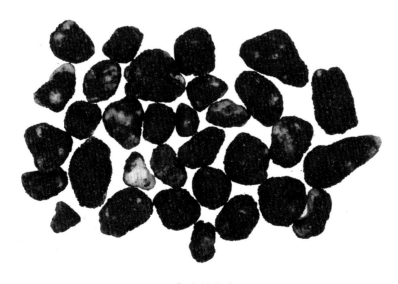

·香附制乳香

乳香粉　呈黄色粉末。

· 乳香粉

性味归经

辛、苦，温。归心、肝、脾经。

功效主治

活血定痛，消肿生肌。用于胸痹心痛，胃脘疼痛，痛经经闭，产后瘀阻，癥瘕腹痛，风湿痹痛，筋脉拘挛，跌打损伤，痈肿疮疡。

炮制作用

乳香　生品辛烈，对胃有刺激性，可引起呕吐，但活血消肿止痛的作用强。多外用于跌打损伤等。

醋乳香　醋炙后去除油脂，减少刺激性，便于粉碎与入煎剂，同时增强活血止痛，收敛生肌的作用。用于瘀血腹痛等。

香附制乳香　香附粉制可增强乳香行气止痛的作用。用于瘀滞疼痛等。

乳香粉　制成粉末，便于调剂与制剂。

炮制特色

乳香粉采用水煮的方法除去挥发油和杂质，制成粉末，可便于调剂与制剂，属福建省特色炮制方法。

炮制研究

乳香主要的化学成分为挥发油（3%~8%）、树脂（60%~70%）以及树胶（27%~35%）。研究表明，挥发油有镇痛、抗肿瘤等作用，乳香挥发油既是活性成分又是刺激性成分，可根据临床需要，或以生品入药，以保持多组分高含量；或以醋炙品入药，既能除异味，又能保留较多活性成分。但是临床上乳香常作外用，其打粉具有一定难度，有同仁使用灯心草与乳香共煮，干后拍打灯心草取得乳香粉，此法得率低，且灯心草价高，炮制成本较高。福州市中医院采用直接水煮、干燥、打粉的方法，得到的乳香粉损耗低、成本低、收率高，且便于调剂。

应用注意

孕妇及胃弱者慎用。

没药

◆**药材来源**

本品为橄榄科植物地丁树 *Commiphora myrrha* Engl. 或哈地丁树 *Commiphora molmol* Engl. 的干燥树脂。分为天然没药和胶质没药。

古法炮制

唐代《经效产宝》载"研为末"。宋代《圣济总录》载"纳黄米内，蒸如胶，候冷别研"，《苏沈良方》载"童便制"，《传信适用方》载"酒制"。明代《炮炙大法》载"灯心或糯米同研"，《本草原始》载"入丸散竹叶上微炒杀毒不黏"。清代《外科全生集》载"灯心炒"，《医宗金鉴》载"童便酒炒"等炮制方法。

药典炮制方法

醋没药 取净没药，照醋炙法炒至表面光亮。每100kg没药，用醋5kg。

临方炮制品种

醋没药、香附制没药、没药粉。

临方炮制方法

醋没药 取净没药置锅内，用文火炒至冒烟，表面微熔，喷淋定量的米醋，边喷边炒至表面呈油亮光泽时，迅速取出，摊开晾凉。每100kg没药，用米醋10kg。

香附制没药 先将香附粉碎成细粉，过筛，备用。再将没药炒至表面熔化出现油亮光泽并有气味外溢时，取出，筛入香附粉，拌匀。

没药粉 将没药捣碎，倒入锅内，加等量的水，加热煮开，上下搅拌，除去杂质，煮至稠膏状，取出，烘干，切块，粉碎。

饮片性状

没药 呈不规则的颗粒状或团块。表面黄棕色或红棕色，表面粗糙，被有黄色粉尘。质坚脆，破碎面不整齐，无光泽。有特异香气，味苦而微辛。

醋没药 呈不规则的小块状或类圆形颗粒状，表面棕褐色或黑褐色，显油亮光泽。略有醋气。

香附制没药 呈不规则的小块状或类圆形颗粒状，表面附有香附粉。

没药粉 呈黑色粉末。

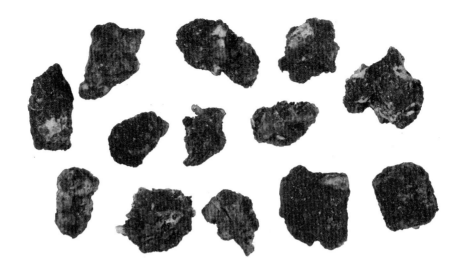

·醋没药

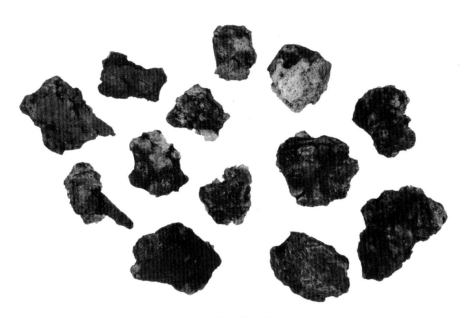

·香附制没药

·没药粉

性味归经

辛、苦，平。归心、肝、脾经。

功效主治

散瘀定痛，消肿生肌。用于胸痹心痛，胃脘疼痛，痛经经闭，产后瘀阻，癥瘕腹痛，风湿痹痛，跌打损伤，痈肿疮疡。

炮制作用

没药 生品对胃有刺激性，可引起恶心、呕吐，活血化瘀作用强。外用于跌打损伤等。

醋没药 醋炒后去除油脂，减少刺激性，增强活血化瘀，消肿止痛的作用。用于瘀血腹痛等。

香附制没药 香附制可增强没药行气止痛的作用。用于瘀滞疼痛等。

没药粉 制成粉末便于调剂和制剂等。

炮制特色

没药粉采用水煮的方法除去挥发油和杂质，制成粉末，便于调剂与制剂，属福建省特色炮制方法。

炮制研究

没药主要含有挥发油、树脂类等成分。

研究表明，没药所含的挥发油及树脂均为有效成分，而挥发油具有刺激性，炮制目的主要是去除一部分挥发油，减少刺激性，同时易于粉碎，增强了活血化瘀、消肿止痛的作用。

应用注意

孕妇及胃弱者慎用。

五灵脂

◆药材来源

本品为鼯鼠科动物复齿鼯鼠 *Trogopterus xanthipes* Milne-Edwards 的干燥粪便。全年可采收，除净杂质，晒干。药材根据形状分为"灵脂米"和"灵脂块"。

古法炮制

宋代《太平圣惠方》载"醋熬"，《圣济总录》载"醋炒"，《重修政和经史证类备用本草》载"酒研"。元代《丹溪心法》载"姜制"，《瑞竹堂经验方》载"酒洗"。明代《奇效良方》载"制炭"等炮制方法。

药典炮制方法

现行药典无收载此品种。

临方炮制品种

醋五灵脂。

临方炮制方法

醋五灵脂 将五灵脂放锅内，用文火微炒，待受热均匀后，有腥气逸出时，边炒边喷洒米醋，炒干，取出，摊开晾干。每 100kg 五灵脂，用米醋 10kg。

饮片性状

五灵脂 长椭圆形颗粒，两端钝圆。表面粗糙，棕褐色或黑褐色，显麻点。体轻，质松，易折断。断面呈纤维性，黄色、黄绿色或黑棕色。气微弱，味苦咸。

醋五灵脂 形如五灵脂，微具光泽。具醋香气。

性味归经

咸、甘，温。归肝经。

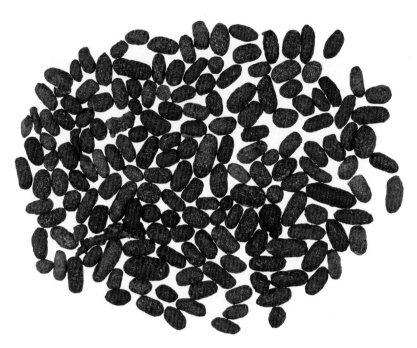

· 醋五灵脂

功效主治

活血止痛，化瘀止血。用于心腹瘀血作痛，痛经，血瘀经闭，产后瘀血腹痛等。

炮制作用

五灵脂　生品有腥臭味，难以服用。多外用于虫蛇咬伤等。

醋五灵脂　醋炙引药入肝，增强散瘀止痛的作用，并可矫臭矫味。用于产后恶露不尽，吐血，月经过多等。

炮制研究

五灵脂主要含有氮类、三萜类、黄酮类、有机酸类等成分。

因为有些患者服用醋炙五灵脂或酒炙五灵脂，会感到一股腥臊恶臭味，胃部也有一定程度的不适感，特别是脾胃虚弱患者尤为敏感，所以通过对炮制方法进行改进，研制出醋酒炙五灵脂。研究表明，经醋酒炙法制得的五灵脂，颗粒小，辅料均匀透心，可矫味矫臭，且有效成分易于煎出，处方调配方便，更重要的是醋炙可引药入肝增强散瘀止血的作用，酒炙可增强活血止痛的作用，二者合一效果显著。

应用注意

孕妇慎用。不宜与人参同用。

水蛭

◆药材来源

本品为水蛭科动物蚂蟥 *Whitmania pigra* Whitman、水蛭 *Hirudo nipponica* Whitman 或柳叶蚂蟥 *Whitmania acranulata* Whitman 的干燥全体。夏、秋二季捕捉，用沸水烫死，晒干或低温干燥。

古法炮制

汉代《伤寒论》载"暖水洗去腥"。宋代《太平圣惠方》载"炒令微黄""微煨令黄"，《普济本事方》载"炒焦"，《圣济总录》载"糯米同炒"，《类编朱氏集验医方》载"麝香炒"。元代《瑞竹堂经验方》载"盐炒"。明代《医学纲目》载"油炒"。清代《吴鞠通医案》载"香油炒焦"等炮制方法。

药典炮制方法

烫水蛭　取净水蛭段，照炒法用滑石粉烫至微鼓起。

临方炮制品种

滑石粉烫水蛭。

临方炮制方法

滑石粉烫水蛭　取滑石粉置于锅内，中火炒至流利状态时，加入水蛭，用锅铲不断翻炒，炒至表面呈淡黄色、微鼓起、见焦斑时，取出，筛去滑石粉。每100kg水蛭，用滑石粉40kg。

饮片性状

水蛭　呈不规则的段状、扁块状或扁圆柱状。背部表面黑褐色，稍隆起，腹面棕褐色，均可见细密横环纹。切面灰白色至棕黄色，胶质状。质脆，气微腥。

滑石粉烫水蛭　形如水蛭，表面略鼓起，背部黑褐色，腹面棕黄色至棕褐色，附有少量白色滑石粉。断面松泡，灰白色至焦黄色。气微腥。

性味归经

咸、苦，平；有小毒。归肝经。

功效主治

破血通经，逐瘀消癥。用于血瘀经闭，癥瘕痞块，中风偏瘫，跌扑损伤。

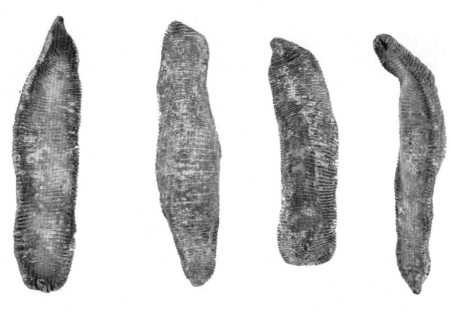

·滑石粉烫水蛭·

炮制作用

水蛭 生品有毒，破血逐瘀作用强。用于瘀滞，跌打损伤等。

滑石粉烫水蛭 滑石粉烫后可矫味，杀灭虫卵，减轻毒性，质地酥脆，便于粉碎。可用于丸散剂。

炮制研究

水蛭含有多肽类、肝素、抗血栓素、氨基酸、镇痛酶、抗炎酶和溶血酶等主要成分。

目前，水蛭的炮制观点主要有两个：一是水蛭有毒，须炮制后用。用滑石粉烫至水蛭微鼓起或用酒炙法炒至微黄色。二是主张生用。因为水蛭中所含的水蛭素、抗血栓素等活血化瘀成分，经高温炮制后含量降低，其临床疗效也降低。古代书籍记载水蛭多需要炮制，那么采用何种炮制方法可减毒增效，还需要进一步研究。

应用注意

孕妇禁用。

桑螵蛸

◆药材来源

本品为螳螂科昆虫大刀螂 *Tenodera sinensis* Saussure、小刀螂 *Statilia maculata* (Thunberg) 或巨斧螳螂 *Hierodula patellifera* (Serville) 的干燥卵鞘。以上三种分别习称"团螵蛸""长螵蛸"及"黑螵蛸"。深秋至次春收集，除去杂质，蒸至虫卵死后，干燥。

古法炮制

汉代《神农本草经》载"蒸法"。唐代《外台秘要》载"炒"。宋代《圣济总录》载"麸炒"，《太平惠民和剂局方》载"酒浸炒"，《重修政和经史证类备用本草》载"火炮"。元代《世医得效方》载"盐水炙"。明代《奇效良方》载"蜜炙"。清代《本草备要》载"醋煮"等炮制方法。

药典炮制方法

桑螵蛸　除去杂质，蒸透，干燥。用时剪碎。

临方炮制品种

盐桑螵蛸。

临方炮制方法

盐桑螵蛸　取净桑螵蛸，加盐水拌匀，闷润，待盐水被吸尽后，用文火炒干。用时剪碎。每 100kg 桑螵蛸，用食盐 2.5kg。

饮片性状

桑螵蛸　略呈圆柱形、半圆形、长条形或类平行四边形。表面浅黄褐色至灰褐色。气微腥，味淡或微咸。

盐桑螵蛸　形如桑螵蛸，表面呈焦黄色，略有焦斑。味咸。

性味归经

甘、咸，平。归肝、肾经。

功效主治

固精缩尿，补肾助阳。用于遗精滑精，遗尿尿频，小便白浊。

炮制作用

桑螵蛸　生品令人泄泻，蒸后能消除致泻的副作用，并杀死虫卵利于药效保存。用于梦遗滑精等。

盐桑螵蛸　盐炙引药下行入肾，增强益肾固精，缩尿止遗的作用。用于小便频数等。

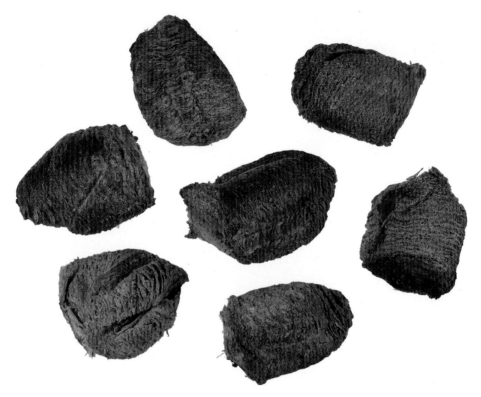

· 盐桑螵蛸

炮制研究

桑螵蛸主要成分有蛋白质、多糖、磷脂类、粗纤维等。

研究表明，桑螵蛸生品、盐炒品、蒸品均有抗利尿作用，其中蒸品的抗利尿作用优于生品及盐炒品，卵鞘是桑螵蛸抗利尿作用的主要药用部位，抗利尿激素是桑螵蛸缩尿作用的物质基础。

鸡内金

◆药材来源

本品为雉科动物家鸡 *Gallus gallus domesticus* Brisson 的干燥沙囊内壁。杀鸡后，取出鸡肫，立即剥下内壁，洗净，干燥。

古法炮制

宋代《太平圣惠方》载"细锉"，《圣济总录》载"蜜炙"，《三因极一病证方论》载"麸炒"。明代《景岳全书》载"酒制"。清代《外科大成》载"猪胆汁浸"，《外科全生集》载"磨粉"等炮制方法。

药典炮制方法

炒鸡内金　取净鸡内金，照清炒或烫法炒至鼓起。

醋鸡内金　取净鸡内金，照清炒法炒至鼓起，喷醋，取出，干燥。每 100kg 鸡内金，用醋 15kg。

临方炮制品种

砂炒鸡内金。

临方炮制方法

砂炒鸡内金　取砂子置锅内，用中火炒至灵活状态，投入大小一致的鸡内金，不断翻动，炒至鼓起卷曲、酥脆、呈深黄色时，取出，筛去砂子，晾凉。

饮片性状

鸡内金　为不规则的卷片。表面黄色、黄绿色或黄褐色，薄而半透明，具明显的条状皱纹。质脆，易碎，断面角质样，有光泽。气微腥，味微苦。

砂炒鸡内金　形如鸡内金，表面焦黄色，发泡鼓起。质松脆，易碎。

性味归经

甘，平。归脾、胃、小肠、膀胱经。

功效主治

健胃消食，涩精止遗，通淋化石。用于食积不消，呕吐泻痢，小儿疳积，遗尿，遗精，石淋涩痛，胆胀胁痛。

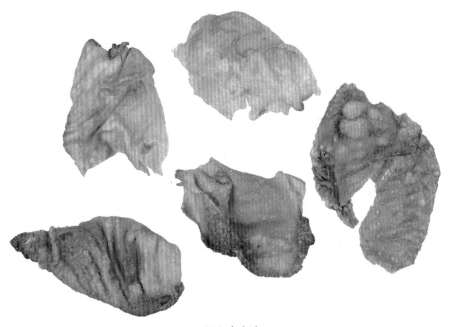

· 砂炒鸡内金

炮制作用

鸡内金　生品通淋化石作用强。用于泌尿系统结石和胆道结石等。

砂炒鸡内金　砂炒后质地酥脆，便于粉碎，增强健脾消积，固精缩尿的作用。用于消化不良，食积不化，遗尿，遗精等。

炮制研究

鸡内金的主要成分有蛋白质、多糖、氨基酸等。其中蛋白质包括胃激素、类角蛋白、胃蛋白酶等，具有调节消化系统功能、抗氧化、改善血糖等药理作用。

注意砂炒鸡内金时需选用中粗河砂，用中火进行炮制，以免成品发生粘砂现象。砂烫出锅后应立即筛去砂子，否则放凉后易粘连在鸡内金上，不易去除。

僵蚕

◆药材来源

本品为蚕蛾科昆虫家蚕 *Bombyx mori* Linnaeus 4~5龄的幼虫感染（或人工接种）白僵菌 *Beauveria bassiana* (Bals.)Vuillant 而致死的干燥体。多于春、秋二季生产，将感染白僵菌病死的蚕干燥。

古法炮制

南北朝刘宋时代《雷公炮炙论》载"米泔制"。唐代《千金翼方》载"熬制"。宋代《小儿药证直诀》载"酒浸炒黄""纸包，灰炮半熟"，《圣济总录》载"蜜制""盐制"，《类编朱氏集验医方》载"油炒去丝"。明代《普济方》载"醋制"。清代《本草备要》载"制炭"等炮制方法。

药典炮制方法

炒僵蚕　取净僵蚕，照麸炒法炒至表面黄色。

临方炮制品种

麸炒僵蚕。

临方炮制方法

麸炒僵蚕　先用中火将锅烧热，均匀撒入定量麦麸，待冒烟时，加入净僵蚕，拌炒至表面黄色时，取出，筛去麸皮，晾凉。每100kg僵蚕，用麦麸10kg。

饮片性状

僵蚕　略呈圆柱形，多弯曲皱缩。表面灰黄色，被有白色粉霜状的气生菌丝和分生孢子。头部较圆，足8对，体节明显，尾部略呈二分歧状。质硬而脆，易折断，断面平坦，外层白色，中间有亮棕色或亮黑色的丝腺环4个。气微腥，味微咸。

麸炒僵蚕　形如僵蚕，表面黄棕色或黄白色，偶有焦黄斑。气微腥，有焦麸气，味微咸。

性味归经

咸、辛，平。归肝、肺、胃经。

功效主治

息风止痉，祛风止痛，化痰散结。用于肝风夹痰，惊痫抽搐，小儿急惊风，破伤风，中风口㖞，风热头痛，目赤咽痛，风疹瘙痒，发颐疔腮。

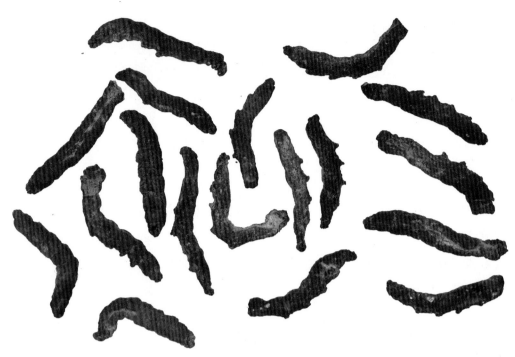

· 麸炒僵蚕

炮制作用

僵蚕　生品辛散，祛风止痛作用强。用于惊痫抽搐，肝风头痛等。

麸炒僵蚕　麸炒后化痰散结作用增强。用于瘰疬痰核，中风失音。

炮制研究

僵蚕的主要成分有蛋白质、多肽、氨基酸、草酸铵等。其中白僵菌素是白僵菌侵染家蚕后产生的，具有抗惊厥活性和抑菌作用；多肽具有抗凝血作用；草酸铵具有抗凝和抗惊厥的作用。

草酸铵是僵蚕抗惊厥的主要药效成分，但是草酸铵含量过高易引起人体血氮升高，导致昏迷和抽搐等。经炮制后，草酸铵含量由高到低为生品、麸炒僵蚕、姜炙僵蚕、糖麸炒僵蚕，所以通过炮制可适量降低草酸铵的含量，减少副作用。

穿山甲

◆药材来源

本品为鲮鲤科动物穿山甲 *Manis pentadactyla* Linnaeus 的鳞甲。收集鳞甲，洗净，晒干。

古法炮制

唐代《仙授理伤续断秘方》载"炒黄"。宋代《太平圣惠方》载"童便制"，《普济本事方》载"蚌粉炒"，《类编朱氏集验医方》载"酒制"。元代《瑞竹堂经验方》载"酥炙"。明代《普济方》载"桑灰制""面制""麸炒"，《奇效良方》载"皂角灰制"。清代《得配本草》载"乳制"等炮制方法。

药典炮制方法

现行药典无收载此品种。

临方炮制品种

炮山甲、醋山甲。

临方炮制方法

炮山甲　将砂置热锅内，用武火加热至灵活状态时，投入大小一致的穿山甲片，拌炒至边缘向内卷曲、泡酥、表面金黄色时，取出，迅速筛去砂子，晾凉。

醋山甲　将砂置热锅内，用武火加热至灵活状态时，投入大小一致的穿山甲片，拌炒至边缘向内卷曲、泡酥、表面金黄色时，取出，迅速筛去砂子，趁热倒入醋液中，略浸，搅拌，捞出，干燥。每 100kg 穿山甲，用醋 30kg。

饮片性状

穿山甲　呈扇面形、三角形、菱形或盾形的扁平片状或半折合状，中间较厚，边缘较薄，大小不一。外表面黑褐色或黄褐色，有光泽，宽端有数十条排列整齐的纵纹及数条横线纹；窄端光滑。内表面色较浅，中部有一条明显突起的弓形横向棱线，其下方有数条与棱线相平行的细纹。角质，半透明，坚韧而有弹性，不易折断。气微腥，味淡。

炮山甲　鼓起，呈卷曲状，金黄色。质酥脆，易碎。气微腥，味咸。

醋山甲　膨胀呈卷曲状，金黄色。质酥脆，易碎。有醋香气。

性味归经

咸，微寒。归肝、胃经。

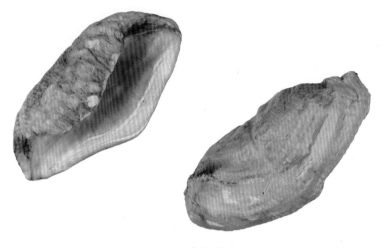

· 醋山甲

功效主治

活血消癥，通经下乳，消肿排脓，搜风通络。用于经闭癥瘕，乳汁不通，痈肿疮毒，风湿痹痛，中风瘫痪，麻木拘挛。

炮制作用

穿山甲 生品质地坚硬，不易煎煮和粉碎，有腥臭气，一般不直接入药。

炮山甲 炮制后质地变酥脆，易于粉碎，矫正腥臭之气，利于有效成分煎出。用于痈肿疮毒，风湿痹痛。

醋山甲 醋淬后通经下乳作用强。用于经闭不通，乳汁不下等。

炮制研究

穿山甲主要含蛋白质、硬脂酸、胆甾醇、游离氨基酸、环二肽、挥发油、生物碱及微量元素等有效成分。

研究表明，炮制穿山甲应选用直径 0.1~0.2cm 的河砂为宜，砂粒太粗易焦边，太细则易粘附；用量以能掩盖所加工的大部分穿山甲片为宜。砂过多易烫焦，过少则受热不均匀出现焦煳现象。醋山甲炮制时应将穿山甲砂炒后，趁热投入醋液中醋淬。

应用注意

孕妇慎用。穿山甲为保护动物，严禁捕猎，临床应用其养殖品进行药用。

阿胶

◆药材来源
本品为马科动物驴 *Equus asinus* L. 的干燥皮或鲜皮经煎煮、浓缩制成的固体胶。

古法炮制

南北朝刘宋时代《雷公炮炙论》载"猪脂浸炙"。唐代《银海精微》载"蛤粉炒"，《千金翼方》载"熬制"。宋代《圣济总录》载"米炒"，《传信适用方》载"蚌粉炒珠"。明代《先醒斋广笔记》载"酒制"。清代《得配本草》载"和血酒蒸，止血蒲黄炒，止嗽蛤粉炒，清火童便化"等炮制方法。

药典炮制方法

阿胶珠　取阿胶，烘软，切成1cm左右的丁，照炒法用蛤粉烫至成珠，内无溏心时，取出，筛去蛤粉，晾凉。

临方炮制品种

蛤粉炒阿胶、蒲黄炒阿胶。

临方炮制方法

蛤粉炒阿胶　用中火将蛤粉炒至流利状态后，投入阿胶丁，用锅铲不断搅拌，文火炒至药物鼓起呈圆球形，内呈褐色蜂窝状无溏心时，取出，筛去蛤粉，摊凉。每100kg阿胶，用蛤粉30~50kg。

蒲黄炒阿胶　将蒲黄置热锅内，用中火加热炒至稍微变色，投入阿胶丁，用锅铲不断搅拌，炒至鼓起呈圆球形，内呈褐色蜂窝状无溏心时，取出，筛去蒲黄，摊凉。每100kg阿胶用蒲黄25~30kg。

饮片性状

阿胶　呈长方形块、方形块或丁状。棕色至黑褐色，有光泽。质硬而脆，断面光亮，碎片对光照视呈棕色半透明状。气微，味微甘。

蛤粉炒阿胶　呈类球形。表面棕黄色或灰白色，附有白色粉末。体轻，质脆，易碎。断面中空或多孔状，淡黄色至棕色。气微，味微甜。

蒲黄炒阿胶　呈类球形。表面棕黑色。质脆，易碎，断面中空或多孔状，淡黄色至棕色。

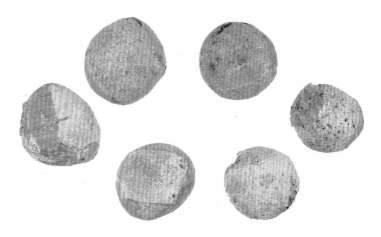

· 蛤粉炒阿胶

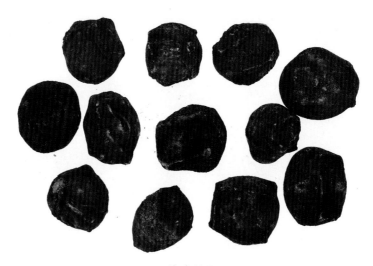

· 蒲黄炒阿胶

性味归经

甘，平。归肺、肝、肾经。

功效主治

补血滋阴，润燥，止血。用于血虚萎黄，眩晕心悸，肌痿无力，心烦不眠，虚风内动，肺燥咳嗽，劳嗽咯血，吐血尿血，便血崩漏，妊娠胎漏。

炮制作用

阿胶　生品滋阴补血作用强。用于血虚萎黄，眩晕心悸。

蛤粉炒阿胶　蛤粉炒后降低滋腻之性，质变酥脆，便于粉碎，且矫正不良气味，增强益肺润燥的作用。用于阴虚咳嗽。

蒲黄炒阿胶　蒲黄炒可增强止血安络的作用。用于阴虚咳血，崩漏，便血等。

炮制研究

阿胶主要由骨胶原组成，其水解可得明胶、蛋白质及多种氨基酸，其中阿胶的蛋白类含量为 60%~80%。

目前，阿胶炮制的现行标准主要沿用蛤粉炒、蒲黄炒两种，还有少数采用滑石粉炒。有同仁认为滑石粉炒和蛤粉炒炮制作用有差别，不宜用滑石粉代替蛤粉炒阿胶，因为蛤粉入肺，清热化痰，阿胶经蛤粉炒后具有益肺润燥，滋阴补血，清热化痰的作用；但滑石粉甘淡性寒，具有利水通淋，清热祛暑的作用，不是补益而是清利，不适宜体虚患者和性寒疾病使用，所以不宜用滑石粉代替蛤粉炒阿胶珠。

蛤蚧

◆药材来源

蛤蚧为壁虎科动物蛤蚧 *Gekko gecko* Linnaeus 的干燥体。全年均可捕捉，除去内脏，拭净，用竹片撑开，使全体扁平顺直，低温干燥。

古法炮制

南北朝刘宋时代《雷公炮炙论》载"其毒在眼……勿伤尾，效在尾也""纸焙炙"。宋代《太平圣惠方》载"涂酥炙黄""醋涂炙"，《圣济总录》载"蜜炙"，《洪氏集验方》载"煅存性"。明代《普济方》载"青盐酒炙""酒浸炒"。清代《本草汇》载"酒洗"等炮制方法。

药典炮制方法

酒蛤蚧　取蛤蚧块，用黄酒浸润后，烘干。

临方炮制品种

酒蛤蚧、油酥蛤蚧。

临方炮制方法

酒蛤蚧　取蛤蚧块，用黄酒拌匀，闷润，待酒被吸尽后，置炒制容器内，用文火炒干或烘干。每100kg蛤蚧块，用黄酒20kg。

油酥蛤蚧　取蛤蚧，涂以麻油，用无烟火烤至稍黄质脆，除去头、足及鳞片，切成小块。

饮片性状

蛤蚧　为不规则的片状小块。表面灰黑色或银灰白色，有棕黄色的斑点及鳞甲脱落的痕迹。切面黄白色或灰黄色。脊椎骨及肋骨突起。气腥，味微咸。

酒蛤蚧　形如蛤蚧块，色稍黄。有酒香气，味微咸。

油酥蛤蚧　形如蛤蚧块，色稍黄。质较脆。具香酥气。

性味归经

咸，平。归肺、肾经。

功效主治

补肺益肾，纳气定喘，助阳益精。用于肺肾不足，虚喘气促，劳嗽咳血，阳痿，遗精。

炮制作用

蛤蚧　生品质坚韧，气腥，补肺益精，纳气定喘作用强。用于肺虚咳嗽，肾虚喘咳。

酒蛤蚧　酒炙后矫臭矫味，增强补肾壮阳的作用。用于肾阳不足，精血亏损的阳痿。

油酥蛤蚧　酥制后易于粉碎，腥气减少，增强补肺益精，纳气定喘的作用。用于肺虚咳嗽，肾虚作喘等。

炮制研究

蛤蚧主要含蛋白质、脂肪、微量元素、性激素样物质等成分。具有抗炎、平喘、抗应激、免疫调节、抗衰老、性激素样、降血糖等作用。

古人认为蛤蚧"毒在眼，效在尾"，炮制"去头足鳞片"等。据报道，蛤蚧眼和头足作猴急性和亚急性毒性试验，结果未见不良反应。产地加工时，剖开后除去内脏，并切开眼睛放去汁液，便是"去眼"之法。广西、贵州等地有蛤蚧全体入药的用法。那么蛤蚧是否需"去头、足、鳞片"尚需进一步研究。

第十五章
其他类中药

建神曲

◆药材来源

本品为藿香、青蒿等中药粉末与面粉、麸皮混合后，经发酵而制成的曲剂。药曲块表面长出菌丝后，从模中取出，晒干。

古法炮制

清代《本草纲目拾遗》载"白酒药曲，松江得名。良姜四两，草乌半斤。吴萸白芷，黄柏桂心，干姜香附，辣蓼苦参，秦椒九味，一两等分。菊花薄荷，二两齐秤，丁皮益智，五钱杏仁，共为细末。滑石五斤，米粉斗八，河水搅匀，造丸干用，酿酒芬馨，炒焦拌食，滞积消灵"。

药典炮制方法

现行药典无收载此品种。

临方炮制品种

焦建神曲。

临方炮制方法

焦建神曲 取净建神曲，置炒药锅内，用武火炒至表面呈焦黄色，有焦香气味逸出时，取出，晾凉。

饮片性状

建神曲 为不规则的小块，土黄色，具清香气。味淡，微苦。

焦建神曲 形如建神曲，表面焦黄色，带焦斑。具焦香气。

性味归经

苦，温。归脾、胃经。

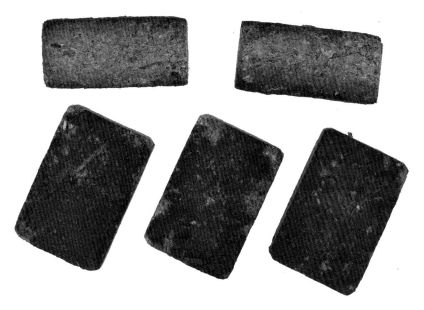

· 焦建神曲

功效主治

健脾消食，理气化湿，解表。适用于伤食胸痞，腹痛吐泻，泻痢，感冒头痛，小儿伤食等。

炮制作用

建神曲 生品健脾消食，解表。用于食滞不化兼外感风寒者。

焦建神曲 炒焦可增强健脾消食，止泻的作用。用于食滞不化，暑湿泄泻等。

炮制研究

福建省使用的建神曲为老范志神曲，与六神曲（神曲）不同，它是在六神曲的处方基础上加入麦芽、山楂、陈皮、广藿香等数十种中药，经发酵而成，消食化积作用增强并有化湿和胃、解表的作用。

青黛

◆药材来源

本品为爵床科植物马蓝 *Baphicacanthus cusia* (Nees) Bremek.、蓼科植物蓼蓝 *Polygonum tinctorium* Ait. 或十字花科植物菘蓝 *Isatis indigotica* Fort. 的叶或茎叶经加工制得的干燥粉末、团块或颗粒。

炮制方法

取新鲜马蓝茎叶切成 15cm 左右的长度，用山泉水淹浸，夏季浸泡 2 天，秋季 3~4 天，冬季 5~8 天。浸至马蓝茎叶完全腐烂、池液呈污绿色为止，捞去茎秆残渣与粗纤维，以露天浸泡为佳。每 100kg 马蓝茎叶加石灰 9~13kg，将石灰用适量的清水淘洗除去砂质，制成石灰乳，分次加入池液中，充分搅拌。用木制耙状器具沿一个方向均匀而协调地上下螺旋搅动，使池液呈深蓝色且液面出现大量紫红色泡沫，用纱网筛捞取液面的紫红色泡沫，俗称"大沫"，晒干后即为质量最佳的青黛。将上述浸泡液静置 4~5h，弃去上清液，将底部的沉淀物移入小池内，加清水充分搅拌，静置沉淀，弃去上层清液，反复 2~3 次，洗涤干净后，沉淀物用布过滤，即为半成品"淀"。 将粗淀与水按 1：10 的比例进行水飞 5~7 次后，液面产生大量泡沫（又称"小沫"）捞取泡沫于纱网筛上，置阳光下暴晒干燥，研细，即为青黛。

饮片性状

青黛　为深蓝色的粉末，体轻，易飞扬。微有草腥气，味淡。

·青黛

性味归经

咸，寒。归肝经。

功效主治

清热解毒，凉血消斑，泻火定惊。用于温毒发斑，血热吐衄，胸痛咳血，口疮，痄腮，喉痹，小儿惊痫。

炮制特色

建青黛属福建省特色炮制品种。建青黛原植物来源于爵床科植物马蓝，主产于福建省仙游县，仙游县以其独特的生态环境和传统的炮制工艺，使建青黛的品质优良。

炮制研究

建青黛主要含有靛蓝、靛玉红等。

建青黛炮制时需注意以下几点：①马蓝茎叶必须趁鲜浸泡，否则鲜叶脱水后会影响成品的质量和数量。②根据季节和气温，浸泡时间控制在48~120h，以茎皮能剥离为度，捞去茎叶残渣后，浸泡液为深绿色。③石灰应新鲜优质（CaO含量95%以上），过120目筛，石灰乳随用随制。

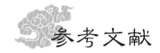

参考文献

［1］陆拯.中药临床生用与制用［M］.北京：人民卫生出版社，1983.

［2］龚千锋.中药炮制学［M］.北京：中国中医药出版社，2003.

［3］中国药材公司福建省福州采购供应站.福州市中药饮片加工炮制规范［M］.福州：福州第一印刷厂印刷，1965.

［4］福建省卫生厅.福建省中药饮片炮制规范［M］.福州：福建科学技术出版社，1987.

［5］福建省食品药品监督管理局.福建省中药饮片炮制规范［M］.福州：福建科学技术出版社，2012.

［6］范崔生全国名老中医药专家传承工作室.樟树药帮中药传统炮制法经验集成及饮片图鉴［M］.上海：上海科学技术出版社，2016.

［7］国家药典委员会.中华人民共和国药典：一部［M］.2020年版.北京：中国医药科技出版社，2020.

［8］宋纬文.三明名老药工炮制经验［M］.福州：福建科学技术出版社，2018.

［9］陈皓，王瑞，董敬远，等.不同炮制方法对党参化学成分及产品质量的影响［J］.中成药，2019，41(7)：1631-1634.

［10］蔡金坊.蜜炙黄芪的质量评价及其蜜炙机理的初步探究［D］.太原：山西大学，2016.

［11］邓亚羚，任洪民，叶先文，等.桔梗的炮制历史沿革、化学成分及药理作用研究进展［J］.中国实验方剂学杂志，2020，26(2)：190-202.

［12］刘素香，黎阳，丰晶，等.不同炮制方法对白芍质量的影响［J］.药物评价研究，2010，33(2)：125-128.

［13］赵文龙，吴慧，单国顺，等.麸炒白术"减酮减燥，增酯增效"炮制理论的再印证［J］.中国中药杂志，2013，38(20)：3493-3497.

［14］刘应蛟，楚世峰，袁志鹰，等.HPLC法同时测定山药饮片、麸炒及土炒山药中尿囊素、腺苷和苯丙氨酸的含量［J］.时珍国医国药，2019，30(3)：568-570.

［15］屠万倩，张留记，刘晓苗，等.牛膝及其炮制品中甾酮类和皂苷类成分的含量比较［J］.中药新药与临床药理，2019，30(1)：89-93.

［16］王雪，李连坤，张彦飞，等.细辛炮制前后的药效学及毒理学研究［J］.中国医药导报，2015，12(22)：36-39.

［17］陈祥胜.焦苍术长于"健脾止泻"物质基础及其作用机理的研究［D］.武汉：湖北中医药大学，2019.

［18］戴小欢，曲琰，贾天柱.不同炮制方法对泽泻中主要成分含量的影响［J］.吉林中医药，

2009，29(4)：330-331.

［19］刘忠全．醋炙法炮制香附增强疗效的作用研究［J］.西部中医药，2014，27(9)：27-29.

［20］石典花．常用中药郁金的炮制研究［D］.济南：山东中医药大学，2009.

［21］叶喜德，彭巧珍，李旭冉，等.正交设计法优选建昌帮姜制天麻炮制工艺研究［J］.时珍国医国药，
　　　2018，29(2)：347-349.

［22］张帅，赵宏冰，何芳，等.不同炮制方法对黄连5种生物碱含量的影响研究［J］.中国药师，
　　　2013，16(1)：19-21.

［23］李力，张振秋.不同炮制方法对木香中有效成分含量的影响［J］.华西药学杂志，2011，
　　　26(2)：177-178.

［24］刘波.不同炮制方法对知母主要化学成分的影响［J］.中国现代药物应用，2008，2(23)：
　　　175-176.

［25］王光志，万德光，刘友平，等.不同炮制方法对远志质量的影响［J］.中成药，2009，
　　　31(2)：252-255.

［26］潘瑞乐，陈迪华，斯建勇，等.升麻炮制前后有效成分的比较研究［J］.中成药，2007，
　　　29(9)：1335-1337.

［27］胡永淑.大黄炮制前后物质基础变化研究［J］.中国药房，2014，25(11)：1016-1018.

［28］赵敏杰，鞠成国，林桂梅，等.炮制方法对中药狗脊3种成分的影响［J］.中国药房，
　　　2015，26(19)：2692-2694.

［29］汪晓辉，周元雳，卫莹芳，等.犍为干姜适宜加工方法的研究［J］.时珍国医国药，2007，
　　　18(10)：2416-2418.

［30］刘亚蕾，郜丹，李晓菲，等.不同辅料对何首乌炮制减毒效果对比研究［J］.中草药，
　　　2020，51(2)：330-337.

［31］王福，张鑫，卢俊宇，等.陈皮"陈久者良"之黄酮类成分增加原因探究［J］.中国中药杂志，
　　　2015，40(24)：4890-4896.

［32］李贵海，刘青，孙付军，等.不同炮制方法对苦杏仁主要药效作用的影响［J］.中成药，
　　　2007，29(7)：1031-1034.

［33］许亚韬，孙飞，孟江，等.桃仁焯制机制探讨［J］.中国实验方剂学杂志，2014，20(22)：1-4.

［34］何晶.基于回乳与消食作用的麦芽炮制工艺及芽长研究［D］.武汉：湖北中医药大学，2018.

［35］王馨雅.酒五味子"入补药熟用"研究［D］.沈阳：辽宁中医药大学，2018.

［36］于定荣，杨梓懿，邹建武.酸枣仁不同炮制品中酸枣仁皂苷A和B及浸出物含量的测定［J］.
　　　时珍国医国药，2007，18(11)：2875-2876.

［37］李景丽，袁武会，于坚，等.乌梅制炭前后有机酸和鞣质的含量变化［J］.时珍国医国药，
　　　2009，20(1)：63-64.

[38] 李文兵.基于中医"标本兼治"研究益智仁盐炙"温肾缩尿"作用机理[D].成都：成都中医药大学，2013.

[39] 苏慧，岳琳，刘颖，等.芥子及莱菔子饮片炮制前后物质基础变化规律分析[J].中国实验方剂学杂志，2018，24(7)：23-26.

[40] 赵红岩.决明子炮制前后化学成分变化研究[J].时珍国医国药，2010，21(10)：2516-2518.

[41] 王明芳.土炒白扁豆质量控制与补脾止泻作用研究[D].太原：山西中医药大学，2017.

[42] 夏满琼.基于"红见黑则止"理论研究山楂炒炭止血物质基础的变化[D].西安：西安交通大学，2019.

[43] 方艳夕，谭志静，俞浩，等.不同炮制方法对补骨脂中补骨脂素和异补骨脂素含量的影响[J].中药材，2010(7)：1062-1064.

[44] 张英，张卫强，王淑敏.盐制杜仲的炮制工艺研究[J].长春中医药大学学报，2007，23(3)：21-22.

[45] 王麟，袁珂，刘华亮.姜厚朴的微波炮制工艺研究[J].中成药，2010，31(5)：806-808.

[46] 黄伟，孙蓉，张作平.益母草不同炮制品的小鼠急性毒性实验研究[J].中国药物警戒，2010，7(2)：65-69.

[47] 程聪梅，毛菊华，余乐.HPLC法同时测定桑叶药材及其炮制品中绿原酸、芦丁和异槲皮苷的含量[J].中国药房，2016，27(21)：2990-2992.

[48] 董春永，张学兰，李慧芬.炮制对荷叶中荷叶碱和槲皮素含量的影响[J].中成药，2010，32(6)：973-976.

[49] 吴怀恩，甄汉深，韦志英，等.侧柏叶不同炮制品中槲皮苷与槲皮素的含量测定[J].时珍国医国药，2009，20(2)：354-356.

[50] 李明晓，周臻，田素英，等.正交试验优选甘草制款冬花的炮制减毒工艺[J].中国实验方剂学杂志，2016，22(18)：17-20.

[51] 陈建华，赵悦，李民熙，等.不同炮炙方法对五灵脂化学成分的影响[J].长春中医学院学报，1997，13(64)：54.

[52] 贾坤静，贾天柱.桑螵蛸炮制前后及不同药用部位对肾阳虚多尿大鼠的抗利尿作用比较[J].中国药房，2016，27(7)：879-882.

[53] 黄馨慧，王晓珊，刘舒凌，等.蛤蚧生品及不同炮制品对腺嘌呤致肾阳虚模型小鼠的改善作用比较[J].中国药房，2020，31(13)：1608-1612.

[54] 张子华.泉州传统名药——建神曲[J].海峡药学，1997，9(1)：12-13.

[55] 林夏楠，童剑斌，黄锦贵，等.建青黛加工炮制标准化研究[J].海峡药学，2009，21(3)：78-79.